Diagnostik psychischer Störungen im Kindes- und Jugendalter

**Leitfaden Kinder- und Jugendpsychotherapie**
Band 2

Diagnostik psychischer Störungen im Kindes- und Jugendalter
von Prof. Dr. Manfred Döpfner und Prof. Dr. Franz Petermann

---

Herausgeber der Reihe:

Prof. Dr. Manfred Döpfner, Prof. Dr. Gerd Lehmkuhl,
Prof. Dr. Franz Petermann

# Diagnostik psychischer Störungen im Kindes- und Jugendalter

von
Manfred Döpfner und Franz Petermann

2., überarbeitete Auflage

HOGREFE
GÖTTINGEN · BERN · WIEN · PARIS · OXFORD · PRAG
TORONTO · CAMBRIDGE, MA · AMSTERDAM · KOPENHAGEN

*Prof. Dr. Manfred Döpfner*, geb. 1955. 1974-1981 Studium der Psychologie in Mannheim. 1990 Promotion. 1998 Habilitation. Seit 1989 Leitender Psychologe an der Klinik und Poliklinik für Psychiatrie und Psychotherapie des Kindes- und Jugendalters der Universität zu Köln und dort seit 1999 Professor für Psychotherapie in der Kinder- und Jugendpsychiatrie, seit 1999 Leiter des Ausbildungsinstituts für Kinder- und Jugendlichenpsychotherapie AkiP an der Universität Köln und seit 2000 Wissenschaftlicher Leiter des Instituts Köln der Christoph-Dornier-Stiftung für Klinische Psychologie.

*Prof. Dr. Franz Petermann*, geb. 1953. 1972-1975 Studium der Mathematik und Psychologie in Heidelberg. Wissenschaftlicher Assistent an den Universitäten Heidelberg und Bonn. 1977 Promotion. 1980 Habilitation. 1983-1991 Leitung des Psychosozialen Dienstes der Universitäts-Kinderklinik Bonn, gleichzeitig Professor am Psychologischen Institut. 1991-2007 Lehrstuhl für Klinische Psychologie, seit 2007 Lehrstuhl für Klinische Psychologie und Psychologische Diagnostik an der Universität Bremen und seit 1996 Direktor des Zentrums für Klinische Psychologie und Rehabilitation; seit 2007 Wissenschaftlicher Leiter des Instituts Bremen der Christoph-Dornier-Stiftung für Klinische Psychologie.



**Bibliografische Information der Deutschen Nationalbibliothek**
Die Deutsche Nationalbibliothek verzeichnet diese Publikation in der Deutschen Nationalbibliografie; detaillierte bibliografische Daten sind im Internet über http://dnb.d-nb.de abrufbar.

*Die 1. Auflage des Buches ist unter der Autorenschaft Manfred Döpfner, Gerd Lehmkuhl, Dietmar Heubrock und Franz Petermann erschienen.*


Göttingen • Bern • Wien • Paris • Oxford • Prag
Toronto • Cambridge, MA • Amsterdam • Kopenhagen
Rohnsweg 25, 37085 Göttingen

**http://www.hogrefe.de**
Aktuelle Informationen • Weitere Titel zum Thema • Ergänzende Materialien



Satz: Beate Hautsch, Göttingen
Druck: Druckerei Hubert und Co, Göttingen
Printed in Germany
Auf säurefreiem Papier gedruckt

ISBN 978-3-8017-2173-2

# Zielsetzung der Reihe „Leitfaden Kinder- und Jugendpsychotherapie"

Die Reihe Leitfaden *Kinder- und Jugendpsychotherapie* vermittelt die allgemein akzeptierten Standards in der Diagnostik und Therapie psychischer Störungen im Kindes- und Jugendalter und gibt dem Leser Hilfsmittel zur Umsetzung dieser Standards an die Hand. Sie basiert auf dem aktuellen Stand der empirisch gesicherten Erkenntnisse und den Erfahrungen aus der klinischen Praxis. Um diesen Anspruch erfüllen zu können, wird auf entsprechende Veröffentlichungen nationaler und internationaler Fachorganisationen, beispielsweise der American Academy of Child and Adolescent Psychiatry oder der Deutschen Gesellschaft für Kinder- und Jugendpsychiatrie und Psychotherapie sowie von international anerkannten Arbeitsgruppen und einzelnen Experten zurückgegriffen. Die Reihe leistet damit einen Beitrag zur Qualitätssicherung in der Diagnostik und Therapie psychischer Störungen im Kindes- und Jugendalter.

Diese Buchreihe ist weder spezifischen Therapieschulen noch einzelnen Berufsgruppen, sondern ausschließlich einer empirisch fundierten Psychotherapie verpflichtet. Für die meisten Störungsbilder im Kindes- und Jugendalter kristallisiert sich die Notwendigkeit eines *multimodalen Ansatzes* sowohl in der Diagnostik als auch in der Therapie heraus. Bei den einzelnen Störungsbildern werden in der Diagnostik und in der Therapie verschiedene Methoden und Ansätze unterschiedlich gewichtet. Kognitiv-behaviorale Interventionen stellen für die meisten Störungsbilder den Schwerpunkt der psychologischen Therapieverfahren dar.

Das Konzept *der multimodalen Therapie* psychischer Störungen im Kindes- und Jugendalter bezieht sich erstens auf unterschiedliche psychotherapeutische Ansätze und Methoden. Eine multimodale Psychotherapie integriert Einzeltherapie, Interventionen in der Familie und in der Schule, Gruppentherapie sowie kognitive, einsichtsorientierte und verhaltensorienterte Interventionen. Die multimodale Therapie bezieht aber auch explizit sowohl die pharmakologische Behandlung als auch andere therapeutische Ansätze (z. B. Ergotherapie, Mototherapie) sowie pädagogische Zugänge (Heil-, Sonder-, Freizeitpädagogik) und allgemeine psychosoziale Interventionen (z. B. Selbsthilfegruppen, Maßnahmen der Jugendhilfe) mit ein.

Jeder Band der Reihe wird durch einen *Ratgeber* ergänzt, der sich an Jugendliche, Eltern, Erzieher und Lehrer richtet und Bezugspersonen dazu anleitet, mit jüngeren Kindern über die Problematik zu sprechen. Der Ratgeber gibt Informationen über das jeweilige Störungsbild sowie seine Ursachen, den Verlauf und die Behandlungsmöglichkeiten. Den Bezugspersonen werden konkrete Ratschläge zum Umgang mit der Problematik in der Familie, im Kindergarten und in der Schule gegeben und Jugendliche erhalten Tipps zur Selbsthilfe.

Wir danken Herrn Dr. Michael Vogtmeier und Frau Dipl.-Psych. Susanne Weidinger vom Verlag Hogrefe für die intensive Unterstützung beim Aufbau der Reihe und für die Geduld und Flexibilität, mit der sie unseren Wünschen begegnet sind.

Die Herausgeber der Reihe

Manfred Döpfner, Gerd Lehmkuhl und Franz Petermann

# Einleitung: Grundlagen und Aufbau des Buches

Die Diagnostik psychischer Störungen im Kindes- und Jugendalter war in den letzten 30 Jahren mit der Publikation neuer Klassifikationssysteme für psychische Störungen und der Entwicklung einer Vielzahl von diagnostischen Verfahren einem erheblichen Wandel unterworfen. Die hauptsächlich an theoretische Konzepte und ätiologische Annahmen gebundene und kaum an strukturierten oder standardisierten Verfahren orientierte Diagnostik wurde durch ein Vorgehen abgelöst, das einer operationalisierten und damit möglichst reliablen Diagnostik verpflichtet ist. Neben der Tradition der kategorialen Diagnostik, die in den beiden international verbreiteten Klassifikationssystemen, dem ICD-10 und dem DSM-IV-TR, weitergetragen wird, gewinnt die dimensional orientierte Diagnostik zunehmend an Bedeutung, da immer mehr die Vorstellung die Oberhand gewinnt, dass psychische Störungen als Endpunkte kontinuierlich verteilter Merkmale und nicht als diskrete klar von Normalität abgrenzbare Einheiten aufzufassen sind. Die empirische Forschung zeigt überzeugend, dass zur umfassenden Diagnostik psychischer Störungen verschiedene Informationsquellen sowie unterschiedliche Erfassungsmethoden genutzt werden müssen *(multimodale Diagnostik)*. Standardisierte und aufeinander bezogene Verfahren sind hilfreich, die dabei anfallende Informationsmenge zu integrieren. Dennoch bleibt die klinische, halbstrukturierte, an den konkreten Problemen und Sorgen des Kindes und Jugendlichen sowie seiner Bezugspersonen orientierte Exploration das Herzstück der Diagnostik psychischer Störungen.

Trotz der Vielzahl der oft notwendigen diagnostischen Schritte muss die Praktikabilität im Auge behalten werden. In jedem einzelnen Fall müssen je nach individuellen und institutionellen Bedingungen die entsprechenden diagnostischen Schritte bestimmt werden. Allerdings sollte ein minimaler Standard, der in diesem Leitfaden definiert wird, nicht unterschritten werden. Je differenzierter unsere therapeutischen Strategien werden, umso notwendiger ist auch eine differenzierte Diagnostik. Der Leitfaden steht damit im Spannungsfeld zwischen als notwendig Erachtetem und in der Praxis Realisierbarem. Er soll aber auch dazu dienen, die für eine umfassende und zuverlässige Diagnostik in der klinischen Praxis notwendigen Rahmenbedingungen zu definieren. Der für eine solche Diagnostik nötige zeitliche Umfang wird wesentlich von der Komplexität und dem Schweregrad der Problematik des Kindes oder Jugendlichen sowie der familiären und weiteren psychosozialen Bedingungen bestimmt. In der Regel sind die hier vorgeschlagenen diagnostischen Strategien im Rahmen der in der ambulanten Kinder- und Jugendlichenpsychotherapie laut Psychotherapievereinbarung zulässigen fünf probatorischen Sitzungen und der zusätzlichen Möglichkeiten zur Durchführung spezifischer diagnostischer Verfahren zu leisten.

Dieser Leitfaden stellt das generelle diagnostische Vorgehen bei Kindern und Jugendlichen mit psychischen Störungen dar. Auf spezifische Strategien im Rahmen von Begutachtungen (z. B. zum Sorgerecht, zur Glaubwürdigkeit oder zur Strafmündigkeit) kann in diesem Leitfaden nicht eingegangen werden. Der Leitfaden geht auch nicht auf spezifische diagnostische Strategien und Verfahren bei einzelnen Störungsbildern ein. Dies wird in den weiteren Bänden dieser Reihe *Leitfaden Kinder- und Jugendpsychotherapie* erfolgen. Diese Bände zur Diagnostik und Behandlung spezifischer

Störungen beziehen sich in ihren Diagnostikleitlinien auf den hier vorliegenden Band und weisen auf die jeweils zu beachtenden Besonderheiten (z. B. spezifische Risiken zur Entwicklung der Störung, erhöhte Raten spezifischer komorbider Störungen) und auf ergänzende spezifische diagnostische Verfahren hin.

Der vorliegende Leitfaden basiert auf den Leitlinien zur Diagnostik psychischer Störungen im Kindes- und Jugendalter internationaler Fachgesellschaften und Arbeitsgruppen, vor allem auf den Practice Parameters for Assessment of Children and Adolescents (American Academy of Child and Adolescent Psychiatry, 1995, 1997, 2007) und den Standards für pädagogisches und psychologisches Testen der American Psychological Association (1985; deutsch: Häcker et al., 1998).

Der Leitfaden unterteilt sich in insgesamt *vier Kapitel*:

**1** Im ersten Teil des Buches werden die *Grundlagen der Diagnostik psychischer Störungen* im Kindes- und Jugendalter zusammenfassend dargestellt. Dabei wird vor allem die konzeptionelle Basis für die Leitlinien aufgezeigt.

**2** Im zweiten Teil werden die *Leitlinien* zur Diagnostik

- von psychischen Auffälligkeiten und Kompetenzen von Kindern oder Jugendlichen,
- von familiären Interaktionen und psychosozialen Bedingungen sowie
- des Entwicklungsstandes, der intellektuellen und schulischen Fähigkeiten

formuliert und ihre Umsetzung in die klinische Praxis dargestellt. In den abschließenden Kapiteln werden die Integration der Ergebnisse, die Bedingungsanalyse und die Vereinbarung von Therapiezielen ausgeführt.

**3** Im dritten Kapitel sind einige wichtige publizierte *Verfahren* kurz und prägnant beschrieben, die in der Diagnostik psychischer Störungen und den damit zusammenhängenden Bedingungen eingesetzt werden können.

**4** Das vierte Kapitel enthält *Materialien* zur Diagnostik, welche die Umsetzung der Leitlinien in die konkrete klinische Praxis erleichtern.

Außerdem wird dieser Band durch einen kompakten *Ratgeber Psychische Auffälligkeiten bei Kindern und Jugendlichen* (Döpfner & Petermann, 2008) ergänzt, der Informationen für Betroffene, Eltern, Lehrer und Erzieher enthält. Der Ratgeber informiert über die häufigsten Formen psychischer Störungen und gibt einen Überblick über Behandlungsmöglichkeiten.

# Inhaltsverzeichnis

# 1 Grundlagen

## 1.1 Ziele und Aufgaben der Diagnostik psychischer Störungen im Kindes- und Jugendalter

Die Diagnostik psychischer Störungen im Kindes- und Jugendalter umfasst im Kern eine differenzierte Erhebung von psychischen Auffälligkeiten von Kindern und Jugendlichen auf der Ebene des Denkens, der Affekte und des Verhaltens sowie der körperlichen, individuellen und psychosozialen Bedingungen, die zur Entstehung und Aufrechterhaltung der psychischen Auffälligkeiten beitragen. *Hauptziel* der Diagnostik ist die Indikationsstellung und differenzierte Planung von psychologischen, psychosozialen oder medizinischen Interventionen zur Verminderung der psychischen Auffälligkeiten. In diesem Zusammenhang ist die prognostische Beurteilung des weiteren Verlaufes der psychischen Auffälligkeiten von besonderer Bedeutung. Diagnostisches Handeln kann man somit als Problemdefinitions-, Problemlöse- und Entscheidungsprozess beschreiben, der im Therapieverlauf stets wiederholt werden kann (Bellack & Hersen, 1998; Schulte, 1998).

**Hauptziel von Diagnostik**

Im Verlauf des diagnostischen Prozesses sind somit folgende *Fragen* zu beantworten (modifiziert nach Cantwell, 1988, Cox, 1994):

**Hauptfragen**

1. Hat das Kind eine psychische Auffälligkeit?
2. Wenn eine psychische Auffälligkeit vorliegt, durch welche klinische Diagnose wird die Auffälligkeit am besten beschrieben und wie äußert sich die Auffälligkeit im Detail?
3. Welche Ursachen hat diese Auffälligkeit unter Berücksichtigung intrapsychischer, familiärer, soziokultureller und biologischer Faktoren? Wie stark sind die Einflüsse dieser einzelnen Faktoren?
4. Welche Faktoren tragen zur Aufrechterhaltung der Problematik bei?
5. Welche Stärken und Kompetenzen haben das Kind und die Familie sowie das weitere psychosoziale Umfeld?
6. Wie ist vermutlich der weitere Verlauf der Auffälligkeit, wenn sie nicht behandelt wird?
7. Ist eine Intervention notwendig?
8. Welche Interventionen sind vermutlich am erfolgreichsten?

Für den diagnostischen Prozess lassen sich somit folgende Teilziele identifizieren (vgl. auch Kanfer et al., 2006; Schulte, 1998; Döpfner & Görtz-Dorten, 2008; Döpfner & Borg-Laufs, 2007):

**Teilziele von Diagnostik**

- *Aufbau einer vertrauensvollen Beziehung*. Diagnostik steht am Anfang einer mitunter längerfristigen therapeutischen Arbeit mit dem Kind oder Jugendlichen und seinen Bezugspersonen. In den ersten

**erste Kontakte wichtig**

Kontakten werden häufig wesentliche Weichen für die weitere Entwicklung der Arbeitsbeziehung zwischen dem Therapeuten und dem Kind/Jugendlichen sowie seinen Bezugspersonen gestellt. Daher muss von Anfang an dem Aufbau einer vertrauensvollen Beziehung sowohl zum Kind oder Jugendlichen als auch zu den Bezugspersonen eine besondere Beachtung geschenkt werden (Petermann, 1996).

**häufig vage Beschwerden**

- *Transformation vager Beschwerden in konkrete Fragestellungen.* Häufig stehen am Anfang des diagnostischen Prozesses vage Beschwerden oder globale Beschreibungen von Problemen des Kindes/Jugendlichen durch das Kind/den Jugendlichen selbst, durch seine Eltern oder andere Bezugspersonen (z.B. Lehrer/Erzieher). Aufgabe des diagnostischen Prozesses ist es, diese vagen Beschwerden und globalen Problembeschreibungen durch eine gezielte Exploration und durch andere diagnostische Methoden in konkrete Fragestellungen umzusetzen. Bezogen auf Probleme und Beschwerden, die vom Kind geäußert werden, ist bei diesem Transformationsprozess die Berücksichtigung des Entwicklungsstandes des Kindes oder Jugendlichen von entscheidender Bedeutung. Darüber hinaus geben das Kind/der Jugendliche selbst und seine Bezugspersonen häufig divergierende Problembeschreibungen ab. Im Verlauf dieses Transformationsprozesses müssen daher auch die verschiedenen Sichtweisen, Beschwerden und Problemdefinitionen aller an dem diagnostischen Prozess Beteiligten konkretisiert und einander gegenüber gestellt werden.

**Diagnose als Raster**

- *Kategoriale diagnostische Einordnung.* Das Ergebnis der detaillierten Informationssammlung führt zu einer *kategorialen Diagnose* auf verschiedenen Ebenen oder Achsen (siehe Kap. 1.2). Diese kategoriale Einordnung liefert ein erstes Raster, das für die Interventionsplanung hilfreich, wenn auch nicht ausreichend ist. So ist es für die Interventionsplanung von Bedeutung, ob beispielsweise ein aggressives Verhalten im Rahmen einer Störung des Sozialverhaltens, einer hyperkinetischen, einer autistischen, einer schizophrenen, einer depressiven Störung oder einer Anpassungsstörung auftritt und ob bei dem Patienten eine durchschnittliche Begabung, eine Lernbehinderung oder geistige Behinderung vorliegt.

**detaillierte Beschreibung**

- *Differenzierte Erfassung der psychischen Auffälligkeiten sowie der psychosozialen Belastungen des Patienten.* Die kategoriale Einordnung der psychischen Auffälligkeit ist hilfreich, vor allem weil sie die Kommunikation zwischen Experten erleichtert und die weiteren diagnostischen sowie therapeutischen Schritte spezifizieren kann. Darüber hinaus bedarf jedoch die weitere Interventionsplanung einer detaillierten Beschreibung der psychischen Auffälligkeiten und Kompetenzen des Kindes/Jugendlichen, seiner kognitiven (einschließlich der motorischen, verbalen und visuellen) Defizite und Fähigkeiten sowie der psychosozialen Bedingungen, unter denen das Kind lebt. Die einzelnen Auffälligkeiten lassen sich auf der Verhaltensebene, der emotionalen und der kognitiven Ebene erfassen. Sie werden hinsichtlich ihrer Ausprägung (Intensität), Häufigkeit und ihrer Dauer beschrieben. Mit diesem Vorgehen werden kategoriale und dimensionale Konzepte der Diagnostik miteinander verbunden (siehe Kap. 2.1).

- *Erfassung spezieller Ressourcen und Kompetenzen des Patienten und seines psychosozialen Umfeldes.* Die Erfassung von Kompetenzen des Patienten, seiner speziellen Fähigkeiten und Interessen sowie der Ressourcen im psychosozialen Umfeld stellen eine weitere Grundlage für die Interventionsplanung dar, weil Ressourcen und Kompetenzen in der Therapie zur Verminderung der psychischen Auffälligkeiten des Kindes oder Jugendlichen genutzt werden können.

- *Differenzierte Erfassung der situativen Bedingungen, unter denen das Verhalten auftritt und unter denen es erworben wurde.* Die diagnostischen Informationen werden im Rahmen einer Bedingungsanalyse in ein *hypothetisches Bedingungsmodell* über die Entstehung und Aufrechterhaltung der Störung integriert. Hierzu müssen die situativen Bedingungen erfasst werden, unter denen die Auffälligkeiten auftreten, unter denen sie ursprünglich erworben wurden sowie jene Bedingungen, welche die Auffälligkeiten aufrecht erhalten.

**Bedingungsanalyse**

- *Selektive Indikationsentscheidungen.* Auf der Basis der kategorialen diagnostischen Einordnung und der differenzierten Beschreibung der psychischen Auffälligkeiten und Kompetenzen, der kognitiven Fähigkeiten und Defizite, der körperlichen Funktionen und der psychosozialen Belastungen und Ressourcen können Entscheidungen über die therapeutische Strategie und die einzelnen Interventionsschritte getroffen werden.

- *Erfassung von Störungskonzepten, Therapieerwartungen und Therapiezielen.* Die Erfassung von subjektiven Störungskonzepten, das heißt von Vorstellungen des Kindes/Jugendlichen und seiner Bezugspersonen hinsichtlich der Ursachen der Problematik sowie der notwendigen Maßnahmen, kann für die Interventionsplanung von entscheidender Bedeutung sein. Zusammen mit den Therapieerwartungen sowie den Therapiezielen des Patienten und seiner Bezugspersonen stellen diese Informationen eine wesentliche Grundlage für eine Motivationsanalyse dar. Häufig differieren die Störungskonzepte, Therapieerwartungen und Therapieziele des Kindes/Jugendlichen und der verschiedenen Bezugspersonen.

**häufig verschiedene Erwartungen**

- *Klärung des therapeutischen Auftrags.* Mit verschiedenen Problemsichtweisen sind häufig auch unterschiedliche therapeutische Aufträge verknüpft. Im Unterschied zur Erwachsenenpsychotherapie ist der Therapeut bei der Behandlung von Kindern und Jugendlichen häufig mit verschiedenen Auftraggebern konfrontiert. Meist wird die Vorstellung des Kindes oder Jugendlichen unmittelbar von den Eltern veranlasst, welche die Vorstellung entweder aus eigenem

**verschiedene Aufträge**

Antrieb vornehmen oder von anderen Personen und Institutionen (Erzieher, Lehrer, Verwandte, Ärzte, Jugendamt) dazu angeregt oder gar gedrängt werden. Zwar stellen die Eltern in aller Regel die primären Auftraggeber dar, doch ist die Spezifizierung und Klärung des therapeutischen Auftrages, der vom älteren Kind oder Jugendlichen selbst, vom Vater, von der Mutter und von anderen wichtigen Bezugspersonen oder Institutionen ausgeht, eine wesentliche Aufgabe des diagnostischen Prozesses.

**Änderungsmotivation oft nicht vorhanden**

- *Aufbau von Änderungsmotivation.* Vor allem Kinder, häufig aber auch Jugendliche, suchen im Gegensatz zu Erwachsenen eine Therapie nicht aus einem Leidensdruck oder einem Problembewusstsein heraus auf, sondern sie werden meist von erwachsenen Bezugspersonen vorgestellt. Häufig muss daher beim Kind/Jugendlichen, nicht selten aber auch bei Bezugspersonen, eine tragfähige Änderungsmotivation aufgebaut werden.
- *Therapiebegleitende Diagnostik.* Die Ergebnisse der Therapie werden schließlich in einer *kontinuierlichen Verlaufskontrolle* überprüft. Im Rahmen dieser Verlaufskontrollen können auch weitergehende diagnostische Maßnahmen erneut indiziert sein, therapeutische Aufträge und Therapieziele können sich verändern sowie die Bedingungen, die zur Aufrechterhaltung der Auffälligkeit beitragen.

Vor dem Hintergrund rapider Entwicklungsveränderungen im Kindes- und Jugendalter ist eine entwicklungsorientierte Herangehensweise in der Diagnostik psychischer Störungen unabdinglich (Ammerman & Hersen, 1993). Die für den diagnostischen Prozess ausgewählten diagnostischen Vorgehensweisen müssen erstens dem Entwicklungsstand des Patienten gerecht werden *(entwicklungsorientierte Diagnostik)* und sie müssen zweitens berücksichtigen, dass sich psychische Auffälligkeiten in den einzelnen Entwicklungsstufen verschieden manifestieren.

**klinische Exploration = Grundlage**

Der diagnostische Prozess verläuft in der Regel in mehreren *Stufen*, die in Abbildung 1 dargestellt sind (vgl. Döpfner & Görtz-Dorten, 2008). Grundlage und unverzichtbare Komponente der Diagnostik psychischer Störungen im Kindes- und Jugendalter stellt die ausführliche klinische Exploration der Eltern, des Kindes/Jugendlichen selbst und anderer wichtiger Bezugspersonen (z. B. Erzieher oder Lehrer) dar. Diese klinische Exploration bezieht sich im Kern sowohl auf die psychischen Auffälligkeiten und Kompetenzen des Kindes oder Jugendlichen, einschließlich deren Entstehung und Verlauf als auch auf die kognitiven (einschließlich der motorischen, verbalen und visuellen) Defizite und Fähigkeiten, die körperlichen Funktionen und die familiären und weiteren psychosozialen Bedingungen, unter denen das Kind lebt.

Auf der Grundlage dieser klinischen Exploration können *weitere diagnostische Verfahren* eingesetzt werden, die eine differenzierte Erfassung von

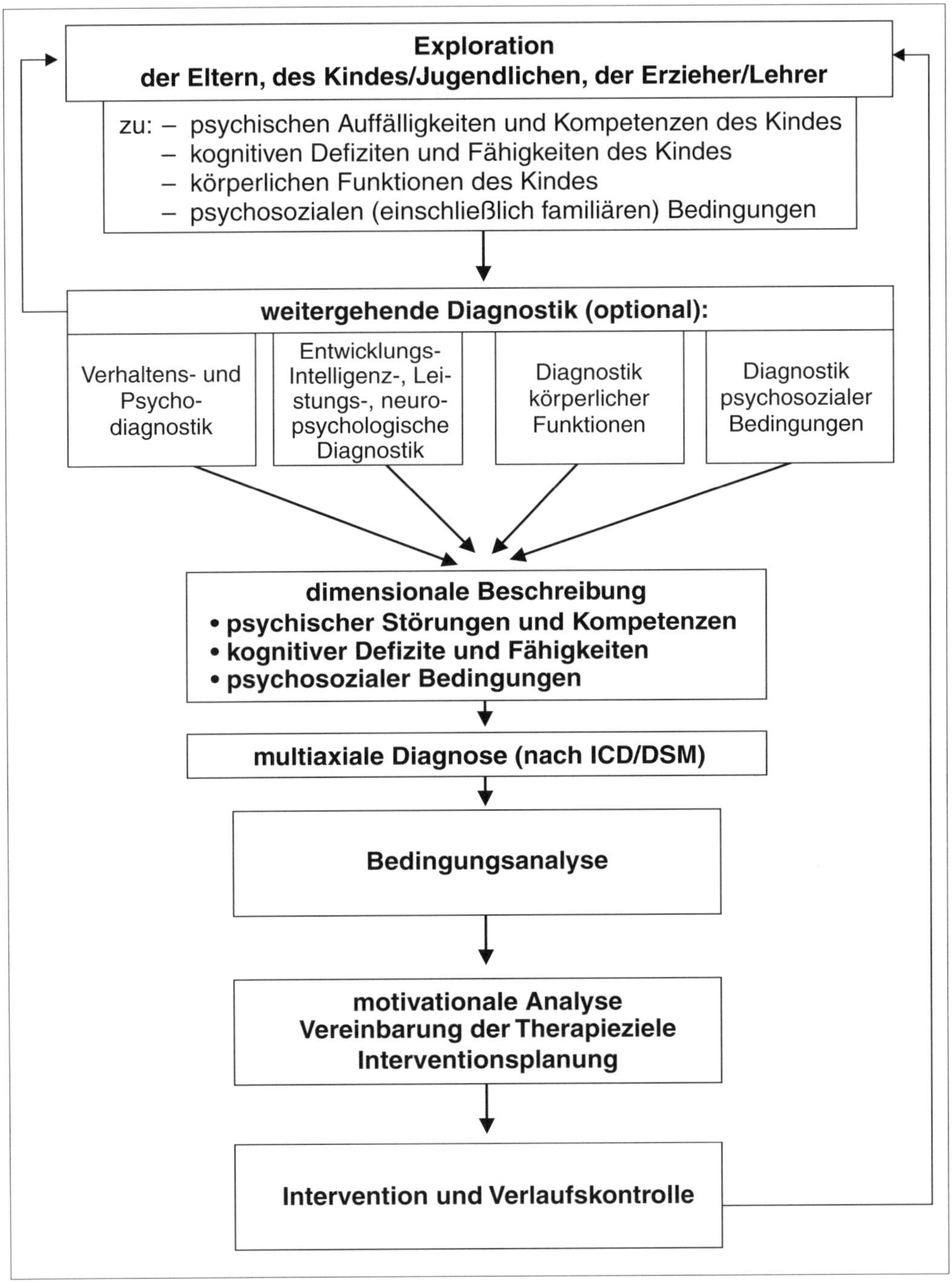


**Abbildung 1:** Der diagnostische Prozess (nach Döpfner & Görtz-Dorten, 2008, S. 150).

- psychischen Auffälligkeiten und Kompetenzen des Kindes oder Jugendlichen (*Verhaltens-* und *Psychodiagnostik*),
- kognitiven (einschließlich der motorischen, verbalen und visuellen) Defiziten und Fähigkeiten (*Entwicklungs-, Intelligenz-, Leistungs- und neuropsychologische Diagnostik*),
- körperlichen Funktionen (*medizinische Diagnostik*) und
- psychosozialen Bedingungen (*Familien- und Interaktionsdiagnostik und Diagnostik weiterer psychosozialer Bedingungen*)

**Methoden**

ermöglichen. Dabei können verschiedene *diagnostische Methoden* eingesetzt werden, vor allem:

- standardisierte Fragebogenverfahren,
- Methoden der Verhaltensbeobachtung,
- psychologische Testverfahren,
- körperliche Untersuchungen,
- apparative Verfahren zur psychologischen oder medizinischen Diagnostik.

In der Regel ist eine ausführliche Verhaltens- und Psychodiagnostik unabdingbar und andere Verfahren zur Entwicklungs-, Intelligenz- , Leistungs- und neuropsychologischen Diagnostik, zur medizinischen Diagnostik oder zur Familien- und Interaktionsdiagnostik sowie zur Diagnostik weiterer psychosozialer Bedingungen werden je nach Indikation eingesetzt. Die Ergebnisse dieser weiterführenden Diagnostik können eine weitere Exploration hinsichtlich bestimmter Aspekte anstoßen.

**Integration der Befunde**

Die *Integration* der diagnostischen Ergebnisse führt

- zu einer *dimensionalen Beschreibung* der psychischen Störungen und Kompetenzen, der kognitiven Defizite und Fähigkeiten und der psychosozialen Bedingungen;
- zu einer *kategorialen Diagnose* auf der Grundlage entweder der International Classification of Diseases (ICD-10) der Weltgesundheitsorganisation (2004, 2005) oder des Diagnostischen und Statistischen Manuals Psychischer Störungen (DSM-IV-TR) der American Psychiatric Association (deutsch: Saß et al., 2003). Die kategoriale Diagnose bezieht sich in den multiaxialen Fassungen dieser Klassifikationsschemata auf die psychischen Störungen, die spezifischen Entwicklungsstörungen, das Intelligenzniveau, die körperlichen Erkrankungen und die psychosozialen Bedingungen (siehe Kap. 1.2).

**Bedingungsanalyse zu Zusammenhängen**

Auf der Grundlage dieser Befunde lässt sich im nächsten Schritt eine *Bedingungsanalyse* durchführen, in der ein hypothetisches Modell über die intrapsychischen, psychosozialen und biologischen Faktoren entwickelt wird, die zur Entstehung der psychischen Störung und ihrer Aufrechterhaltung beitragen. Danach kann eine motivationale Analyse durchgeführt werden, in der die Änderungsmotivation aller Beteiligten exploriert wird und die schließlich in die Vereinbarung von Therapiezielen und die konkrete Therapieplanung mündet. Die Effekte der Intervention werden durch eine Verlaufskontrolle überprüft, in deren Rahmen sich auch noch einmal die Aufnahme ergänzender diagnostischer Schritte als notwendig erweisen kann.

## 1.2 Kategoriale versus dimensionale Diagnostik

In der Diagnostik psychischer Störungen lassen sich zwei Ansätze unterscheiden, die mit verschiedenen Traditionen verknüpft sind, aber in letzter Zeit zunehmend konvergieren (vgl. Döpfner & Lehmkuhl, 1997):

**Störungen = diskrete Einheiten**

- In der *kategorialen Diagnostik* werden psychische Störungen als diskrete, klar voneinander und von psychischer Normalität abgrenzbare und unterscheidbare Störungseinheiten beschrieben. Diesem kategorialen Ansatz sind die beiden wichtigsten klinischen Klassifikationssysteme, die Internationale Klassifikation Psychischer Störungen (ICD) der Weltgesundheitsorganisation, die in ihrer zehnten Version vorliegt (ICD-10) und das Diagnostische und Statistische Manual Psychischer Störungen (DSM) der American Psychiatric Association in seiner vierten Version (DSM-IV-TR) verpflichtet.

**Störungen = Dimensionen**

- Durch eine *dimensionale Diagnostik* werden psychische Merkmale einer Person entlang eines Kontinuums erfasst und beschrieben. Sie basiert auf der methodischen Grundlage der Psychometrie und multivariater statistischer Verfahren und beschreibt psychische Auffälligkeiten anhand von empirisch gewonnenen Dimensionen.

**Unterschiede der Konzepte**

Beide Konzepte unterscheiden sich bereits im Ansatz voneinander – der kategorialen Diagnostik liegt eine *Diskontinuitätsannahme* zugrunde, die eine klare Grenze mitunter auch einen qualitativen Sprung zwischen normalen und abnormen psychischen Phänomenen postuliert. Sie beinhaltet sich gegenseitig weitgehend ausschließende Kategorien und steht in der Tradition der medizinischen Diagnostik. Ein dimensionales System klassifiziert psychische Auffälligkeiten dagegen nicht durch die Zuweisung zu Kategorien, sondern anhand kontinuierlich verteilter Merkmale. Ihr liegt somit eine Kontinuitätsannahme zugrunde, nach der es nahtlose Übergänge zwischen normalen und abnormen psychischen Phänomenen gibt. Abbildung 2 stellt die Unterschiede zwischen kategorialer und dimensionaler Diagnostik beispielhaft grafisch dar. In einem Raum, der beispielsweise durch die Dimensionen Hyperaktivität, Aggressivität und Depressivität definiert wird, lassen sich einzelne Individuen entsprechend ihrer Ausprägung auf diesen Dimensionen lokalisieren und beschreiben. Die kategoriale Klassifikation verlangt dagegen, wie Abbildung 2 zeigt, die Bestimmung von Grenzwerten,

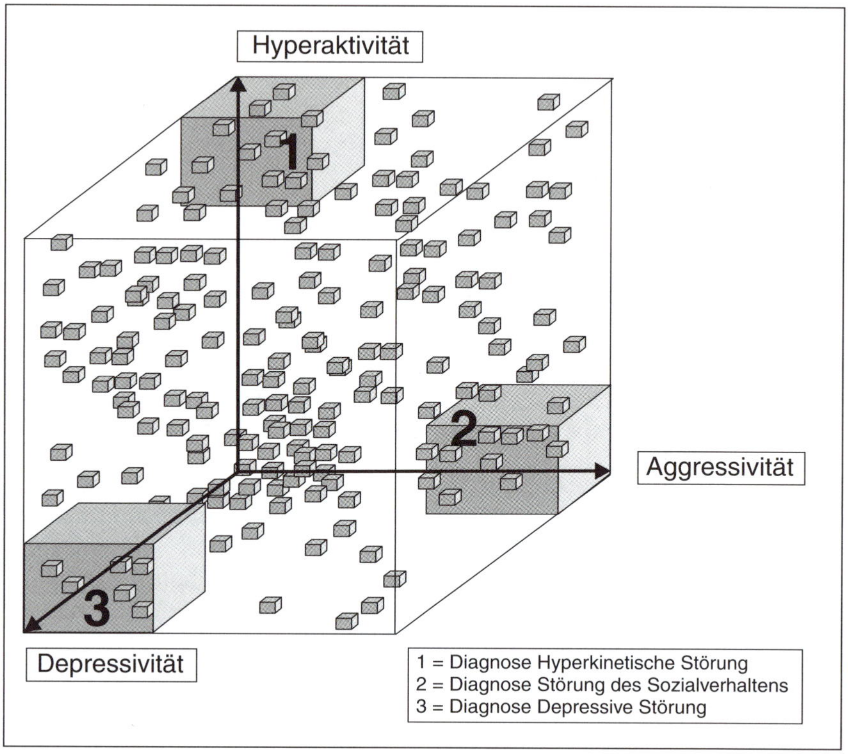


**Abbildung 2:** Vergleich von kategorialer und dimensionaler Diagnostik (aus Döpfner & Lehmkuhl, 1997).

die eine Zuordnung der Individuen zu den diskreten Diagnoseklassen ermöglichen (vgl. Döpfner & Lehmkuhl, 1997).

## Kategoriale Diagnostik

**ICD-10 und DSM-IV-TR**

Die beiden international verbreiteten Systeme zur Klassifikation psychischer Störungen, das ICD-10 der Weltgesundheitsorganisation und das Diagnostische und Statistische Manual Psychischer Störungen (DSM-IV-TR) der American Psychiatric Association sind der kategorialen Diagnostik verpflichtet. Im deutschen Sprachraum liegt zudem das aus dem ICD-10 abgeleitete Multiaxiale Klassifikationsschema für psychiatrische Störungen des Kindes- und Jugendalters vor (Remschmidt et al., 2005). Diese Systeme gelten als Substrat klinischer Erfahrungen und empirischer Untersuchungen und bilden den kleinsten gemeinsamen Nenner in der Klinischen Kinderpsychologie und der Kinder- und Jugendpsychiatrie ab. In den aktuellen Versionen ist eine deutliche Konvergenz beider Klassifikationssysteme festzustellen. Beide Systeme basieren auf dem Prinzip *operational* definierter Diagnosekategorien, d. h. der expliziten

Angabe von Kriterien und diagnostischen Entscheidungsregeln. Die Kriterien beziehen sich bei allen Diagnosen auf das Erscheinungsbild der Störungen (Symptome), gelegentlich auch auf ihren Verlauf. Ätiologische Konzepte, die in früheren Klassifikationen häufig angewandt wurden, entfallen bei den meisten Diagnosen, weil sie für die meisten Störungen nicht als gesichert gelten können. Ätiologische Gesichtspunkte fließen nur in die Definition von organisch bedingten Störungen, von Anpassungsstörungen sowie von Bindungsstörungen ein, da bei diesen Störungen weitgehende Einigkeit hinsichtlich der Störungsgenese besteht. Bei mehreren Störungsbildern sind die Diagnosekriterien beider Systeme völlig identisch; bei anderen Störungsbildern unterscheiden sich die Systeme dagegen in Einzelkriterien. Die Diagnosen beider Systeme sind daher weitgehend, jedoch nicht vollständig miteinander vergleichbar.

**operationale Kriterien**

Außerdem existieren auch weiterhin zwischen beiden Systemen grundlegende Unterschiede in der Konzeption. Für ICD-10 wurden sowohl klinisch-diagnostische Leitlinien (WHO, 2005) als auch Forschungskriterien (WHO, 2004) erarbeitet; DSM-IV-TR liegt dagegen in einer einheitlichen Fassung vor, die sowohl für die Praxis als auch für die Forschung genutzt wird. Die klinisch-diagnostischen Leitlinien des ICD-10 beinhalten eine umfassende Beschreibung der Störung und lassen dem Untersucher einen relativ großen diagnostischen Spielraum, da sie entweder auf strikt formulierte und operationalisierte diagnostische Kriterien verzichten oder eine relativ weiche Definition der Diagnosekriterien vornehmen, die im allgemeinen unter dem Grenzwert der Diagnosekriterien von DSM-IV-TR liegen. Die Forschungskriterien dagegen beinhalten strenge und eindeutig operationalisierte Kriterien, die wissenschaftlichen Untersuchungen dienen und zu einer Stichprobenhomogenisierung beitragen sollen. Bei vielen Diagnosen stimmen DSM-IV-TR-Kriterien und ICD-10-Forschungskriterien in der Formulierung weitgehend überein, allerdings liegen die Grenzwerte der ICD-10-Forschungskriterien für eine Diagnose (Anzahl der zu erfüllenden Kriterien) gelegentlich über jenen von DSM-IV-TR.

**Unterschiede: ICD-10 und DSM-IV-TR**

Obwohl beide Diagnosesysteme voneinander möglichst klar abgegrenzte diagnostische Einheiten beschreiben, werden *multiple Diagnosen* ausdrücklich zugelassen, wobei im ICD-10 durch die Definition von Kombinationsdiagnosen bei jenen Störungsbildern, die häufig gemeinsam auftreten, Mehrfachdiagnosen stärker vermieden werden als im DSM-IV-TR. So wird im ICD-10 beispielsweise die Diagnose einer hyperkinetischen Störung des Sozialverhaltens gestellt, wenn sowohl eine hyperkinetische Störung als auch eine Störung des Sozialverhaltens vorliegt, während im DSM-IV-TR in diesem Fall zwei Diagnosen vergeben werden.

**multiple Diagnosen**

*ICD-10* beschreibt psychische Störungen in zehn *Hauptgruppen* (F0 bis F9), die in Tabelle 1 dargestellt sind. Das DSM-IV-TR weist eine ver-

**Aufbau von ICD-10/ DSM-IV-TR**

gleichbare Einteilung auf. Unter F8 und F9 sind im ICD-10 jene Störungen zusammengefasst, die typischerweise im Kindes- oder Jugendalter beginnen. Allerdings sind prinzipiell auch alle anderen Diagnosen bei Kindern und Jugendlichen anwendbar, etwa die Diagnose von Essstörungen (unter F5) oder von Depression (unter F3). Im allgemeinen werden bei diesen Diagnosen die gleichen Kriterien für Kinder, Jugendliche und Erwachsene angelegt. Bei einzelnen Diagnosen (z. B. bei Angst- und bei depressiven Störungen) werden im DSM-IV-TR allerdings für Kinder und Jugendliche ergänzend spezifische Kriterien aufgeführt (z. B. unterschiedliche Mindestzeiträume des Auftretens der Symptomatik oder zusätzliche Symptome).

**Tabelle 1:** Übersicht über die Hauptkategorien psychischer Störungen nach ICD-10.

| | |
|---|---|
| F 0 | Organische einschließlich symptomatischer psychischer Störungen |
| F 1 | Psychische und Verhaltensstörungen durch psychotrope Substanzen |
| F 2 | Schizophrenie, schizoptype und wahnhafte Störungen |
| F 3 | Affektive Störungen |
| F 4 | Neurotische, Belastungs- und somatoforme Störungen |
| F 5 | Verhaltensauffälligkeiten mit körperlichen Störungen und Faktoren |
| F 6 | Persönlichkeits- und Verhaltensstörungen |
| F 7 | Intelligenzminderung |
| F 8 | Entwicklungsstörungen |
| F 9 | Verhaltens- und emotionale Störungen mit Beginn in der Kindheit und Jugend |

Tabelle 2 gibt eine Übersicht über die in der ICD-10 unter F8 zusammengefassten *Entwicklungsstörungen* und die entsprechenden Störungen im DSM-IV-TR. Im DSM-IV-TR werden die korrespondierenden ICD-10-Kodierungen angegeben. Bei den unter F8 zusammengefassten Entwicklungsstörungen geht man gemäß der ICD-10 davon aus, dass

**Merkmale von Entwicklungsstörungen**

- der Beginn der Störungen ausnahmslos im Kleinkindalter oder in der Kindheit liegt,
- eine Einschränkung oder Verzögerung der Entwicklung von Funktionen vorliegt, die eng mit der biologischen Reifung des Zentralnervensystems verknüpft sind und
- ein stetiger Verlauf ohne die für psychische Störungen sonst typischen Remissionen (Rückgang der Symptomatik) und Rezidive (Rückfall) beobachtet werden kann.

Das DSM-IV-TR nimmt diese Gruppierung nicht vor und umgeht damit Abgrenzungsprobleme, beispielsweise zur hyperkinetischen Störung, für die wesentliche Kriterien einer Entwicklungsstörung ebenfalls zutreffen (vgl. Döpfner et al., 2000). Entsprechend der Strategie von ICD-10, für jene Störungen, die häufig gemeinsam auftreten, eine Kombinationsdiagnose vorzusehen, wird mit dem Abschnitt F83 eine Diagnosekategorie für „kombinierte umschriebene Entwicklungsstörungen“ gebildet, die dann vergeben werden soll, wenn mehr als eine der Diagnosen aus den

**Tabelle 2:** Entwicklungsstörungen (F8) nach ICD-10 und entsprechende DSM-IV-TR-Kategorien.

| ICD-10-Code | ICD-10-Bezeichnung | DSM-IV-TR-Bezeichnung |
|---|---|---|
| **F80**[1] | **umschriebene Entwicklungsstörungen des Sprechens und der Sprache** | (Kommunikationsstörungen) |
| F80.0 | Artikulationsstörung | Phonologische Störung |
| F80.1 | expressive Sprachstörung | Expressive Sprachstörung |
| F80.2 | rezeptive Sprachstörung | Kombinierte Rezeptiv-Expressive Sprachstörung |
| F80.3 | erworbene Aphasie mit Epilepsie | — |
| F80.9 | nnb[2] Entwicklungsstörung des Sprechens und der Sprache | NNB[2] Kommunikationsstörung |
| **F81**[1] | **umschriebene Entwicklungsstörungen schulischer Fertigkeiten** | (Lernstörungen) |
| F81.0 | Lese- und Rechtschreibstörung | Lesestörung |
| F81.1 | isolierte Rechtschreibstörung | Störung des Schriftlichen Ausdrucks |
| F81.2 | Rechenstörung | Rechenstörung |
| F81.3 | kombinierte Störung schulischer Fertigkeiten | (Mehrfachdiagnosen notwendig) |
| F81.9 | nnb[2] Entwicklungsstörung schulischer Fertigkeiten | NNB[2] Lernstörung |
| **F82** | **umschriebene Entwicklungsstörung der motorischen Funktionen** | **Entwicklungsbezogene Koordinationsstörung** |
| **F83** | **kombinierte umschriebene Entwicklungsstörungen** | (Mehrfachdiagnosen notwendig) |
| **F84**[1] | **tiefgreifende Entwicklungsstörungen** | (Tiefgreifende Entwicklungsstörungen) |
| F84.0 | frühkindlicher Autismus | Autistische Störung |
| F84.1 | atypischer Autismus | (unter 299.80 kodiert) |
| F84.2 | Rett-Syndrom | Rett-Störung |
| F84.3 | sonstige desintegrative Störung des Kindesalters | Desintegrative Störung im Kindesalter |
| F84.4 | überaktive Störung mit Intelligenzminderung und Bewegungsstereotypien | — |
| F84.5 | Asperger-Syndrom | Asperger-Störung |
| F84.9 | nnb[2] tiefgreifende Entwicklungsstörung | NNB[2] Tiefgreifende Entwicklungsstörung |
| **F88** | **sonstige Entwicklungsstörungen** | |
| **F89** | **nnb[2] Entwicklungsstörungen** | |

*Anmerkungen:*
[1] ICD-10-Kategorie F xx.8 = „sonstige Störung ..." wurde nicht in die Tabelle aufgenommen.
[2] NNB/nnb = Nicht Näher Bezeichnete Störung

Abschnitten F80 bis F82 vorliegt. Nach dem DSM-IV-TR werden in diesem Fall mehrere Diagnosen vergeben.

Tabelle 3 zeigt die in der ICD-10 unter dem Abschnitt F9 zusammengefassten *Verhaltens- und emotionalen Störungen mit Beginn in der Kindheit und Jugend* und die entsprechenden Störungen nach dem DSM-IV-TR.

**Tabelle 3:** Verhaltens- und emotionale Störungen mit Beginn in der Kindheit und Jugend (F9) nach ICD-10 und entsprechende DSM-IV-R-Kategorien.

| ICD-10-Code | ICD-10-Bezeichnung | DSM-IV-TR-Bezeichnung |
|---|---|---|
| **F90**[1] | **hyperkinetische Störungen** | **Aufmerksamkeitsdefizit-/Hyperaktivitätsstörung (ADHS)** |
| F90.0 | einfache Aktivitäts- und Aufmerksamkeitsstörung | ADHS – Mischtyp |
| (F90.8) | — | ADHS – Vorwiegend Unaufmerksamer Typ |
| (F90.8) | — | ADHS – Vorwiegend Hyperaktiv-Impulsiver Typ |
| F90.1 | hyperkinetische Störung des Sozialverhaltens | (Mehrfachdiagnosen notwendig) |
| F90.9 | nnb[2] hyperkinetische Störung | NNB[2] ADHS |
| **F91**[1] | **Störung des Sozialverhaltens** | **Störung des Sozialverhaltens** |
| F91.0 | Auf den familiären Rahmen beschränkte Störung des Sozialverhaltens | — |
| F91.1 | Störung des Sozialverhaltens bei fehlenden sozialen Bindungen | — |
| F91.2 | Störung des Sozialverhaltens bei vorhandenen sozialen Bindungen | — |
| F91.3 | Störung des Sozialverhaltens mit oppositionellem, aufsässigem Verhalten | Störung mit Oppositionellem Trotzverhalten |
| F91.9 | nnb[2] Störung des Sozialverhaltens | NNB[2] Sozial Störendes Verhalten |
| **F92**[1] | **kombinierte Störung des Sozialverhaltens und der Emotionen** | (Mehrfachdiagnosen notwendig) |
| F92.0 | Störung des Sozialverhaltens mit depressiver Störung | (Mehrfachdiagnosen notwendig) |
| F92.9 | nnb[2] Kombinierte Störung des Sozialverhaltens und der Emotionen | — |
| **F93**[1] | **emotionale Störungen des Kindesalters** | (unter: Andere Störungen im Kleinkindalter, der Kindheit oder Adoleszenz) |
| F93.0 | emotionale Störung mit Trennungsangst des Kindesalters | Störung mit Trennungsangst |
| F93.1 | phobische Störung des Kindesalters | (keine kindheitsspezifische Kategorie, sondern nur: F40.2 Spezifische Phobie) |
| F93.2 | Störung mit sozialer Ängstlichkeit des Kindesalters | (keine kindheitsspezifische Kategorie, sondern nur: F40.1 Soziale Phobie) |
| F93.3 | emotionale Störung mit Geschwisterrivalität | — |

Fortsetzung Tabelle 3.

| ICD-10-Code | ICD-10-Bezeichnung | DSM-IV-TR-Bezeichnung |
|---|---|---|
| F93.80 | generalisierte Angststörung des Kindesalters | (keine kindheitsspezifische Kategorie, sondern nur: F41.1 Generalisierte Angststörung) |
| F93.9 | nnb[2] emotionale Störung des Kindesalters | — |
| **F94** | **Störungen sozialer Funktionen mit Beginn in der Kindheit und Jugend** | (unter: Andere Störungen im Kleinkindalter, der Kindheit oder Adoleszenz) |
| F94.0[1] | elektiver Mutismus | Selektiver Mutismus |
| F94.1 | reaktive Bindungsstörung des Kindesalters | Reaktive Bindungsstörung im Säuglingsalter oder in der frühen Kindheit/Gehemmter Typus |
| F94.2 | Bindungsstörung des Kindesalters mit Enthemmung | reaktive Bindungsstörung im Säuglingsalter oder in der frühen Kindheit/Ungehemmter Typus |
| F94.9 | nnb[2] Störung sozialer Funktionen im Kindesalter | — |
| **F95[1]** | **Ticstörungen** | (Ticstörungen) |
| F95.0 | vorübergehende Ticstörung | Vorübergehende Ticstörung |
| F95.1 | chronische motorische oder vokale Ticstörung | Chronische Motorische oder Vokale Ticstörung |
| F95.2 | kombinierte, vokale und multiple motorische Tics (Tourette-Syndrom) | Tourette-Störung |
| F95.9 | nnb[2] Ticstörung | NNB[2] Ticstörung |
| **F98[1]** | **sonstige Verhaltens- und emotionale Störungen mit Beginn in der Kindheit und Jugend** | (unter: Störungen der Ausscheidung/Fütter- und Essstörungen/ Andere Störungen im Kleinkindalter, in der Kindheit oder Adoleszenz) |
| F98.0 | Enuresis | Enuresis |
| F98.1 | Enkopresis | Enkopresis (ohne Verstopfung und Überlaufinkontinenz) |
| F98.2 | Fütterstörung im frühen Kindesalter | Fütterstörung im Säuglings- oder Kleinkindalter |
| | — | Ruminationsstörung |
| F98.3 | Pica im Kindesalter | Pica |
| F98.4 | stereotype Bewegungsstörung | Stereotype Bewegungsstörung |
| F98.5 | Stottern | Stottern |
| F98.6 | Poltern | — |
| F98.9 | nnb[2] Verhaltens- und emotionale Störung mit Beginn in der Kindheit und Jugend | NNB[2] Störung im Kleinkindalter, in der Kindheit oder Adoleszenz |

*Anmerkungen:*
[1] ICD-10-Kategorie F xx.8 = „sonstige Störung ..." wurde nicht in die Tabelle aufgenommen.
[2] NNB/nnb = Nicht Näher Bezeichnete Störung

Trotz großer Übereinstimmungen auf der Ebene der Diagnosen lassen sich doch auch hier einige wesentliche Unterschiede zwischen beiden Klassifikationssystemen feststellen, so zum Beispiel:

**Unterschiede: ICD-10 und DSM-IV-TR**

- Die Aufmerksamkeitsdefizit-/Hyperaktivitätsstörungen werden im DSM-IV-TR in Subtypen unterteilt, nicht jedoch in der ICD-10.
- Bei den Störungen des Sozialverhaltens differenziert die ICD-10 stärker in Subkategorien als das DSM-IV-TR.
- Die Diagnosegruppe der kombinierten Störungen des Sozialverhaltens und der Emotionen entfällt im DSM-IV-TR. Wenn mehrere Störungen auftreten, empfiehlt das DSM-IV-TR Mehrfachdiagnosen (Komorbiditätskonzept).
- Mit Ausnahme der emotionalen Störungen mit Trennungsangst sieht das DSM-IV-TR keine Kategorie für emotionale Störungen im Kindesalter vor. Die in der ICD-10 vorgegebenen Kategorien für verschiedene Angststörungen werden im DSM-IV-TR unter den allgemeinen Diagnosen für Angststörungen eingeordnet.

**multiaxiale Klassifikation**

Sowohl für das ICD-10 als auch das DSM-IV-TR wurden *multiaxiale Versionen* entwickelt, die im Einzelfall eine umfassende und systematische diagnostische Einordnung der psychischen Störung einschließlich der Entwicklungsstörungen, intellektuellen Fähigkeiten, der körperlichen Funktionen und psychosozialen Bedingungen ermöglichen. Auch bei der Definition dieser einzelnen Achsen lassen sich Unterschiede zwischen dem ICD-10, dem DSM-IV-TR und dem vom ICD-10 abgeleiteten Multiaxialen Klassifikationsschema für psychiatrische Störungen des Kindes- und Jugendalters (Remschmidt et al., 2005) feststellen, das sich im deutschen Sprachraum weitgehend durchgesetzt hat (vgl. Tab. 4). In Kapitel 4 (siehe M10, S. 166) ist ein Diagnosebogen abgedruckt, der für die multiaxiale diagnostische Einordnung verwendet werden kann.

**Achsen 1–3**

Danach wird auf der *ersten Achse* die psychische Störung nach den ICD-10-Kategorien von F0 bis F6 sowie den tiefgreifenden Entwicklungsstörungen (F84) diagnostiziert. Die *zweite Achse* beschreibt umschriebene Entwicklungsstörungen (F80 bis F83), die *dritte Achse* erfasst das Intelligenzniveau, wobei nicht nur ausgeprägte intellektuelle Behinderungen wie in ICD-10 (F7), sondern auch leichte Intelligenzminderungen, normale und überdurchschnittliche Intelligenzausprägungen klassifiziert werden. Auf der *vierten Achse* werden körperliche Erkrankungen diagnostiziert, die möglicherweise für den Umgang mit der psychischen Störung oder für deren Verständnis relevant sind. Eine Kausalitätsannahme wird also nicht zwingend unterstellt. Solche medizinischen Faktoren können mit psychischen Störungen in unterschiedlicher Weise verbunden sein. Sie können

- die direkte Ursache für die Entwicklung oder Verschlechterung der psychischen Symptomatik darstellen ( z. B. Alkoholintoxikation),

- vermutlich im Zusammenhang mit der Entwicklung der psychischen Symptomatik stehen (z.B. hyperkinetische Störung bei Epilepsie) und/oder
- für die Behandlung von Bedeutung sein (z.B. Anpassungsstörung mit depressiver Reaktion bei Krebserkrankung).

Achse 4

**Tabelle 4:** Achsen des Multiaxialen Klassifikationsschemas (MAS) auf der Basis von ICD-10 (Remschmidt et al., 2005).

| Achse | Beschreibung |
|---|---|
| 1 | Psychische Symptomatik (klinisch-psychiatrisches Syndrom) |
| 2 | Umschriebene Entwicklungsstörung |
| 3 | Intelligenzniveau |
| 4 | Körperliche Symptomatik |
| 5 | Aktuelle abnorme psychosoziale Umstände |
| 6 | Globalbeurteilung der psychosozialen Anpassung |

Diese körperlichen Erkrankungen werden nach dem jeweiligen Kapitel im ICD-10 zu organischen Erkrankungen verschlüsselt. Im Multiaxialen Klassifikationsschema sind die wichtigsten Diagnosen bezüglich der organischen Erkrankungen zusammengefasst.

Achse 5

Auf der *fünften Achse* werden *aktuelle abnorme psychosoziale Umstände* diagnostiziert. Auch hierbei wird nicht zwingend unterstellt, dass diese Faktoren für die Entwicklung oder Aufrechterhaltung entscheidend sind. Es wird lediglich vermutet, dass sie mit der psychischen Störung in Verbindung stehen. In Kapitel 4 (siehe M10, S. 166) sind die einzelnen Kategorien dieser fünften Achse wiedergegeben.

Funktionsniveau

Schließlich wird auf der *sechsten Achse* eine *globale Beurteilung der psychosozialen Anpassung* vorgenommen, die weitgehend mit der Globalbeurteilung des Funktionsniveaus nach DSM-IV-TR übereinstimmt. Dabei wird eine neunstufige Skala (von 0 bis 8) zugrunde gelegt, die von guten/herausragenden Funktionen auf allen Gebieten (zu Hause, in der Schule und mit Gleichaltrigen) bis hin zu massiven Beeinträchtigungen reicht, die eine beständige Supervision (24-Std.-Versorgung) notwendig machen (z.B. aufgrund von schwer selbstdestruktivem Verhalten). Mit dieser sechsten Achse wird der Schweregrad der psychischen Störung beurteilt, der sich am Ausmaß der Beeinträchtigung der psychosozialen Anpassung (des Funktionsniveaus) des Kindes/Jugendlichen in folgenden Lebensbereichen bemisst:

- Beziehungen zu Familienangehörigen, Gleichaltrigen und Erwachsenen außerhalb der Familie;
- Bewältigung von sozialen Situationen (allgemeine Selbständigkeit, lebenspraktische Fähigkeiten, persönliche Hygiene und Ordnung);
- schulische bzw. berufliche Anpassung;
- Interessen und Freizeitaktivitäten.

## Dimensionale Diagnostik

Mithilfe einer dimensionalen Diagnostik lassen sich die psychischen Auffälligkeiten und die damit einhergehenden Bedingungen weiter differenzieren und anhand quantifizierter Merkmale beschreiben. Die dimensionale Diagnostik psychischer Störungen geht von der Annahme aus, dass sich psychische Störungen als kontinuierlich verteilte Merkmale darstellen und sich Kinder und Jugendliche entlang dieser Dimensionen beschreiben lassen. Grundlage sind empirisch (meist mit Hilfe von Faktorenanalysen) gewonnene Dimensionen psychischer Störungen.

**kategorial vs. dimensional**

Ein *kategorialer Ansatz* scheint dann besonders angemessen, wenn alle Mitglieder einer diagnostischen Klasse weitgehend homogen sind, wenn klare Grenzen zwischen den diagnostischen Klassen und zur Normalität hin identifizierbar sind und wenn die Klassen sich gegenseitig ausschließen. Ein *dimensionaler Ansatz* ist dagegen vor allem dann angezeigt, wenn das zu beschreibende Phänomen kontinuierlich verteilt ist und keine eindeutig bestimmbaren Grenzen hat. Dies ist vermutlich bei den meisten klinischen Phänomenen, wie Aggression, Angst, Depression oder Hyperaktivität der Fall.

**Achenbach Diagnosesystem**

In den letzten Jahren hat sich international das von *Achenbach* (1991a, b, c, d; 1992; 1997a, b; Achenbach & Roscorla, 2000, 2001, 2003) entwikkelte Diagnosesystem durchgesetzt, das auf den per Fragebögen erfassten Urteilen von Eltern, Erziehern oder Lehrern und von Jugendlichen selbst beruht. Auf der Grundlage von Faktorenanalysen konnte Achenbach für das Kindes- und Jugendalter acht Dimensionen sowohl auf der Basis des Elternurteils als auch des Lehrerurteils und des Selbsturteils bilden (siehe Kap. 3.1.4). Die dimensionale Struktur dieser Verfahren konnte in deutschen Stichproben und auch in anderen Staaten (Achenbach & Roscorla, 2007) mittels Faktorenanalysen weitgehend repliziert werden und auch die interne Konsistenz, die ein Maß für die Homogenität der Dimensionen darstellt, ist für den deutschen Sprachraum bei den meisten Skalen zumindest zufriedenstellend (siehe Döpfner et al., 1994a, b, c; 1995a, b). Für das Vorschulalter und für Erwachsene konnten ähnliche Dimensionen extrahiert werden.

**klinische Beurteilung: CASCAP**

Annähernd alle empirisch gewonnenen Dimensionen basieren auf den per Fragebogen erhobenen Einschätzungen von Eltern, Lehrern oder den Jugendlichen selbst. Eine der wenigen Ausnahmen bildet das Psychopathologische Befund-System für Kinder und Jugendliche (CASCAP-D), das eine klinische Beurteilung darstellt (Döpfner et al., 1999). Mit dem System läßt sich ein Kind oder ein Jugendlicher anhand von 98 Symptomen beurteilen (z. B. Hyperaktiviät, soziale Angst). Dabei werden die Merkmale sowohl hinsichtlich der Symptomatik in der Untersuchungssituation (aktuelle Befindlichkeit, aktuelles Verhalten des Patienten) eingeschätzt als auch hinsichtlich der Symptomatik außerhalb der Untersuchungssituation (z. B. in der Familie oder in der Schule), die durch die

Exploration des Patienten und seiner Bezugspersonen erfasst wird. Eine genauere Beschreibung des Verfahrens erfolgt in Kapitel 2.1 und Kapitel 3. Auf der Grundlage von Faktoren- und Konsistenzanalysen unter Berücksichtigung inhaltlich-konzeptioneller Aspekte wurden Dimensionen gebildet, die sich auch in verschiedenen klinischen Stichproben replizieren ließen (vgl. Döpfner et al., 1994a; 1997a, d; 1999). Vergleicht man diese Dimensionen auf der Basis klinischer Einschätzungen mit den von Achenbach entwickelten Dimensionen auf der Basis von Eltern-, Lehrer- und Selbsturteilen, so lassen sich deutliche Konvergenzen erkennen.

**Dimensionen nach CASCAP**

Mit dem kategorialen und dimensionalen Ansatz sind jeweils Vor- und Nachteile verbunden, die an anderer Stelle ausführlich diskutiert wurden (vgl. Döpfner & Lehmkuhl, 1997):

**kategorial vs. dimensional**

- *Bestimmung der Grenzwerte in der kategorialen Diagnostik.* Es wurde bereits darauf hingewiesen, dass die meisten psychischen Auffälligkeiten (wie Aggression, Angst, Depression oder Hyperaktivität, Aufmerksamkeitsstörung) sich vermutlich besser als kontinuierlich verteilte Merkmale und nicht als diskrete Störungskategorien beschreiben lassen. Selbst bei psychischen Störungen, die lange Zeit als qualitativ unterschiedlich von Normalität und Normvariationen eingestuft wurden, beispielsweise bei autistischen Phänomenen oder auch bei pathologischen Phänomenen aus dem schizophrenen Formenkreis, liegen mittlerweile Befunde vor, die darauf hinweisen, dass Verdünnungsformen oder sogenannte Spektrum-Störungen relativ häufig vorkommen. Sogar die Autoren des DSM-IV-TR betonen, man dürfe nicht davon ausgehen, dass jede Kategorie einer psychischen Störung eine völlig diskrete Einheit darstelle und sich alle Individuen mit der gleichen Diagnose in allen wesentlichen Aspekten gleichen. Bei der Anwendung des DSM-IV-TR sollte man sich deshalb immer bewusst sein, dass sich Individuen mit der gleichen Diagnose sehr wahrscheinlich auch hinsichtlich der Diagnosekriterien unterscheiden und dass Grenzfälle nur schwer zu diagnostizieren sind. Das Problem, Grenzwerte bei der Anwendung diskreter Kategorien zur Erfassung kontinuierlich verteilter Merkmale zu definieren, erscheint unlösbar.

**Grenzwerte sind problematisch**

- *Definition von Komorbidität.* Epidemiologische und klinische Studien weisen darauf hin, dass eine Komorbidität häufig anzutreffen ist. Dies ist zwar nicht ausschließlich, zumindest jedoch teilweise auf überlappende diagnostische Kriterien und artifizielle Unterteilungen von Störungen in der kategorialen Diagnostik zurückzuführen. Die dimensionale Herangehensweise hingegen lässt Ausprägungen auf mehreren Dimensionen zu.

- *Mangelnde Reliabilität von Diagnosen.* Mit den Grenzwerten in der kategorialen Diagnostik ist das Problem der mangelnden Reliabilität von Diagnosen eng verknüpft. Während die Beurteilerübereinstim-

**Diagnosen: geringere Reliabilität**

mungen hinsichtlich der Diagnosekategorien zumindest für einige Störungen sehr gering ausfallen, werden bei dimensionaler Betrachtungsweise in der Regel höhere Werte erzielt. So mussten Shaffer und Mitarbeiter (1996) bei der Prüfung der Reliabilität eines Interviews zur Erfassung von kategorialen Diagnosen für einzelne Diagnosekategorien geringe Reliabilitäten feststellen, während die Reliabilitäten von Symptomskalen, bei denen die Anzahl der Symptome addiert wird, deutlich besser ausfielen. Die Autoren führen dies auf Reliabilitätsminderungen bei kategorialen Diagnosen zurück, die durch Unschärfen im Bereich der Grenzwerte bedingt sind.

**höherer Informationsgehalt**

- *Informationsgehalt kategorialer und dimensionaler Systeme.* Ein weiterer Vorteil dimensionaler Systeme liegt in ihrem höheren klinischen Informationsgehalt, weil sie nicht nur das Vorhandensein oder Nichtvorhandensein einer Diagnose feststellen, sondern weil sie auch Informationen über die Intensität von Störungen und über subklinische Ausprägungen liefern. So kann beispielsweise ein Kind als hochgradig hyperkinetisch, als mittelgradig aggressiv und als geringfügig depressiv beurteilt werden.

**Problem: Anzahl der Dimensionen**

- *Anzahl und Art von Dimensionen.* Ein Problem der dimensionalen Diagnostik liegt in der Tatsache, dass es bisher keinen Konsens über die für eine Klassifikation optimalen Dimensionen gibt. Dabei ist jedoch zu berücksichtigen, dass sich psychische Phänomene auf einem unterschiedlichen Auflösungsniveau betrachten lassen; die Anzahl der Dimensionen ist nicht in der Wirklichkeit vorgegeben, sondern hängt von dem Auflösungsniveau des Instrumentes ab, mit dem ein Phänomen betrachtet wird. Fragebogen, die ein relativ breites Spektrum an psychischen Auffälligkeiten mit einer begrenzten Zahl von Items zu erfassen suchen, bieten zwangsläufig nur ein relativ grobes dimensionales Raster (z. B. aggressives Verhalten, hyperkinetische Störung, Angst). Dieses Raster kann durch Instrumente verfeinert werden, die ein spezifisches Phänomen ausführlicher erfassen. So lässt sich beispielsweise mit einem Fragebogen, der eine ADHS-Symptomatik differenziert erfasst, feststellen, dass sich diese Problematik in die Dimensionen motorische Unruhe, Ablenkbarkeit und Impulsivität unterteilen lässt (Döpfner et al., 2008).

- *Berücksichtigung ätiologischer Faktoren.* In der dimensionalen Diagnostik werden ausschließlich Symptome berücksichtigt, während die kategoriale Diagnostik auch andere Kriterien einbeziehen kann, beispielsweise den Beginn, die Dauer oder den Verlauf der Störung, zusätzlich die psychosoziale Beeinträchtigungen sowie ätiologische Faktoren. So ist es zweifelsohne von Bedeutung, ob der aktuellen manischen Phase eine depressive Episode oder eine andere manische Phase vorausgegangen ist oder ob dieser Zustand durch eine Alkoholintoxikation ausgelöst wurde. Dieser Vorteil der kategorialen Diagnostik ist vor allem dann gravierend, wenn sich die diagnostische Einordnung nicht nur auf eine rein deskriptive Kategorisierung begrenzt, sondern ätiologische Faktoren einbezieht und sich damit nosologischen Einheiten nähert. Je mehr kategoriale Systeme auf einer ausschließlich symptombezogenen Beschreibung basieren, umso stärker fallen die Vorteile dimensionaler Systeme ins Gewicht.

**Kategorien sind praktikabler**

- *Praktikabilität.* Diagnostische Einordnungen dienen auch der Kommunikation zwischen Experten. Numerische dimensionale Beschreibungen sind jedoch weniger geläufig und weniger plastisch als kategoriale Ansätze. Durch eine Kombination dimensionaler und kategorialer Systeme ließe sich dieser Nachteil dimensionaler Systeme allerdings vermindern. Ein Beispiel hierfür stellt die Diagnostik und Klassifikation von Intelligenz und Intelligenzminderungen dar. Zur Erleichterung der Kommunikation werden Kategorien wie Lernbehinderung, geistige Behinderung oder Hochbegabung benutzt, obwohl die dimensionale Eigenschaft von Intelligenz (vermutlich mit Ausnahme schwerer Formen der geistigen Behinderung) unbestritten ist. Durch diese Kombination beider Ansätze werden auch einige Nachteile der kategorialen Diagnostik relativiert. So ist bei der kategorialen Klassifikation der Intelligenz ganz offensichtlich, dass die Grenzen der einzelnen Kategorien unscharf sind und sich in einem gewissen Maße als beliebig darstellen. In diesem Sinne kann die kategoriale Diagnostik lediglich als eine Vereinfachung des dimensionalen Systems interpretiert werden.

**Konvergenzen**

Die Diskussion zeigt, dass die kategoriale und die dimensionale Diagnostik mit jeweils spezifischen Vor- und Nachteilen verbunden sind und deshalb eine Kombination beider Systeme helfen könnte, die Nachteile des einen Ansatzes durch den jeweils anderen Ansatz zu kompensieren. Empirische Studien zeigen auch eine Konvergenz beider Ansätze, die allerdings nicht so stark ist, dass beide Ansätze austauschbar wären (Bird et al., 1992; Gould et al., 1993; Kasius et al., 1997).

## 1.3 Das Konzept der multimodalen Verhaltens- und Psychodiagnostik

**multiaxiale Diagnostik**

Kern der weiterführenden Diagnostik psychischer Störungen stellt neben der grundlegenden Exploration des Kindes/Jugendlichen, seiner Eltern und anderer Bezugspersonen die *Verhaltens- und Psychodiagnostik* durch standardisierte Verfahren dar. Daneben können im Rahmen einer *multiaxialen Diagnostik*, wie Abbildung 3 zeigt, die Intelligenz-, Entwicklungs-, Leistungs- und neuropsychologische Diagnostik (abgekürzt: Leistungsdiagnostik), die Diagnostik psychosozialer Bedingungen (einschließlich Familiendiagnostik) und die Diagnostik körperlicher Funktionen abgegrenzt werden.

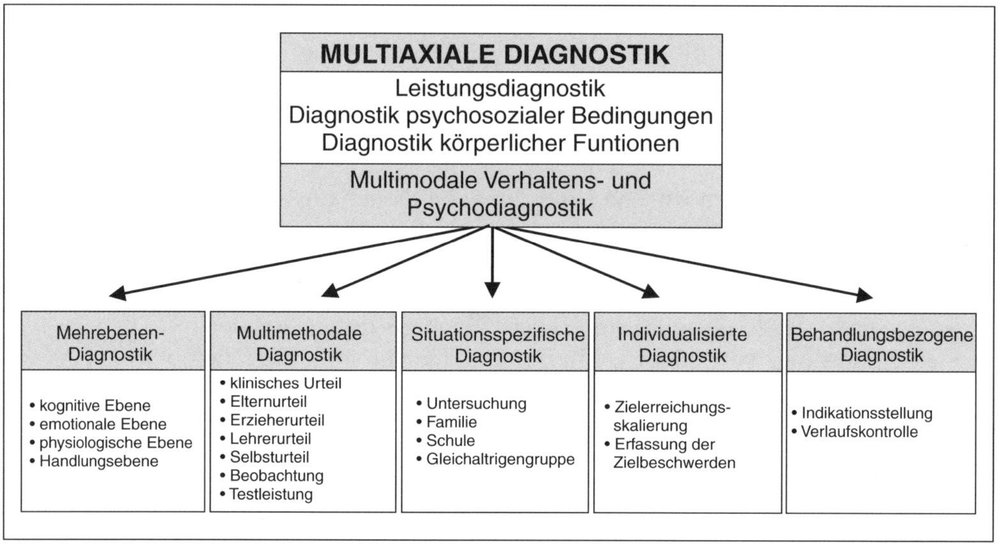


**Abbildung 3:** Komponenten der multimodalen Verhaltens- und Psychodiagnostik (modifiziert nach Döpfner & Lehmkuhl, 1997).

**multimodale Diagnostik**

Die Verhaltens- und Psychodiagnostik wird als *multimodal* bezeichnet, weil sie, wie Abbildung 3 zeigt, mehrere Ebenen berücksichtigt und dabei multimethodal, situationsspezifisch, individualisiert und behandlungsbezogen ausgerichtet ist. Dieses Konzept wurde vielfach diskutiert (z.B. Baumann & Stieglitz, 1994; Bellack & Hersen, 1998). Es bezieht sich auf eine diagnostische Vorgehensweise, die sich durch folgende Merkmale auszeichnet (Döpfner & Lehmkuhl, 1997):

**Merkmale multimodaler Diagnostik**

- *Mehrebenen-Diagnostik.* Die multimodale Diagnostik berücksichtigt mehrere Ebenen psychischer Störungen – die kognitive, emotionale, physiologische und die Handlungsebene. Eine getrennte Betrachtung dieser Ebenen ist deshalb angezeigt, weil die Aussagen auf diesen Ebenen häufig schlecht übereinstimmen. So korrelieren beispielsweise Aufmerksamkeitsstörungen, erfasst über ein entsprechendes Testverfahren, meist nur gering mit der Beurteilung des Lehrers über die Aufmerksamkeitsfähigkeit des Kindes (Barkley, 2006). Vergleichbare Befunde liegen beispielsweise über den Zusammenhang von angsterzeugenden Kognitionen, subjektiven Angstgefühlen und physiologischen Parametern bei Angststörungen vor (Ollendick et al., 1994; Döpfner, 2000).

- *Multimethodale Diagnostik.* Die multimodale Diagnostik wendet zur Erfassung psychischer Störungen *verschiedene Methoden* an – Verfahren zur Erfassung des klinischen Urteils, des Urteils von Eltern, Erziehern, Lehrern und des Patienten selbst sowie Verhaltensbeobachtungen, Testleistungen oder auch physiologische Messungen.

Eine Vielzahl von empirischen Studien zeigt, dass die Korrelationen zwischen Eltern-, Lehrer- und Selbsturteilen eher im unteren bis mittleren Bereich liegen – die gemeinsame Varianz übersteigt selten 25% (Achenbach et al., 1987; Döpfner et al.,1993a; Plück et al., 1997). Diese insgesamt geringe Übereinstimmung zwischen Beurteilern lässt sich prinzipiell auf folgende Quellen zurückführen, die in Kapitel 2.8 näher dargestellt werden:

**geringe Übereinstimmungen**

- Messfehler der Messinstrumente,
- Simulations- oder Dissimulationstendenzen,
- unterschiedliche Urteilsanker,
- unterschiedliche Informationsbasis,
- situationsspezifisch unterschiedliches Verhalten.

**situative Ausprägung**

- *Situationsspezifische Diagnostik.* Die geringen Überschneidungen zwischen verschiedenen Beurteilern weisen auch auf die Situationsabhängigkeit von Verhaltensauffälligkeiten hin. Das Auftreten psychischer Störungen muss daher in verschiedenen *Lebensbereichen* von Kindern und Jugendlichen – in der Familie, im Unterricht oder in der Gleichaltrigengruppe – erfasst werden. Psychische Störungen werden bei Kindern und Jugendlichen stärker als bei Erwachsenen durch deren Bezugspersonen definiert. In einer dimensional begründeten Klassifikation, welche die Situationsspezifität der Störung berücksichtigt, lässt sich ein hyperkinetisch auffälliges Kind beispielsweise als ausgeprägt aufmerksamkeitsgestört, mittelgradig hyperkinetisch und nicht oppositionell auffällig in der Schule sowie als ausgeprägt hyperkinetisch, oppositionell auffällig und mittelgradig aufmerksamkeitsschwach in der Familie einordnen.

**Erfassung individueller Ausprägungen**

- *Individualisierte Diagnostik.* Um den jeweils individuellen Ausprägungen psychischer Störungen gerecht zu werden, die sich anhand von standardisierten Instrumenten häufig nicht hinreichend beschreiben lassen, ist eine individualisierte Diagnostik notwendig. Beispiele für eine solche individualisierte Diagnostik stellen die Erfassung der Zielerreichung (goal attainment scaling) und die Erhebung der Zielbeschwerden (target complaints) dar. In beiden Ansätzen werden die Probleme, die verändert werden sollen, gemeinsam mit dem Patienten spezifiziert. Mittels der Zielerreichungsskalierung werden die individuellen Probleme auf unterschiedlichen Intensitätsstufen beschrieben, während bei der Erfassung von Zielbeschwerden der mit den Problemen verbundene Leidensdruck erhoben wird (vgl. Kiresuk & Sherman, 1983; Mintz & Kiesler, 1982; Frölich & Döpfner, 1997). In Kapitel 2.4 werden diese Verfahren genauer beschrieben.

- *Behandlungsbezogene Diagnostik.* Schließlich sollte die multimodale Verhaltens- und Psychodiagnostik konkrete Hinweise für die Therapie liefern und eine Erfolgskontrolle ermöglichen. Eine multimodale, situationsspezifische und individualisierte Diagnostik liefert vielfältige Hinweise für konkrete Ansatzpunkte der Therapie und ihrer Verlaufskontrolle, so dass damit die Forderung einer behandlungsbezogenen Diagnostik erfüllt ist.

**Beurteiler/ Verfahren**

In der multimodalen Verhaltens- und Psychodiagnostik werden somit *verschiedene Verfahren und Beurteiler* eingesetzt und miteinander kombiniert:

- Der Untersucher bildet sich ein *klinisches Urteil,* das auf der Exploration des Kindes/Jugendlichen und seiner Bezugspersonen sowie auf der Beobachtung des Verhaltens des Kindes/Jugendlichen in der Untersuchungssituation beruht. Zur systematischen klinischen Urteilsbildung liegen unterschiedlich stark strukturierte Explorations- und Interviewverfahren vor (siehe Kap. 2).
- Das *Urteil von Eltern, Lehrern oder anderen Bezugspersonen* kann direkt mit Hilfe von Fragebögen erfasst werden. Dabei wird das Verhalten des Kindes/Jugendlichen retrospektiv für einen gewissen Zeitraum (z. B. die letzten sechs Monate) beurteilt.
- Das *Selbsturteil von Kindern und Jugendlichen* kann ebenfalls anhand eines Fragebogens erhoben werden. Das Selbsturteil von Kindern und Jugendlichen lässt sich etwa ab dem Alter von neun bis elf Jahren zuverlässig erheben (Edelbrock et al., 1985). Für die Anwendung von Selbstbeurteilungsfragebögen ist eine ausreichende Lesefähigkeit und die Fähigkeit zur Selbstreflexion (Selbstbeobachtung und Introspektion) nötig.
- Die *Verhaltensbeobachtung* kann vom Untersucher selbst, von Bezugspersonen oder von einem unabhängigen Beobachter durchgeführt werden. Dabei wird das Verhalten in einer umschriebenen Situation für einen begrenzten Zeitraum beobachtet und unmittelbar anhand eines Schemas kodiert. Im Gegensatz zur Fremdbeurteilung mit Hilfe eines Fragebogens, die immer retrospektiv vorgenommen wird, notiert man bei der Verhaltensbeobachtung das Verhalten direkt in der Situation, in der es auftritt.
- Bei der *Selbstbeobachtung* beobachtet das Kind oder der Jugendliche sein eigenes Verhalten und zeichnet es unmittelbar auf. Wie bei Selbstbeurteilungsfragebögen lassen sich Methoden der Selbstbeobachtung in der Regel erst ab dem Alter von acht bis neun Jahren einsetzen.
- *Projektive Verfahren* basieren auf einem psychoanalytischen Interpretationsmodell und zeichnen sich dadurch aus, dass durch mehrdeutiges Testmaterial ein Zugang zu intrapsychischen Prozessen (z. B. Bedürfnisse, Motive, Verarbeitungsstile) gefunden werden soll.

Jedes dieser Verfahren weist spezifische Vor- und Nachteile auf, die zu einer optimalen Erhebungsstrategie führen, wenn man unterschiedliche

Ansätze kombiniert: Fragebogenverfahren sind für Beurteilereffekte sowie Simulations- und Dissimulationstendenzen besonders anfällig; bei der Verhaltensbeobachtung verzerren Erinnerungseffekte oder Vorurteile weniger als bei Fremd-/Selbstbeurteilungen mit Hilfe von Fragebögen. Beobachtungen erfassen jedoch zumeist nur einen eng umgrenzten Verhaltensausschnitt und das zu beobachtende Verhalten wird durch den Beobachtungsvorgang beeinflusst. Im klinischen Urteil können zwar bestimmte Verzerrungen (z. B. Simulationstendenzen der Eltern, Dissimulationstendenzen des Jugendlichen, verschobene Urteilsanker) korrigiert werden, doch ist der Untersucher in seinem Urteil von den Informationen abhängig, die er von den Beteiligten erhält. Er kann zwar auch das Verhalten des Kindes/Jugendlichen in der Untersuchungssituation beobachten, doch kann das dort beobachtbare Verhalten für das übliche Verhalten in den realen Lebensbereichen des Kindes/Jugendlichen sehr untypisch sein. Projektive Verfahren haben heutzutage einen geringeren Stellenwert, da sie nur begrenzt den Gütekriterien der modernen Diagnostik entsprechen; sie sollten daher nur mit größter Vorsicht eingesetzt werden. Allerdings können sie als explorative Techniken wichtige Informationen über die Vorstellungswelt von Kindern und ihren Verarbeitungsstrategien liefern, wie sie durch kein anderes Verfahren erhoben werden können.

**Spezielle Vor- und Nachteile**

Die multimodale Verhaltens- und Psychodiagnostik lässt sich, wie Abbildung 4 zeigt, in *zwei Phasen* unterteilen (vgl. Döpfner & Lehmkuhl, 1997).

**Phasen**

- In der ersten Phase werden *Basisverfahren der multimodalen Verhaltens- und Psychodiagnostik* durchgeführt, in der durch standardisierte Breitbandverfahren das klinische Urteil, das Urteil der Eltern, der Lehrer oder Kindergarten-Erzieherinnen und das Selbsturteil des Jugendlichen erhoben werden. Diese Verfahren decken ein breites Spektrum psychischer Auffälligkeiten ab und sollten standardmäßig bei allen Störungsbildern eingesetzt werden, weil psychische Auffälligkeiten relativ selten als monosymptomatische, umschriebene Störungen auftreten und häufiger Auffälligkeiten in mehreren Bereichen zu beobachten sind (komorbide Störungen).

**1. Basisverfahren**

- Auf der Grundlage der diagnostischen Ergebnisse in der ersten Phase werden in der zweiten Phase Verfahren der *störungsspezifischen multimodalen Verhaltens- und Psychodiagnostik* angewandt, die ein differenziertes Bild der einzelnen Störung liefern sollen. Auch im Rahmen der störungsspezifischen multimodalen Verhaltens- und Psychodiagnostik wird eine multimethodale, situationsspezifische und behandlungsbezogene Mehrebenendiagnostik durchgeführt.

**2. störungsspezifische Verfahren**

Abbildung 4 zeigt die wichtigsten Basisverfahren. In den Kapiteln 2 und 3 werden diese Verfahren ausführlich besprochen.

**Basisverfahren der multimodalen Verhaltens- und Psychodiagnostik**

| Klinisches Urteil (KU) | Elternurteil (EU) | Erzieher-/Lehrerurteil (LU) | Selbsturteil (SU) |
|---|---|---|---|
| **CASCAP-D** | • **CBCL 1½-5** (1,5–5 Jahre)<br>• **VBV-EL** (3–6 Jahre)<br>• **CBCL/4-18** (4–18 Jahre) | • **VBV-ER** (3–6 Jahre)<br>• **C-TRF** (1½–5 Jahre)<br>• **TRF** (6–18 Jahre)<br>• **LSL** (6–19 Jahre) | • **YSR** (11–18 Jahre)<br>• **PFK** (9–14 Jahre) |
| Psychopathologisches Befund-System für Kinder und Jugendliche | – Fragebogen über das Verhalten von Kindern und Jugendlichen (1,5–5 und 4–18)<br>– Verhaltensbeurteilungsbogen für Vorschulkinder (Eltern) | – Verhaltensbeurteilungsbogen für Vorschulkinder (Erzieher)<br>– Fragebogen für ErzieherInnen<br>– Fragebogen über das Verhalten von Kindern und Jugendlichen | – Fragebogen für Jugendliche<br>– Persönlichkeitsfragebogen für Kinder |

↓

**Störungsspezifische Diagnostik**

| | |
|---|---|
| CASCAP-D | Psychopathologisches Befund-System für Kinder und Jugendliche (Döpfner et al., 1999). |
| CBCL/1½-5 | Elternfragebogen für Klein- und Vorschulkinder (Arbeitsgruppe Deutsche Child Behavior Checklist, 2000a). |
| CBCL/4-18 | Elternfragebogen über das Verhalten von Kindern und Jugendlichen (Arbeitsgruppe Deutsche Child Behavior Checklist, 1998a). |
| C-TRF/1½-5 | Fragebogen für ErzieherInnen von Klein- und Vorschulkinder (Arbeitsgruppe Deutsche Child Behavior Checklist, 2000b). |
| LSL | Lehrereinschätzliste für Sozial- und Lernverhalten (Petermann & Petermann, 2006). |
| PFK 9-14 | Persönlichkeitsfragebogen für Kinder zwischen 9 und 14 Jahren (Seitz & Rausche, 2004). |
| TRF | Lehrerfragebogen über das Verhalten von Kindern und Jugendlichen (Arbeitsgruppe Deutsche Child Behavior Checklist, 1993a). |
| YSR | Fragebogen für Jugendliche (Arbeitsgruppe Deutsche Child Behavior Checklist, 1998b). |

**Abbildung 4:** Verhaltens- und Psychodiagnostik (modifiziert nach Döpfner & Lehmkuhl, 1997).

## 1.4 Grundlagen und Konzepte der Entwicklungs-, Intelligenz- und Leistungsdiagnostik

In der Entwicklungs-, Intelligenz- und Leistungsdiagnostik werden intellektuelle, sprachliche, visuelle, taktile, motorische oder verbale Fähigkeiten und Fertigkeiten von Kindern und Jugendlichen erfasst. Die neuropsychologische Diagnostik hat vor allem zum Ziel, Zusammenhänge zwischen Hirnfunktionsstörungen und den genannten Fähigkeiten herzustellen. Die neuropsychologische Diagnostik im engeren Sinne ist nicht Bestandteil dieses Buches. Zwischen der Entwicklungs-, Intelligenz-, Leistungs- und neuropsychologischen Diagnostik gibt es allerdings fließende Übergänge. Der Begriff der Entwicklungsdiagnostik wird meist auf das Kleinkind- und Vorschulalter angewandt und umfasst die Diagnostik von intellektuellen Fähigkeiten und spezifischen Leistungen (z. B. die motorische Entwicklung, die Sprachentwicklung oder die Wahrnehmungsfähigkeit). Die Intelligenzdiagnostik erfasst die intellektuelle

**Überschneidungen**

Leistungsfähigkeit von Kindern im engeren Sinne, wobei vor allem in mehrdimensionalen Intelligenztests häufig auch sprachliche, visuelle und andere kognitive Funktionen differenziert erhoben werden. In der Leistungsdiagnostik werden umschriebene (meist schulische) Leistungen von Kindern und Jugendlichen erfasst (z. B. Rechtschreibleistung).

Die Durchführung einer Intelligenz- und Leistungsdiagnostik ist bei psychischen Störungen im Kindes- und Jugendalter häufig indiziert:

**Indikationen**

- Psychische Störungen gehen gehäuft mit allgemeinen Intelligenzminderungen oder kognitiven Beeinträchtigungen im Sinne von umschriebenen Entwicklungsstörungen einher.
- Die Definition umschriebener Entwicklungsstörungen setzt Leistungsdefizite in begrenzten Funktionsbereichen voraus, deren Ausmaß durch eine testpsychologische Intelligenz- und Leistungsdiagnostik bestimmt werden muss.
- Auch bei hochbegabten Kindern kommt es nicht selten zu ausgeprägten Verhaltensstörungen, deren Ursache – die möglicherweise unerkannt gebliebene Hochbegabung und kognitive Unterforderung in der Schule – ausschließlich durch eine Intelligenzdiagnostik festgestellt werden kann (Holling, Preckel & Vock, 2004).
- Bei der Therapieplanung müssen die individuellen kognitiven Stärken und Schwächen des Kindes berücksichtigt werden, da intellektuelle Minderleistungen im Sinne einer geistigen oder Lernbehinderung die Indikationsstellung für bestimmte Therapieverfahren beeinflussen können.

**Intelligenz = Oberbegriff**

Intelligenztests sollen die verschiedenen Fähigkeiten erfassen, die zum problemlösenden Denken erforderlich sind. Intelligenz stellt also einen Oberbegriff für viele unterschiedliche Teilfähigkeiten dar, von denen angenommen wird, dass sie zusammengenommen das problemlösende Denken als gemeinsamen Faktor der Einzelleistungen beschreiben können (vgl. Guthke, 1999). Tabelle 5 gibt eine Übersicht über die Klassifikation der verschiedenen Ausprägungen von Intelligenz, insbesondere von Intelligenzminderungen. Allerdings können die in Tabelle 5 angegebenen Grenzwerte nur als Anhaltspunkte dienen und dürfen nicht rigide angewendet werden, da Intelligenz als ein Kontinuum betrachtet werden muss und Grenzsetzungen auf diesem Kontinuum immer eine gewisse Willkürlichkeit anhaftet. Außerdem wird die Klassifikation von Intelligenzminderungen nicht nur an den formalen IQ-Werten vorgenommen, sondern an der Fähigkeit der Personen Alltagsanforderungen gerecht zu werden. Vor allem im Bereich der ausgeprägten Intelligenzminderung hilft eine psychometrische Intelligenzdiagnostik meist nicht weiter, weil die Personen kaum einer testpsychologischen Untersuchung zugänglich sind und die Intelligenztestverfahren in diesem Bereich nicht mehr differenzieren können. Das Multiaxiale Klassifikationsschema für psychische Störungen des Kindes- und Jugendalters nach ICD-10 der WHO (Remschmidt et al., 2005) klassifiziert nicht nur ausgeprägte Intel-

**Intelligenzminderung**

**Tabelle 5:** Klassifikation von Intelligenz und Intelligenzminderungen nach ICD-10, dem darauf aufbauenden Multiaxialen Klassifikationsschema MAS und nach DSM-IV-TR.

| ICD-10/MAS | | DSM-IV-TR | |
|---|---|---|---|
| **Bezeichnung** | **IQ-Bereich** | **Bezeichnung** | **IQ-Bereich** |
| sehr hohe Intelligenz | über 129 | | |
| hohe Intelligenz | 115–129 | | |
| Normvariante | 85–114 | | |
| niedrige Intelligenz | 70–84 | | |
| leichte Intelligenzminderung | 50–69 | leichte geistige Behinderung | 50/55–70 |
| mittelgradige Intelligenzminderung | 35–49 | mittelschwere geistige Behinderung | 35/40–50/55 |
| schwere Intelligenzminderung | 20–34 | schwere geistige Behinderung | 20/25–35/40 |
| schwerste Intelligenzminderung | unter 20 | schwerste geistige Behinderung | unter 20/25 |

ligenzminderungen, sondern auch leichte Intelligenzminderungen, sowie durchschnittliche und überdurchschnittliche Ausprägungen. Neben den in Tabelle 5 aufgeführten Kategorien für Intelligenzminderungen bieten sowohl das ICD-10 als auch das DSM-IV-TR weitere Kategorien für nicht klassifizierbare Intelligenzminderungen.

**Leistungstests**

Intelligentes Problemlösen stellt jedoch nur einen Teilbereich der Leistungsfähigkeit eines Menschen dar. Als weitere Grundvoraussetzungen können der Entwicklungsstand, Kenntnisse und Wissen, Konzentrationsfähigkeit, körperliche Fähigkeiten und erworbene Fertigkeiten gelten. *Leistungstests* umfassen daher ein viel weiteres Spektrum des Verhaltens, bei dem die Anforderung, „ein nach vorgegebenen Kriterien möglichst gutes Ergebnis zu erzielen oder zumindest einem gesetzten Minimalstandard zu genügen“ (Fay & Stumpf, 1999, S. 380), im Mittelpunkt steht. Theoretisch lässt sich somit eine nahezu unendliche Liste von Fähigkeiten oder Leistungen erstellen und in Testverfahren überprüfen. In der psychologischen Diagnostik hat sich jedoch eine Unterscheidung in fünf Klassen von Leistungstests eingebürgert: Entwicklungstests, Intelligenztests, allgemeine Leistungstests, Schultests und spezielle Funktionsprüfungs- und Eignungstests.

**Gütekriterien:**

Da Intelligenz- und Leistungstests Fähigkeiten nicht nur beschreiben, sondern auch *messen* sollen, müssen sie festgelegten *Gütekriterien* genügen. Sie müssen

**Objektivität**

- *objektiv* sein, damit unterschiedliche Testanwender bei der Durchführung, Auswertung und Interpretation desselben Tests bei derselben Testperson zu dem gleichen Ergebnis kommen;

**Reliabilität**

- zuverlässig (*reliabel*) sein, so dass mehrere Messungen mit demselben Test bei einer Testperson ein annähernd gleiches Ergebnis erbringen;

- gültig (*valide*) sein, so dass auch tatsächlich das Merkmal erfasst wird, das gemessen werden soll.

**Validität**

**Normierung**

Darüber hinaus müssen Intelligenz- und Leistungstests *normiert* sein, d.h. das Testergebnis muss einen Vergleich mit einer relevanten Bezugsgruppe (Normierungsstichprobe) erlauben; dies ist meist eine repräsentative Gruppe altersgleicher Kinder.

Die Intelligenz- und Leistungsdiagnostik kann auf die psychometrische Diagnostik mit standardisierten Testverfahren und in vielen Fällen auch auf die computergestützte Diagnostik zurückgreifen. Psychometrische Testverfahren liegen heute für fast alle Leistungsbereiche vor und erlauben somit eine detaillierte Befunderhebung. Sie sind in der Leistungsdiagnostik unverzichtbar, wenn

- Verhaltensbeobachtungen allein keine hinreichend differenzierte Unterscheidung in relevante und prinzipiell unterscheidbare Leistungsparameter mehr erlauben und
- Fähigkeitsprofile erstellt werden sollen, die den gleichzeitigen Vergleich mehrerer Einzelleistungen erfordern.

**Vorteile bei PC-Tests**

Einen neuen Trend in der Intelligenz- und Leistungsdiagnostik stellt die Anwendung *computergestützter Untersuchungsverfahren* dar. Solche Ansätze ersetzen immer stärker Papier-und-Bleistift-Verfahren, die zahlreichen Begrenzungen unterliegen:

- Die Durchführungsobjektivität psychometrischer Testverfahren ist oft durch Testleitereffekte beeinträchtigt,
- Zeitmessungen, die nicht selten im Sekundenbereich erforderlich sind, sind zu ungenau,
- die Auswertung der erhobenen Daten sind zeit- und personalintensiv und
- einige Leistungsbereiche (z.B. Reaktionszeitmessungen, Aufmerksamkeitsfunktionen und neuropsychologische Funktionsstörungen) sind durch Papier-und-Bleistift-Verfahren kaum zu erfassen (vgl. hierzu Kay & Starbuck, 1997).

Daher wurden in den vergangenen Jahren zahlreiche psychometrische Verfahren in computergestützte Versionen konvertiert und ganze Testbatterien neu entwickelt. Im deutschen Sprachraum gehören das Wiener Testsystem (WTS) und die Testbatterie zur Aufmerksamkeitsprüfung (TAP; vgl. Heubrock & Petermann, 2001) zu den bekanntesten computergestützten Routineverfahren in der Leistungsdiagnostik.

# 2 Leitlinien

Eine umfassende diagnostische Einschätzung der Problematik des Kindes/Jugendlichen und der psychosozialen Bedingungen setzt voraus, dass Informationen von *mehreren Quellen* zusammengetragen werden. In den meisten Fällen sind die Eltern (oder andere Hauptbezugspersonen), das Kind selbst und Erzieher oder Lehrer die wichtigsten Informanten. In der Regel ist zumindest eine direkte Exploration der Eltern und des Kindes/ Jugendlichen erforderlich. Bei Kindern, die im Zusammenhang mit dem Jugendamt oder der Jugendgerichtsbarkeit vorgestellt werden und bei Kindern, die in Einrichtungen leben, müssen auch Informationen aus Institutionsberichten, von Einzelfall-, Familien- oder Bewährungshelfern und oder von Betreuern aus den Einrichtungen gesammelt werden. Bei Kindern, die stationär in Kinderkliniken oder in kinder- und jugendpsychiatrischen Kliniken behandelt werden, müssen auch Beobachtungen und Einschätzungen des Pflegepersonals und anderer Therapeuten herangezogen werden.

**Quellen:**
**– Eltern**
**– Kind/ Jugendlicher**
**– Erzieher/ Lehrer**
**– andere**

Tabelle 6 gibt eine Übersicht über die Leitlinien zur Diagnostik psychischer Störungen bei Kindern und Jugendlichen. Die Leitlinien zur *Exploration der Eltern, des Kindes und anderer Bezugspersonen* (Leitlinien L1 bis L3) lehnen sich eng an die von der American Academy of Child and Adolescent Psychiatry (1995, 1997) veröffentlichten sogenannten Praxisparameter (practice parameters) für die Untersuchung von Kindern und Jugendlichen an. In welcher Reihenfolge oder Kombination die Befragungen in der Praxis durchgeführt werden, hängt vom einzelnen Fall und den Rahmenbedingungen der Untersuchung ab. Eine gemeinsame Exploration von Eltern und dem Kind/Jugendlichen ist häufig sinnvoll, um Eltern und Kind gemeinsam zu erleben und um ihre Interaktionen zu beobachten. Damit sowohl die Eltern als auch das Kind offen sprechen können, sollten Eltern und Kind jedoch auch getrennt exploriert werden.

**Reihenfolge**

In der Regel stimmen das Kind, seine Eltern und Erzieher/Lehrer nicht in der Beurteilung der Probleme überein (Edelbrock et al., 1986; Plück et al., 1997). Diese Diskrepanzen machen deutlich, wie wichtig es ist, vielfältige Informationsquellen zu nutzen. Die Unterschiede in den Beurteilungen und Informationen haben, wie in Kapitel 1.3 dargestellt, eine Reihe von Ursachen. Zunächst einmal haben die Informanten möglicherweise unterschiedlichen Zugang zu Informationen über die Gefühle und das Verhalten des Kindes. Dies trifft insbesondere dann zu, wenn die Symptome des Kindes situationsabhängig auftreten (beispielsweise nur in der Schule oder nur zu Hause). Zweitens nehmen verschiedene Informanten Ereignisse, die sie beobachten, unterschiedlich wahr und bewerten sie unterschiedlich. Drittens können sich Informanten hinsichtlich ihrer Bereitschaft oder ihrer Fähigkeit unterscheiden, ihre Wahrnehmungen dem Interviewer mitzuteilen. So mögen Eltern bei-

**Unterschiede zwischen Informanten**

**Tabelle 6:** Übersicht über die Leitlinien zur Diagnostik psychischer Störungen bei Kindern und Jugendlichen.

| | |
|---|---|
| **L1** | Exploration der Eltern oder anderer Hauptbezugspersonen. |
| **L1.1** | Exploration der Eltern: Basisdaten, Vorstellungsanlass, spontan berichtete Problematik und Erwartungen der Eltern. |
| **L1.2** | Exploration der Eltern: Aktuelle psychische Auffälligkeiten des Kindes/Jugendlichen. |
| **L1.3** | Exploration der Eltern: Interessen, Aktivitäten, Kompetenzen und positive Eigenschaften des Kindes/Jugendlichen. |
| **L1.4** | Exploration der Eltern: Entwicklungsstand und schulische Leistungen des Kindes/Jugendlichen. |
| **L1.5** | Exploration der Eltern: Familiärer und sozialer Hintergrund. |
| **L1.6** | Exploration der Eltern: Entwicklungsgeschichte des Kindes/Jugendlichen. |
| **L1.7** | Exploration der Eltern: Einstellungen zur Therapie. |
| **L2** | Exploration und psychopathologische Beurteilung des Kindes/Jugendlichen. |
| **L2.1** | Durchführung der Exploration von Kindern und Jugendlichen (etwa ab dem Schulalter). |
| **L3** | Exploration von Erziehern oder Lehrern. |
| **L4** | Fragebogenverfahren zur Verhaltens- und Psychodiagnostik. |
| **L5** | Verfahren der Vehaltensbeobachtung und Selbstbeobachtung zur Verhaltens- und Psychodiagnostik. |
| **L6** | Projektive Verfahren zur Verhaltens- und Psychodiagnostik. |
| **L7** | Spezielle Verfahren der Familien- und Interaktionsdiagnostik. |
| **L8.1** | Indikation für eine Entwicklungs-, Intelligenz- oder Leistungsdiagnostik. |
| **L8.2** | Entwicklungsdiagnostik. |
| **L8.3** | Intelligenzdiagnostik. |
| **L8.4** | Diagnostik umschriebener Entwicklungsstörungen (Teilleistungsstörungen). |
| **L9** | Integration der Ergebnisse der multimodalen Diagnostik. |
| **L10** | Bedingungsanalyse. |

spielsweise bereitwillig über ein Verhalten des Kindes berichten, das sie als störend empfinden; das Kind hingegen mag aus Scham oder Angst vor Zurückweisung davor zurückschrecken dies zu tun, auch wenn es sich des Verhaltens bewusst und in der Lage ist, es zu beschreiben (vgl. auch Kap. 2.8).

**weitere Untersuchungen**

Neben diesen Explorationen sind für eine umfassende Diagnostik meist *weitere Untersuchungen* hilfreich, häufig auch notwendig:

- Fragebogenverfahren (Leitlinie L4) und Verfahren der Verhaltensbeobachtung und Selbstbeobachtung (Leitlinie L5) sowie projektive

Verfahren (Leitlinie L6) zur *Verhaltens- und Psychodiagnostik* ergänzen häufig die Ergebnisse der Exploration und können zu einer weiteren vertiefenden Exploration anregen.

- Spezielle Verfahren der *Familien- und Interaktionsdiagnostik* (Leitlinie L7) sind häufig dann indiziert, wenn eine differenzierte Erfassung familiärer Bedingungen und Beziehungen notwendig ist.
- Eine orientierende oder umfassende *Entwicklungs-, Intelligenz- und Leistungsdiagnostik* (Leitlinie L8.1–L8.4) muss durchgeführt werden, wenn Hinweise auf entsprechende umfassende oder umschriebene Störungen der Entwicklung, der Intelligenz und der Leistungsfähigkeit vorliegen.
- Zumindest eine orientierende *Diagnostik körperlicher Funktionen* durch einen Arzt ist immer indiziert, bei entsprechenden Indikationen sind auch umfassende körperliche Untersuchungen angezeigt. Die Diagnostik körperlicher Funktionen ist nicht Bestandteil dieses Bandes.

**Integration der Befunde**

Die *Integration* der Ergebnisse der multimodalen Diagnostik nicht nur anhand einer multiaxialen Diagnose nach ICD-10 oder DSM-IV-TR, sondern auch auf der Ebene der Beschreibung der festgestellten Auffälligkeiten wird in Leitlinie L9 zusammengefasst. Auf dieser Basis kann eine *Bedingungsanalyse* (Leitlinie L10) erfolgen, in der Hypothesen zur Verursachung und Aufrechterhaltung der Auffälligkeiten gebildet und, soweit möglich, verifiziert werden.

## 2.1 Exploration der Eltern

Leitlinie 1 gibt eine Übersicht über die Rahmenbedingungen und die einzelnen Bereiche, die bei der Exploration der Eltern angesprochen werden sollten.

**L1** **Leitlinie 1: Exploration der Eltern oder anderer Hauptbezugspersonen**

**1. Rahmenbedingungen für die Exploration der Eltern/Hauptbezugspersonen**

- Die Exploration der Eltern dient der Informationssammlung und dem Beziehungsaufbau.
- Soweit möglich, sollten beide Elternteile befragt werden.
- Häufig ist es sinnvoll, Eltern und Kind/Jugendlichen gemeinsam zu befragen.
- Zusätzlich ist es wichtig, die Eltern ohne Anwesenheit des Kindes/Jugendlichen zu befragen.

- Familienbefragungen mit Geschwistern und anderen Familienangehörigen können ebenfalls sehr informativ sein.
- Die Exploration kann sich über mehrere Sitzungen erstrecken.

**2. Die Bereiche, auf die sich die Exploration der Eltern erstreckt**

- Der Vorstellungsanlass, die spontan berichtete Problematik und die Erwartungen der Eltern (siehe L1.1).
- Die aktuellen psychischen Auffälligkeiten des Kindes/Jugendlichen (siehe L1.2).
- Die Interessen, Aktivitäten, Kompetenzen und positiven Eigenschaften des Kindes/Jugendlichen (siehe L1.3).
- Der Entwicklungsstand und die schulischen Leistungen des Kindes/Jugendlichen (siehe L1.4).
- Der familiäre und soziale Hintergrund (siehe L1.5).
- Die Entwicklungsgeschichte des Kindes/Jugendlichen (siehe L1.6).
- Die Einstellungen der Eltern zur Therapie (siehe L1.7).

**Ziele der Eltern-Exploration**

Die Exploration der Eltern verfolgt das zweifache Ziel, *Informationen* zu sammeln und eine vertrauensvolle *Beziehung* (einen Rapport) zu den Eltern (und auch zum Kind, wenn es anwesend ist) herzustellen. Die erste Sitzung kann für den weiteren Verlauf der Untersuchung und der Behandlung entscheidend sein. Beide Ziele sind durchaus miteinander zu vereinbaren, weil Eltern Ängste oder Verteidigungshaltungen ablegen und bereitwilliger mitarbeiten, wenn sie den Untersucher als verständnisvoll und nicht wertend erleben. Vom Untersucher erfordert dies eine empathische Haltung, die weder distanziert, noch zu vertraulich ist. Er muss in der Lage sein, die Situation und die Sorgen des Kindes und der Familie in Begriffen zu besprechen, die für die Eltern verständlich sind. Es ist wichtig, dass der Tenor der diagnostischen Befragung darauf abhebt, das Kind nicht ausschließlich als Patienten oder Symptomträger darzustellen. Auch deshalb werden im Laufe der Exploration nicht nur die Probleme des Kindes thematisiert, sondern auch seine Interessen, Stärken und Talente. Der Untersucher muss sich auch darüber im klaren sein, welchen Einfluss Unterschiede oder Ähnlichkeiten zwischen Untersucher und Eltern im Hinblick auf Geschlecht, Alter, ethnischen oder sozialen Hintergrund auf den Befragungsprozess haben können.

**Haltung des Untersuchers**

Die Exploration der Eltern sollte möglichst *beide Elternteile* einbeziehen, weil so Gemeinsamkeiten und Unterschiede in der Bewertung des Kindes und seines Problemverhaltens sowie anderer familiärer Bedingungen deutlich werden können. Die Berichte von Müttern und Vätern stimmen aber nicht immer überein und decken sich oft nicht mit den Einschätzungen des Kindes oder Jugendlichen selbst, den Beurteilungen von Erziehern oder Lehrern oder mit schriftlichen Berichten über Ereignisse in der Vergangenheit. Sowohl die klinische Erfahrung als auch empirische Studien legen nahe, dass Eltern eher über störende oder

Unterschiede: Eltern – Kinder

konfliktträchtige Verhaltensweisen, wie Unruhe, Unaufmerksamkeit, Impulsivität, Trotz oder Aggression sprechen als das Kind. Im Gegensatz hierzu geben Kinder eher ängstliche oder depressive Gefühle und Symptome an, einschließlich suizidaler Gedanken und Handlungen, die den Eltern möglicherweise gar nicht bekannt sind (Kashani et al., 1985). Empirische Studien zeigen, dass Eltern in der Regel zuverlässiger sind als Kinder, wenn es um faktische, zeitbezogene Informationen geht, während Informationen von Kindern unerlässlich sind, um ihre Gefühle und Einstellungen zu erkennen (Orvaschel et al., 1981).

Unterschiede zwischen Eltern

Beide Elternteile verbringen unterschiedlich viel Zeit mit ihrem Kind, sie gestalten das Zusammensein verschieden, sie können selbst unterschiedlichen Belastungen ausgesetzt sein oder an psychischen Problemen leiden und sie erleben ihr Kind in unterschiedlichen Zusammenhängen. Dies macht deutlich, wie wichtig es ist, beide Eltern so weit wie möglich in die Exploration einzubeziehen. Wenn unterschiedliche Bewertungen auftauchen, sollten sie angesprochen und deren Ursachen eruiert werden.

gemeinsame Exploration

Initial ist es oft sinnvoll und praktikabel, Eltern und Kind/Jugendlichen gemeinsam zu befragen, um Eltern und Kind gemeinsam zu erleben, ihre Interaktion zu beobachten und festzustellen, wie sie sich mitteilen und das Problem miteinander diskutieren. Bei jungen Kindern mögen anfänglich ein oder mehrere Sitzungen ohne das Kind vertretbar sein, bevor man das Kind alleine oder zusammen mit den Eltern einlädt. Bei Jugendlichen ist es demgegenüber meist förderlich, sie bereits zum Erstinterview allein oder mit den Eltern einzubestellen. Schließt man Jugendliche aus, so riskiert man, dass Jugendliche den Untersucher als Anwalt der Eltern betrachten und untergräbt so möglicherweise ihre Bereitschaft zur Zusammenarbeit (Schowalter & King, 1991).

Bei einer *gemeinsamen Exploration* von Eltern und Kind/Jugendlichem können die Reaktionen des Kindes auf die Angaben der Eltern und umgekehrt die Reaktionen der Eltern auf die Angaben des Kindes wertvolle Hinweise zur Konkordanz oder Diskordanz der Beurteilungen von Problemen durch Eltern und Kind geben. Andererseits kann die Anwesenheit des Kindes/Jugendlichen dazu führen, dass bestimmte Informationen durch die Eltern vorenthalten werden. Außerdem kann das Kind sehr schnell das Gefühl entwickeln, auf einer Anklagebank zu sitzen, wenn die Eltern über die problematischen Verhaltensweisen und ihre Unzufriedenheit mit dem Verhalten des Kindes berichten. Häufig kann es dann sinnvoll sein, nach einer kurzen orientierenden gemeinsamen Exploration von Eltern und Kind mit einer getrennten Exploration fortzufahren.

Einstieg

Üblicherweise beginnt die Exploration der Eltern mit der Frage nach dem Vorstellungsanlass und orientiert sich dann zunächst an den Beschwerden und Sorgen, die von den Eltern vorgebracht werden. Wenn das Kind/der Jugendliche dabei ist, kann es sinnvoll sein, zunächst das Kind zu wesentlichen Aspekten zu befragen (siehe Leitlinie L2). Je älter das Kind ist, um so informativer ist diese Strategie. Wenn initial Eltern und Kind gemeinsam exploriert werden, dann sollte der Untersucher die Eltern anschließend ohne Anwesenheit des Kindes befragen, damit Eltern Themen ansprechen können, die sie nicht vor dem Kind besprechen wollen. Neben der Exploration von Eltern und Kind können Familienbefragungen mit Geschwistern und anderen Familienangehörigen sehr informativ sein, weil damit neue Perspektiven einbezogen werden und Familieninteraktionen beobachtet werden können.

**Dauer**

Die *Explorationsdauer* ist variabel, in der Regel müssen ein bis zwei Stunden für die Exploration der Eltern veranschlagt werden. In Abhängigkeit von der Komplexität der familiären Bedingungen oder der Problemverhaltensweisen sowie von der Fähigkeit der Eltern, gezielt Informationen zu geben, kann dieser Zeitrahmen jedoch auch deutlich überschritten werden. Die Exploration der Eltern beginnt in der Regel zunächst niedrig strukturiert. Im Verlauf der Exploration nimmt der Grad der Strukturierung zu. Der Untersucher orientiert sich zunächst an den von den Eltern vorgebrachten Problemen und holt danach Informationen zu bestimmten Aspekten ein. Standardisierte Vorgehensweisen, wie in hochstrukturierten Interviews (z. B. im Kinder-DIPS von Unnewehr et al., 1998), sind in der klinischen Anwendung meist wenig praktikabel.

**offene – spezifische Fragen**

Bei der Elternbefragung kommt eine Vielzahl von *Explorationstechniken* zum Einsatz. Die Art der Befragung beeinflusst Art und Güte der erhobenen Daten. Spezifische Fragen eignen sich hervorragend, um faktische und chronologische Daten einzuholen, Informationen über Gefühle und Beziehungen hingegen erhält man besser durch offene Fragen. Um eine vertrauensvolle Beziehung herzustellen und zu verhindern, dass sich der Fokus der Aufmerksamkeit vorzeitig einengt, muss den Eltern Gelegenheit gegeben werden, ihre Geschichte auf ihre Weise zu erzählen. Ergänzend können flexible Nachfragen gestellt werden, um Einzelheiten zu erhellen.

Leitlinie 1 gibt eine Übersicht über die Bereiche, auf die sich die Exploration der Eltern erstreckt, wobei die Reihenfolge, in der diese Bereiche angesprochen werden, flexibel ist und von der konkreten Problematik des Kindes und der Familie sowie der Darstellung der Probleme durch die Eltern beeinflusst wird:

**Vorstellungsanlass**

– Nach der Erhebung einiger Basisinformationen sollte zunächst erfragt werden, welche Probleme die Eltern zur Vorstellung des Kindes veranlasst haben und wie die Probleme des Kindes sich auf jeden einzelnen der beiden Elternteile, auf die Eltern als Paar und auf die Familie als Ganzes auswirken. Neben einer differenzierten Erfassung der Probleme des Kindes sind auch seine Stärken, Talente und Interessen von Bedeutung.

**weitere Bereiche**

– Die Exploration des aktuellen Entwicklungsstandes bzw. der schulischen Leistungen des Kindes kann wichtige Hinweise auf mögliche

Ursachen oder Folgen psychischer Auffälligkeiten geben ebenso wie die Exploration der gegenwärtigen Beziehungen des Kindes/Jugendlichen in der Familie, zu Gleichaltrigen und zu Erziehern/Lehrern. Daran kann sich die Exploration der familiären Bedingungen und des weiteren psychosozialen Hintergrundes anschließen.

- Fragen zur allgemeinen Entwicklungsgeschichte des Kindes/Jugendlichen und der Familie runden die Exploration ab, sie können aber auch schon früher angesprochen werden.
- Zum Ende der Exploration sollten die Erwartungen und Einstellungen der Eltern thematisiert werden, wenn diese nicht schon vorher angesprochen wurden.

**Hilfreiche Materialien**

Das *Explorationsschema für Psychische Störungen bei Kindern und Jugendlichen (EPSKI)*, das in Kapitel 4 (siehe M01, S. 148 f.) abgedruckt ist, orientiert sich an den in Leitlinie 1 dargestellten Explorationsbereichen. Das Explorationsschema wird vom Untersucher ausgefüllt und dient nicht nur zur Exploration der Eltern, sondern kann auch für die Exploration des Kindes/Jugendlichen und für die Exploration von Erziehern/Lehrern eingesetzt werden. Es erlaubt darüber hinaus die Einschätzung des Verhaltens des Kindes/Jugendlichen in der Explorations- und Untersuchungssituation.

### 2.1.1 Elternexploration: Basisdaten, Vorstellungsanlass, spontan berichtete Problematik und Erwartungen der Eltern

**Wer veranlasst Vorstellung?**

Meist gibt die Besorgnis der Eltern den Anstoß für die Vorstellung des Kindes. Mitunter wird jedoch die Vorstellung durch Erzieher oder Lehrer, durch andere Therapeuten oder Institutionen (z.B. Jugendamt), selten durch Jugendliche selbst veranlasst. Wenn die Eltern die Vorstellung veranlasst haben, dann haben sie häufig einen hohen Leidensdruck, der mitunter dazu führen kann, dass die Problematik dramatisiert wird und es den Eltern schwer fällt, die Verhaltensprobleme differenziert zu beschreiben. Wenn andere Personen oder Institutionen die Vorstellung veranlasst haben, kann es sein, dass Eltern einen Widerstand gegen die Vorstellung ihres Kindes entwickeln und eher zur Dissimulation von Problemen neigen.

**Fakten und emotionale Bedeutung**

Da meist die Eltern und nicht das Kind die Vorstellung veranlassen, ist zunächst der Bericht der Eltern über die Probleme des Kindes von höchster Bedeutung. Die Elternbefragung soll nicht nur Fakten über die Symptomatik und die begleitenden Bedingungen erheben, sie informiert auch darüber, welche Bedeutung und welche Auswirkungen die Probleme des Kindes innerhalb der Familie haben. Darüber hinaus soll in der Exploration die Einstellung der Eltern zur Vorstellung und dem diagnostischen Prozess erkennbar werden. Auf diese Weise gibt die Befragung

Gelegenheit dazu, mit den Eltern ein Bündnis herzustellen, das auf dem gemeinsamen Ziel basiert, die Schwierigkeiten des Kindes herauszufinden und sie zu vermindern. Ein wichtiger Teil dieser Aufgabe besteht darin, die impliziten und expliziten Erwartungen und Befürchtungen der Eltern hinsichtlich der Untersuchung zu erkennen.

Leitlinie 1.1 fasst die Exploration der Eltern hinsichtlich Basisdaten, Vorstellungsanlass und spontan berichteter Problematik sowie zu den Erwartungen der Eltern zusammen. Häufig wird hierfür eine Sitzung benötigt. Mitunter kann aber auch die genauere Abklärung der einzelnen Beschwerden bereits in der ersten Sitzung erfolgen (siehe Leitlinie L 1.2). Bevor Details der Problematik exploriert werden, ist es in der Regel wichtig, sich zunächst einen Überblick über die einzelnen Probleme und ihre Einschätzung durch die Eltern zu verschaffen.

**erste Sitzung**

## L1.1

**Leitlinie 1.1:**
**Exploration der Eltern**
**Basisdaten, Vorstellungsanlass, spontan berichtete Problematik und Erwartungen der Eltern**

### 1. Praktische und formale Aspekte hinsichtlich

- Dauer, Ablauf und Finanzierung der Untersuchung.
- Vertraulichkeit.

### 2. Psychosoziale Basisdaten zu

- Zusammensetzung der Familie, einschließlich in der Nähe wohnende Verwandte.
- Schul-/Berufsstatus des Kindes/Jugendlichen.

### 3. Vorstellungsanlass und spontan berichtete Problematik

- Vorstellungsanlass: Welche Probleme haben die Eltern zur Vorstellung des Kindes/Jugendlichen veranlasst?
- Wer ist besorgt, warum und warum wird gerade zu diesem Zeitpunkt Hilfe in Anspruch genommen?
- Vorbereitung des Kindes/Jugendlichen auf die Befragung.

### 4. Erwartungen der Eltern

- Einstellungen und Erwartungen hinsichtlich der Vorstellung.
- Reaktionen der Eltern auf das Alter, das Geschlecht, auf ethnische und andere Merkmale des Untersuchers sowie auf die Rahmenbedingungen der Untersuchung.

### 5. Einverständnis zur Weitergabe und zum Einholen von Informationen

- Einverständnis zum Einholen von Berichten vom Kindergarten, von der Schule und anderen sozialen Einrichtungen sowie von Beratungsstellen oder klinischen Einrichtungen.
- Übereinkunft darüber herstellen, wer (Arzt, Lehrer usw.) Informationen in welchem Umfang vom Untersucher in welcher Art (Bericht, telefonisch) erhalten soll.

**formale Aspekte klären**

Vor Beginn der Befragung der Eltern zu den Problemen des Kindes/Jugendlichen ist es meist sinnvoll, kurz die wichtigsten *formalen Aspekte* zu klären, wie die Dauer und den Ablauf der Untersuchung (z. B.: „Ich möchte heute gerne zunächst mit Ihnen gemeinsam ein Gespräch führen. Wir haben dazu eine Stunde Zeit. Am Ende werden wir den weiteren Ablauf besprechen."). Falls die Finanzierung der Untersuchung den Eltern nicht klar ist (etwa bei niedergelassenen Kinder- und Jugendlichenpsychotherapeuten), sollte dies direkt geklärt werden (z. B. dass die Kosten für probatorische Sitzungen zunächst in der Regel von der Krankenkasse übernommen werden, wenn nötig sollte eine entsprechende Rückmeldung von der Krankenkasse eingeholt werden).

**Vertraulichkeit**

Auf die Vertraulichkeit des Gespräches und die Schweigepflicht des Untersuchers sollte ebenfalls noch einmal hingewiesen werden. Danach ist es hilfreich, zunächst zumindest die für die Orientierung des Untersuchers wesentlichen *psychosozialen Basisdaten* zur Zusammensetzung der Familie, Name, Alter, Schulbesuch bzw. berufliche Tätigkeit zu erfragen.

**anfangs offene Fragen**

Die Exploration der *Problematik* beginnt mit offenen Fragen zum Anlass der Vorstellung („Was führt Sie zum mir?"). Zunächst sollte den Eltern Gelegenheit gegeben werden, ihr Anliegen, ihre Sorgen und jene Probleme vorzutragen, die sie zur Vorstellung des Kindes veranlasst haben. Ergänzend können flexible Nachfragen gestellt werden, um Einzelheiten zu klären. Zunächst steht jedoch im Vordergrund, einen Überblick über die Anliegen der Eltern zu bekommen und nicht die Details der einzelnen Probleme. Je schwerer es den Eltern fällt, in strukturierter Weise die Probleme zu berichten, um so wichtiger ist es, dass der Untersucher im Laufe des Gesprächs aktiv versucht, einzelne Problembereiche voneinander abzugrenzen (z. B. Schwierigkeiten in der Schule, nächtliches Einnässen und starke Geschwisterrivalität).

**später: gezielte Fragen**

Im Verlauf dieser niedrigstrukturierten Exploration sollte der Untersucher auch durch gezieltes Nachfragen erkennen können, wer besorgt ist, worüber man sich Sorgen macht und warum gerade zu diesem Zeitpunkt Hilfe in Anspruch genommen wird. Letztgenannte Frage ist besonders bei Problemen wichtig, die schon über einen längeren Zeitraum bestehen. Ist das Kind beim Erstgespräch nicht anwesend, dann sollte mit den Eltern besprochen werden, wie man das Kind angemessen auf den Erstkontakt mit dem Untersucher vorbereitet (siehe Kap. 2.2). Wenn das Kind beim Erstgespräch anwesend ist, kann es zuerst danach gefragt werden, warum wohl seine Eltern mit ihm zu diesem Gespräch gekommen sind.

**weitere Schritte klären**

Zum Abschluss der ersten Sitzungen sollte der Untersucher die *Erwartungen* der Eltern hinsichtlich der Vorstellung und ihre Reaktionen auf die Rahmenbedingungen der Untersuchung erfragen und die weiteren notwendigen diagnostischen Schritte sowie die Anzahl der dazu notwendigen Sitzungen abstimmen. Häufig ist es sinnvoll, den Eltern (und auch dem älteren Kind) einige Fragebögen auszuhändigen, die zur weiteren Diagnostik hilfreich sind (siehe Leitlinien L4 und L7). Außerdem sollte geklärt werden, von welchen anderen Institutionen/Bezugspersonen (Kindergarten/Schule/Ärzte/Beratungsstellen) Informationen eingeholt werden können und auf welchem Wege diese erhoben werden (telefonisch, schriftlich per Bericht oder per Fragebogen). In diesem Zusammenhang sollte auch geklärt werden, an wen der Untersucher Informationen weitergeben darf und in welcher Form (Bericht, mündliche Auskunft). Die Einverständiserklärungen der sorgeberechtigten Eltern sollten schriftlich fixiert und von den Eltern per Unterschrift bestätigt werden.

**Hilfreiche Materialien**

Das *Explorationsschema für Psychische Störungen bei Kindern und Jugendlichen (EPSKI)* (siehe M01, S. 148 f.) orientiert sich an diesen Leitlinien.

## 2.1.2 Elternexploration: Aktuelle psychische Auffälligkeiten des Kindes/Jugendlichen

**aktuelle Auffälligkeiten**

Eine detaillierte Exploration der Eltern über die aktuellen psychischen Auffälligkeiten des Kindes/Jugendlichen kann mitunter bereits in der ersten Sitzung erfolgen, häufig ist jedoch hierfür auch eine weitere Sitzung nötig. Leitlinie 1.2 gibt eine Übersicht über die wichtigsten Punkte, die hierbei beachtet werden sollten.

**L1.2**

**Leitlinie 1.2:**
**Exploration der Eltern**
**Aktuelle Auffälligkeiten des Kindes/Jugendlichen**

1. Einzelheiten der aktuellen Problematik, insbesondere für jedes einzelne Problem

- Genaue Beschreibung der Problematik.
- Unmittelbare Auslöser oder Bedingungen, unter denen das Problem auftritt (und nicht auftritt).
- Auftretenshäufigkeit und Intensität der Problematik.
- Konsequenzen, wenn das Problem auftritt (und nicht auftritt).
- Entwicklung des Problems, ursprüngliche Auslöser, damalige Bedingungen und Konsequenzen.
- Verlauf des Problems, Zusammenhang mit Veränderungen von psychosozialen Bedingungen.
- Vorausgegangene Bewältigungsversuche.
- Ausmaß der mit dem Problem verbundenen Belastungen des Kindes/Jugendlichen und der Bezugspersonen; Beeinträchtigungen sozialer, familiärer, kognitiver oder schulischer Funktionen sowie ungünstige Einflüsse auf die Entwicklung.
- Einstellungen der Eltern, des Kindes, der Gleichaltrigen und anderer zum Problem.

| 2. Beziehungen der einzelnen Probleme zueinander |
|---|
| |
| **3. Andere psychische Auffälligkeiten in den Bereichen** |
| – Interaktionsverhalten.<br>– Aggressiv-dissoziales Verhalten.<br>– Intelligenz, Entwicklungsstörungen und schulische Fertigkeiten.<br>– Aktivität und Aufmerksamkeit.<br>– Psychomotorik.<br>– Angst und Zwang.<br>– Stimmung und Affekt.<br>– Essverhalten.<br>– Körperliche Beschwerden.<br>– Denken und Wahrnehmung.<br>– Gedächtnis, Orientierung und Bewusstsein.<br>– Andere Störungen. |

**Problembereiche abgrenzen**

Wenn mehrere Problembereiche vorliegen, ist es hilfreich, nach einer einführenden Exploration der spontan berichteten Probleme (siehe Leitlinie L1.1) einzelne Problembereiche voneinander *abzugrenzen* und dann mit der differenzierten Exploration des ersten Problembereiches zu beginnen. Für jeden Problembereich sollten folgende Aspekte erfragt werden:

**Was genau macht das Kind?**

1. *Genaue Beschreibung der Problematik* („Was genau macht das Kind?"): Nicht nur grobe Etikettierungen (aggressiv, depressiv, ängstlich), sondern eine möglichst exakte Beschreibung des Verhaltens sowie Hinweise auf die mit dem Verhalten in Zusammenhang stehenden Gedanken, Gefühle oder physiologischen Reaktionen (z. B.: sagt: „Ich kann keine Hausaufgaben", wird dabei wütend, bekommt einen roten Kopf, schreit die Mutter an und rennt weg). Eine konkrete Beschreibung anhand von Beispielen ist meist hilfreich.

**Wo/wann tritt das Problem auf?**

2. *Unmittelbare Auslöser oder Bedingungen*, unter denen das Problem auftritt („Wann tritt das Verhalten auf und wann nicht?"). Tritt das Verhalten in bestimmten Lebensbereichen (Familie, Schule, Freizeit), bei bestimmten Personen (z. B. gegenüber Geschwistern, Freunden, Vater, Mutter), in einer bestimmten Umgebung (z. B. zu Hause, in engen Räumen), nach bestimmten Reaktionen anderer Personen (z. B. Aufforderungen, Kritik, Lob), zu bestimmten Zeiten (z. B. abends, am Wochenende, Ferien), bei bestimmten Tätigkeiten (z. B. Hausaufgaben, Essen) oder bei bestimmten vorausgehenden Gedanken oder Gefühlen auf (wenn aufgeregt, müde, wenn er sich angegriffen fühlt)? Tritt das Verhalten in solchen kritischen Situationen auch manchmal nicht auf? Wodurch unterscheiden sich die Situationen, in denen das Verhalten auftritt von jenen, in denen das Verhalten nicht auftritt?

3. *Auftretenshäufigkeit und Intensität der Problematik.* Wie häufig tritt das Verhalten pro Tag oder pro Woche auf? Tritt das Verhalten immer in den genannten Situationen auf, oder etwa in der Hälfte der Situationen oder seltener?

**Wie häufig?**

4. *Konsequenzen, wenn das Problem auftritt* (und nicht auftritt). Was sind die Folgen des Problemverhaltens? Folgen vom Kind positiv erlebte Konsequenzen (z.B. Zuwendung, positive Verstärkung) oder werden durch das Problemverhalten unangenehme Bedingungen beendet (negative Verstärkung)? Wie reagieren verschiedene Bezugspersonen auf das Verhalten? Mit welcher Regelmäßigkeit erfolgen diese Konsequenzen (Kontingenz)?

**Was passiert dann?**

5. *Entwicklung des Problems,* ursprüngliche Auslöser, damalige Bedingungen und Konsequenzen. Wann trat das Problem erstmals auf? Gab es damals unmittelbare Auslöser (z.B. traumatische Erfahrung) oder mit dem Beginn der Symptomatik einhergehende Veränderungen der familiären Bedingungen (z.B. Geburt eines Geschwisters) oder von anderen psychosozialen Bedingungen (z.B. Schulbesuch oder Schul-/Wohnortwechsel)? Zeigen andere Familienmitglieder oder Bezugspersonen ähnliches Verhalten (Lernen am Modell, genetische Disposition)? Gibt es Hinweise auf ausgeprägte intrapsychische Konflikte zu diesem Zeitpunkt? Welche Konsequenzen hatte das damalige Verhalten (entsprechend Punkt 4)?

**Wie entstand das Problem?**

6. *Verlauf des Problems* und Zusammenhang mit Veränderungen psychosozialer Bedingungen. Wie hat sich die Problematik seitdem verändert (unverändert, verstärkt, vermindert, schwankender Verlauf)? Wie haben sich dazu parallel die relevanten Bedingungen verändert? Haben sich die auslösenden Bedingungen oder die Konsequenzen seitdem verändert?

**Wie veränderte sich das Problem?**

7. *Vorausgegangene Bewältigungsversuche.* Bisherige professionelle und nicht professionelle (durch Bezugspersonen/Patienten selbst initiierte) Bewältigungsversuche und ihre Effekte.

**Was wurde schon getan?**

8. *Ausmaß der mit dem Problem verbundenen Belastungen des Kindes/Jugendlichen und der Bezugspersonen sowie Beeinträchtigungen wichtiger Funktionen.* Wie belastend erleben das Kind selbst, die Eltern und andere Bezugspersonen das Problem? Gibt es Unterschiede in den subjektiven Belastungen? Wenn ja, warum? Wird durch das Problem die Funktionsfähigkeit (psychosoziale Anpassung) des Kindes beeinträchtigt – in der Familie (z.B. durch Auseinandersetzungen, sozialen Rückzug), in anderen sozialen Bezügen (z.B. keine Freunde, Bedrohung von Klassenkameraden) oder in der kognitiven/schulischen Entwicklung (z.B. Versetzung gefährdet)? Wird die weitere Entwicklung des Kindes ungünstig beeinflusst?

**Wie belastend ist es?**

9. *Einstellungen der Eltern, des Kindes und anderer Bezugspersonen zum Problem.* Um die Behandlungsmotivation und Therapieerwartungen der Eltern, aber auch des Kindes/Jugendlichen und anderer Bezugspersonen (nach Meinung der Eltern) zu erfassen, sollten die

**Woher kommt es?**

Eltern hinsichtlich folgender Aspekte befragt werden: Was sind nach Meinung der Eltern, des Kindes und anderer Bezugspersonen die Ursachen der Problematik (z. B. falsche Erziehung, genetische Ursachen, Erkrankung des Gehirns)? Wie stark ist bei den Beteiligten der Wunsch ausgeprägt, dass sich das Problem ändern soll? Wodurch könnte eine Problemänderung erreicht werden (z. B. Medikamente, Psychotherapie, Verhaltensänderung bei den Eltern, stärkere Anstrengungen durch das Kind)? Wer müsste sich ändern?

Nach der Exploration der einzelnen Problembereiche können die *Beziehungen zwischen den Problemen* eruiert werden. Die Entwicklungen der einzelnen Problembereiche können auf kausale Verknüpfungen hinweisen. Wenn beispielsweise hyperkinetische Probleme früher als aggressive Probleme und diese vor depressiven Verstimmungen aufgetreten sind, dann kann dies als ein Hinweis auf eine entsprechende kausale Verknüpfung interpretiert werden. So begünstigen hyperkinetische Symptome aggressives Verhalten, wodurch letztlich depressive Verstimmungen gefördert werden.

**andere Auffälligkeiten abchecken**

Spätestens nach der Exploration der von den Eltern berichteten Problembereiche sollten systematisch andere, *komorbide Auffälligkeiten* überprüft werden, die in Leitlinie L 1.2 zusammengefasst sind. Es kann durchaus vorkommen, dass Eltern sehr stark einen Problembereich fokussieren (z. B. oppositionelles Verhalten des Kindes) und andere wichtige Bereiche von sich aus nicht ansprechen (z. B. traurige Stimmung, nächtliches Einnässen, Sprachprobleme). Daher sollten die bislang nicht angesprochenen psychischen Funktionsbereiche gezielt zumindest orientierend exploriert werden.

### Hilfreiche Materialien

- Das *Explorationsschema für Psychische Störungen bei Kindern und Jugendlichen (EPSKI)* (siehe M01, S. 148 f.) enthält die in der Leitlinie aufgeführten Punkte. Wenn mehrere Problembereiche vorliegen, muss das entsprechende Blatt mehrfach ausgefüllt werden.
- Mit dem *Psychopathologischen Befund-System für Kinder und Jugendliche, CASCAP-D* (Döpfner et al., 1999) (siehe Kap. 3.1.1, S. 126 f.) lässt sich ein breites Spektrum psychischer Auffälligkeiten bei Kindern und Jugendlichen einschätzen. Es ist vor allem geeignet, einen systematischen Überblick über verschiedene psychische Funktionsbereiche zu erhalten und komorbide Auffälligkeiten abzuklären. Anhand dieses Verfahrens können sowohl die von den Eltern oder dem Kind/Jugendlichen explorierten als auch die in der Untersuchungssituation direkt beobachtbaren Symptome bewertet werden. Das *CASCAP-D* besteht aus einem Befundbogen, einem Glossar, in dem die einzelnen Symptome definiert werden und aus einem Explorationsleitfaden. Das Befund-System umfasst insgesamt 98 Symptome, die in 13 Merkmalsbereichen zusammengefasst sind. Diese Merkmalsbereiche stimmen mit den in Leitlinie L2 unter Punkt 3 aufgelisteten Bereichen überein. Die Merkmalsbereiche (jedoch nicht alle einzelnen Symptome) sind auch im *Explorationsschema für Psychische Störungen bei Kindern und Jugendlichen (EPSKI)* enthalten.

- Diagnose-Checklisten aus dem *Diagnostik-System für Psychische Störungen im Kindes- und Jugendalter nach ICD-10 und DSM-IV, DISYPS-II* (Döpfner et al., 2008) (siehe Kap. 3.1.2, S. 129 f.) ermöglichen eine differenzierte Exploration von Symptomen aus verschiedenen Diagnosegruppen (Aufmerksamkeitsdefizit-/Hyperaktivitätsstörungen, Störungen des Sozialverhaltens, Angststörungen, Zwangsstörungen, depressive Störungen, tiefgreifende Entwicklungsstörungen, Tic-Störungen, Störungen sozialer Funktionen) und können nicht nur bei der Diagnosestellung, sondern auch bei der differenzierten Beschreibung eines Problembereiches hilfreich sein.
- Hochstrukturierte Interviewverfahren unterscheiden sich von den Diagnose-Checklisten insofern, als dass nicht nur die zu beurteilenden Kriterien, sondern meist auch die einzelnen Fragen festgelegt sind und dass sie systematisch und intensiv einen größeren Bereich von Diagnosen überprüfen, während die Diagnose-Checklisten einzelne Störungsbereiche erfassen. Im deutschen Sprachraum ist das *Diagnostische Interview bei psychischen Störungen im Kindes- und Jugendalter, Kinder-DIPS* von Unnewehr et al. (1998) publiziert worden. Im *Kinder-DIPS* können Diagnosen nach ICD-10 und DSM-IV bei Kindern im Alter von sechs bis 18 Jahren sowohl auf der Grundlage eines Elterninterviews als auch eines Kinderinterviews gebildet werden.

So nützlich der zusätzliche Einsatz hochstrukturierter Interviews auch sein mag, sie können weder eine individuelle Exploration der Eltern ersetzen, noch als einzige Basis für die Diagnose und Behandlungsplanung dienen, wie die American Academy of Child and Adolescent Psychiatry (1997) betont. Um Daten für die klinische Beurteilung des Kindes zu erheben, muss eine umfassende, detaillierte und flexible Befragung bei empathischem Rapport mit Eltern und Kind durchgeführt werden; diese Aspekte können mit einem standardisierten Interview allein nicht verwirklicht werden. Darüber hinaus sind standardisierte Interviews als Symptomverzeichnisse konzipiert und nicht darauf ausgerichtet, Gefühle, Persönlichkeitsstile, Bewältigungsmechanismen, den situativen Kontext und die Anpassungsleistungen umfassend zu erheben, wie es das klinische Interview erlaubt (Kestenbaum, 1991; Lewis, 1991b). Solche Faktoren können für die klinische Beurteilung und Planung der Behandlung genauso entscheidend sein wie das Vorliegen eines bestimmten Krankheitssymptoms oder einer Diagnosekategorie.

## 2.1.3 Elternexploration: Interessen, Aktivitäten, Kompetenzen und positive Eigenschaften des Kindes/Jugendlichen

**früh Positives ansprechen**

Die Exploration der Eltern sollte sich nicht ausschließlich auf die Schwierigkeiten und Symptome des Kindes konzentrieren, sondern auch seine relativen *Stärken und Talente* sowie Bereiche berücksichtigen, in denen es sich besonders gut entwickelt hat. Insbesondere wenn die Exploration der Eltern in Anwesenheit des Kindes durchgeführt wird, ist es hilfreich, recht früh im Verlauf der Exploration auch nach den Interessen und Stärken des Kindes zu fragen. Dadurch können die Eltern aus ihrer (an)klagenden Rolle schlüpfen und die Relationen zwischen Problemen und Stärken des Kindes können zurecht gerückt werden. Ein solcher Ansatz fördert das Selbstwertgefühl von Kind und Eltern und liefert wertvolle Informationen über Ressourcen, die möglicherweise genutzt

**Förderung des Selbstwertgefühls**

werden können, um die Probleme des Kindes zu vermindern oder zu kompensieren. Leitlinie 1.3 gibt eine Übersicht über die wesentlichen Aspekte, die im Rahmen der Exploration der Eltern angesprochen werden sollten.

**L1.3** **Leitlinie 1.3: Exploration der Eltern**
**Exploration der Eltern: Interessen, Aktivitäten, Kompetenzen und positive Eigenschaften des Kindes/Jugendlichen**

- Spielvorlieben und Freizeitinteressen alleine oder mit Gleichaltrigen, einschließlich Fernseh- und Computerspielgewohnheiten sowie Ausmaß der elterlichen Kontrolle darüber.
- Spezielle Talente oder Interessen; wenn vorhanden, wie werden sie von der Familie, der Schule oder von Gleichaltrigen beurteilt?
- Andere positive Eigenschaften und Kompetenzen des Kindes/Jugendlichen (z. B. Humor, Charme, Begeisterungsfähigkeit, Gerechtigkeitssinn).
- Religiöse und weltanschauliche Orientierung, Ziele und Zukunftsperspektiven; Übereinstimmung mit den Werten und Erwartungen der Familie (im Jugendalter).
- Auswirkung der Probleme des Kindes auf seine Fähigkeit, seine üblichen Freizeitaktivitäten durchzuführen und zu genießen.

Neben besonderen Fähigkeiten, Interessen und Talenten sollten die Eltern auch zu anderen Eigenschaften des Kindes befragt werden, über die sie sich freuen oder die sie besonders schätzen – z. B. Humor, Charme, Begeisterungsfähigkeit oder Gerechtigkeitssinn des Kindes. Je weniger Eltern über positive Eigenschaften ihres Kind/Jugendlichen berichten können, um so stärker ist in der Regel die Eltern-Kind-Beziehung belastet.

**Hilfreiche Materialien**

Das *Explorationsschema für Psychische Störungen bei Kindern und Jugendlichen (EPSKI)* (siehe M01, S. 148 f.) orientiert sich an dieser Leitlinie.

## 2.1.4 Elternexploration: Entwicklungsstand und schulische Leistungen des Kindes/Jugendlichen

**Leistungsprobleme als Vorstellungsanlass**

Störungen der Entwicklung oder der schulischen Leistungen können Anlass für die Vorstellung eines Kindes sein. Sie gehen aber auch gehäuft mit psychischen Auffälligkeiten einher. Außerdem kann eine außergewöhnlich hohe Leistungsfähigkeit und Begabung ein Risikofaktor für die Entwicklung psychischer Auffälligkeiten sein. Deshalb ist eine sorgfältige Exploration des aktuellen Entwicklungsstandes des Kindes und seiner schulischen Leistungen auch bei Kindern und Jugendlichen nötig, bei denen die Eltern diesen Bereich nicht spontan ansprechen. Leitlinie 1.4 gibt eine Übersicht über die wesentlichen Punkte, zu denen die Eltern exploriert werden sollten.

**L1.4** **Leitlinie 1.4: Exploration der Eltern**
**Entwicklungsstand und schulische Leistungen des Kindes/Jugendlichen**

- Betreuung in einer Förder-/Sondereinrichtung, Förder-/Sonderbeschulung oder spezielle Förderung in einer Regeleinrichtung (z. B. als Integrationsmaßnahme).
- Vor der Einschulung: Entwicklungsstand in den Bereichen Sprache (Sprachverständnis, Artikulation, Wortschatz, Satzbildung), Grobmotorik (Laufen, Ballspiele, Radfahren), Feinmotorik und visuelle Wahrnehmung (Zeichnen), Spielen (Ausdauer, Kreativität, Differenziertheit), praktische und soziale Selbstständigkeit und die Entwicklung der Sauberkeit.
- Im Schulalter: schulische Stärken und Schwächen.
- Schullaufbahn einschließlich Schulwechsel und Klassenwiederholungen, Trennungsschwierigkeiten, Anwesenheits- und Disziplinproblemen in der Schule.
- Schulische Lern- und Leistungsmotivation, Leistungsängste.
- Fähigkeit zur Organisation von Lernprozessen und Arbeitsabläufen.

**Vorschulalter**

Bei Kindern *vor der Einschulung* sollte der Entwicklungsstand in den Bereichen Sprache, Grobmotorik, Feinmotorik und visuelle Wahrnehmung, Spielen sowie die praktische und soziale Selbstständigkeit und die Entwicklung der Sauberkeit erfragt werden. Bei Kindern unter vier Jahren sollte erfragt werden, ob die Meilensteine der frühkindlichen Entwicklung erreicht sind (siehe Leitlinie L1.6). Die Exploration der *Sprachentwicklung* sollte sich sowohl auf das Sprachverständnis („Versteht Ihr Kind, was Sie sagen?"), als auch die Artikulation (z. B.: „Spricht Ihr Kind alle Laute deutlich aus?"), den Wortschatz (z. B.: „Kann Ihr Kind viele Dinge im Haushalt benennen?") und die Satzbildung (z. B.: „Was sagt Ihr Kind, wenn es etwas haben möchte?") beziehen. Wenn Kinder mehrsprachig aufwachsen, sollte exploriert werden, welche Sprache am meisten gesprochen wird und welche Sprache das Kind am besten beherrscht.

**– Sprache**

**– Motorik**

Die *Grobmotorik* kann beispielsweise durch Fragen nach der Fähigkeit zu laufen, Ball zu spielen, sich anzuziehen, Dreirad und Rad zu fahren abgefragt werden. Fähigkeiten in der Feinmotorik und der visuellen Wahrnehmung lassen sich durch die Geschicklichkeit beim Essen mit Besteck, Fähigkeiten beim Zeichnen und Malen und bei visuellen Spielen (z. B. Memory) explorieren. Hinsichtlich der Fähigkeit zu *spielen* sollten Ausdauer, Kreativität und Differenziertheit bei verschiedenen Spielformen (Rollenspiel, Konstruktionsspiel, Tischspiel) und in verschiedenen Spielsituationen (alleine, mit anderen Kindern, mit Erwachsenen) erfragt werden.

**– Spielen**

**– Selbstständigkeit**

Die praktische und soziale *Selbstständigkeit* setzt sprachliche und motorische Funktionen sowie sozial-emotionale Funktionen voraus: Isst das Kind alleine? Zieht sich das Kind alleine an? Geht es alleine auf die Toilette? Wäscht es sich alleine? Schläft es alleine? Bleibt es für eine bestimmte Zeit alleine zu Hause? Kann es alleine zum Spielplatz oder zum Bäcker gehen? Ist das Kind tagsüber sauber und trocken; ist es nachts trocken (ab dem Alter von vier Jahren)?

**Vorsicht bei Elternurteil!**

Neben der Exploration der Eltern sind für die Überprüfung des Entwicklungsstandes die unmittelbare Beobachtung und psychopathologische Beurteilung des Kindes in der Untersuchungssituation (siehe Leitlinie L2) sowie die testpsychologische Untersuchung (siehe Leitlinien L8.1 bis 8.4) von besonderer Bedeutung. Wenn das Kind nicht anwesend ist oder in der Untersuchungssituation sehr ängstlich ist (z. B. nicht spricht), dann sind die Eltern jedoch zunächst die wichtigste Informationsquelle zur Einschätzung des Entwicklungsstandes. Dabei ist zu beachten, dass Eltern häufig den Entwicklungsstand ihres Kindes nicht gut beurteilen können, vor allem wenn nur ein Kind in der Familie lebt. Wenn etwas ältere oder jüngere Geschwister in der Familie leben, kann der Entwicklungsstand des Kindes in Relation zu Geschwistern erfragt werden. Zuverlässigere Informationen über den Entwicklungsstand sind meist durch das Urteil von Kindergarten-Erzieherinnen zu erheben (siehe Leitlinie L3). Bei Hinweisen auf Entwicklungsstörungen sollte eine testpsychologische Untersuchung durchgeführt werden (siehe Leitlinien L8.1 bis L8.4).

**Schulalter:**

**– Schulleistungen**

**– andere Schulprobleme**

Im *Schulalter* können die Eltern meist zuverlässigere Angaben zum Entwicklungsstand und zur Leistungsfähigkeit machen, wenn neben der *Schullaufbahn* die schulischen Stärken und Schwächen des Kindes erfragt werden. Dabei sollten die *Leistungen* (Noten) in den Fächern Deutsch (Lesen, Schreiben), Mathematik, Fremdsprachen und Nebenfächern erfragt werden. Außerdem sollten die mit schulischer Leistung eng in Beziehung stehenden Verhaltensprobleme erfragt werden wie Trennungsschwierigkeiten (in Kindergarten und Schule), Anwesenheitsprobleme (bei älteren Kindern und Jugendlichen) oder Disziplinprobleme in der Schule sowie die schulische Lern- und Leistungsmotivation („Macht das Kind regelmäßig Hausaufgaben? Gibt es große Kämpfe um die Hausaufgaben?“) sowie Leistungsängste (vor Klassenarbeiten, im Unterricht aufgerufen zu werden).

## Hilfreiche Materialien

- Das *Explorationsschema für Psychische Störungen bei Kindern und Jugendlichen (EPSKI)* (siehe M01, S. 148 f.) enthält die in der Leitlinie aufgeführten Punkte.
- Zur Exploration des Entwicklungsstandes können die in Tabelle 7 (siehe Kap. 2.1.6) zusammengefassten Richtwerte zur Beurteilung von Entwicklungsverzögerungen herangezogen werden. Für eine objektivere Beurteilung des Entwicklungsstandes ist

eine Entwicklungsdiagnostik mit testpsychologischen Verfahren notwendig (siehe Kap. 2.7).

- Bei Kindern im Schulalter können Zeugnisse oder mitgebrachte Schulhefte (Schriftbild, Rechtschreibleistungen) und Klassenarbeiten hilfreich sein.

## 2.1.5 Elternexploration: Familiärer und sozialer Hintergrund

Bei Kindern und Jugendlichen mit psychischen Auffälligkeiten lassen sich häufig Auffälligkeiten in den familiären und den weiteren psychosozialen Bedingungen sowie Belastungen in den Beziehungen des Kindes zu den Familienmitgliedern, zu Erziehern/Lehrern oder zu Gleichaltrigen feststellen. Diese belastenden Bedingungen tragen oft auch zur Vorstellung des Kindes bei. Auffälligkeiten in den familiären und weiteren psychosozialen Bedingungen und Belastungen in den Beziehungen des Kindes können Ursachen oder Folgen der psychischen Auffälligkeiten des Kindes sein oder sie können unabhängig davon auftretende Bedingungen darstellen, die aber bei der Interventionsplanung berücksichtigt werden müssen. Die wesentlichen Aspekte, die bei der Exploration des familiären und weiteren psychosozialen Hintergrundes beachtet werden sollten, sind in Leitlinie L1.5 dargestellt und zu sechs Gruppen zusammengefasst.

**gehäuft psychosoziale Belastungen**

**als Ursachen oder Folgen**

**L1.5** **Leitlinie 1.5: Exploration der Eltern Familiärer und sozialer Hintergrund**

1. Haushalt und Familie

- Zusammensetzung der Familie und Veränderungen.
- Berufliche, finanzielle und Wohnsituation (einschließlich Privat- und Intimsphären, Schlafbedingungen).
- Aufgabenverteilung in der Familie und familiäre Aktivitäten (einschließlich Alltagsleben, Freizeit- und Erholungsaktivitäten) und Zufriedenheit damit.
- Familienregeln, Grenzen und ihre Beachtung durch Familienmitglieder.
- Unterschiede in der Beurteilung der Probleme des Kindes durch die einzelnen Familienmitglieder.
- Beziehungen des Kindes/Jugendlichen zu Geschwistern und anderen Familienmitgliedern (Wärme, Konflikte, Vertrauen, Abhängigkeit, Unabhängigkeit, Rivalität).
- Vorherrschende emotionale Stimmung in der Familie (unterstützend, kritisierend oder feindselig, übermäßige oder zu geringe Kontrolle).
- Allianzen innerhalb der Familie und Rolle des Kindes dabei; Position des Kindes im Familiensystem.

- Problemlöse- und Kommunikationsstil der Familie.
- Vergangene und gegenwärtige Belastungen und Krisen in der Familie (z. B. durch Krankheiten, Unfälle, Trennungen).

**2. Eltern**

- Stärken, Schwächen und Konfliktbereiche als Person, als Paar und als Eltern.
- Einstellungen der Eltern zum Kind, einschließlich Hoffnungen, Ängste, Erwartungen oder Bereiche fehlender Übereinstimmung hinsichtlich des Kindes.
- Art der Bindung der Eltern an das Kind im Verlauf der Entwicklung; Qualität der Eltern-Kind-Beziehung. Wie gut passen Eltern und Kind hinsichtlich ihres Temperamentes zusammen?
- Erfahrungen in den Herkunftsfamilien der Eltern, welche die Einstellungen zum Kind oder das Verhalten dem Kind gegenüber beeinflusst haben.

**3. Psychische Störungen und körperliche Erkrankungen bei Familienmitgliedern/erstgradig Verwandten**

- Art der Störungen/Erkrankungen.
- Auswirkungen auf die Familie.

**4. Bedingungen im Kindergarten/in der Schule und in der Gleichaltrigengruppe**

- Integration des Kindes in Gruppen (im Kindergarten, Schule, Gleichaltrige, Freizeitgruppen); Teilnahme an spontanen oder organisierten Gleichaltrigen-Aktivitäten.
- Anzahl und Art der Freunde einschließlich Präferenzen bezüglich Alter und Geschlecht, soziale Kompetenzen und Defizite. Bei Jugendlichen: Fähigkeit, intime Beziehungen einzugehen; sexuelle Aktivität und Orientierung.
- Ressourcen im Kindergarten/in der Schule (z. B. Kleingruppenunterricht, Kleingruppenbeschäftigung, Integrationsmaßnahmen, Förderunterricht).
- Belastende Bedingungen im Kindergarten/in der Schule (z. B. Gruppen-/ Klassengröße, Anteil verhaltensauffälliger Kinder).
- Erzieher- bzw. Lehrer-Kind-Beziehung und Erzieher- bzw. Lehrer-Eltern-Beziehung.

**5. Bedingungen des psychosozialen und kulturellen Umfeldes, einschließlich schädigender Einflüsse**

- Soziale Unterstützung und Ausgrenzung durch Verwandte oder Freunde.
- Psychische Belastungen der Eltern am Arbeitsplatz.
- Ethnischer, kultureller und religiöser Hintergrund.

**6. Ungewöhnliche oder traumatische Lebensbedingungen**

- Sexueller Missbrauch oder Misshandlung, Vernachlässigung oder Überstimulation.
- Alkohol- oder Drogenmissbrauch durch die Eltern oder andere Familienmitglieder.
- Gewalt in der Familie oder am Wohnort und Katastrophen.
- Art der Exposition, Reaktionen des Kindes und der Familie darauf, Gefahr der fortgesetzten Exposition.

*Familie und Haushalt.* Die Zusammensetzung der Familie wird meist schon zu Beginn des Erstgespräches erfragt (siehe Leitlinie L1.1) und kann im *Explorationsschema EPSKI* dokumentiert werden. Neben dem Alter und der Tätigkeit der Familienmitglieder (Schule/Beruf) muss auch der *Beziehungsstatus* (leibliche Eltern/Geschwister usw.) und u.U. der rechtliche Status (wer ist sorgeberechtigt?) explizit erfragt werden. Wenn leibliche Elternteile oder Geschwister nicht in der Familie leben, sollten die Eltern hierzu exploriert werden. Daran anschließend können Veränderungen in der Familienzusammensetzung seit der Familiengründung (durch Geburt, Tod, Weggang oder Eintritt in die Familie) ebenso erfragt werden wie Wohnungswechsel, Berufs- und Schulwechsel der Familienmitglieder.

**Zusammensetzung der Familie**

Die aktuelle berufliche, finanzielle und *Wohnsituation* einschließlich Privat- und Intimsphären sowie Schlafbedingungen (haben Kinder eigene Zimmer/Betten; schlafen sie im Bett der Eltern) geben einen weiteren Einblick in die Familiensituation. Familiäre Aktivitäten, Aufgaben und Rollenverteilungen („Wer kommt wann nach Hause, welche Aufgaben haben die Familienmitglieder in der Familie?") sowie Freizeit- und Erholungsaktivitäten der Familie („Welche gemeinsamen Aktivitäten gibt es?") sollten angesprochen werden.

**Familiensituation**

Wichtige *Familienregeln*, Grenzen und ihre Beachtung durch Familienmitglieder müssen oft genau exploriert werden („Wer bestimmt die Regeln im Zusammenleben? Wie gut werden Regeln beachtet? Welche Auseinandersetzungen gibt es über Regeln und Grenzen?").

**Familienregeln**

Ein guter Zugang zur Exploration der *familiären Beziehungen* lässt sich häufig dadurch finden, dass zunächst die Sichtweise der einzelnen Familienmitglieder bezüglich der Probleme des Kindes/Jugendlichen und Unterschiede in der Sichtweise zwischen den Familienmitgliedern thematisiert werden. Die Beziehungen des Kindes/Jugendlichen zu Geschwistern und anderen Familienmitgliedern sollten aber auch direkt angesprochen werden (Wärme, Konflikte, Vertrauen, Abhängigkeit, Unabhängigkeit, Rivalität). Die Eltern können zur vorherrschenden Stimmung in der Familie und zu ihrer Zufriedenheit damit („Wie schätzen Sie das Klima insgesamt in der Familie ein? Wie zufrieden sind Sie damit?" – z. B. unterstützend, kritisierend oder feindselig, übermäßige oder zu geringe Kontrolle) exploriert werden. Außerdem können Bündnisse und Allianzen innerhalb der Familie („Wer hält zu wem?") und die Position des Kindes im Familiensystem angesprochen werden.

**Familienbeziehungen**

Die Form und Wirksamkeit der *Kommunikation* und der *Problemlösung* innerhalb der Familie sollte erfragt werden („Worüber unterhält man sich in der Familie? Wie wird über Probleme gesprochen, in welcher Zusammensetzung? Welche Lösungsmöglichkeiten wurden von den verschiedene Familienmitgliedern entwickelt? Wie geht die Familie mit den Familienregeln und mit spezifischen Problemen einzelner Kinder und

**Familienkommunikation**

mit Meinungsverschiedenheit um?"). Schließlich sollten vergangene und gegenwärtige Belastungen oder Krisen (z.B. durch Krankheiten, Unfälle, Umzüge, Berufswechsel, Trennungen oder juristische Schwierigkeiten) für die Familie als Ganzes oder für einzelne Familienmitglieder angesprochen werden.

**Eltern als – Person – Paar – Eltern**

*Eltern.* Stärken, Schwächen und Konfliktbereiche der Eltern sowohl als Person, als auch als Paar und als Eltern sollten ebenso angesprochen werden, wie die Erwartungen und Einstellungen der Eltern zum Kind, einschließlich der Sorgen und Hoffnungen und die Übereinstimmung der Eltern hinsichtlich dieser Erwartungen. Die Art der Bindung der Eltern an das Kind im Verlauf der Entwicklung, die Qualität der Eltern-Kind-Beziehung und Gemeinsamkeiten oder Unterschiede im Temperament zwischen Eltern und Kind werden thematisiert.

Welche Einstellungen, Engagement und Reaktionen zeigten die Familienmitglieder dem Kind gegenüber vom Zeitpunkt der Zeugung an? Inwieweit stimmen sie hinsichtlich der Erziehung des Kindes überein, inwieweit decken sich ihre Hoffnungen, Ängste oder Erwartungen im Hinblick auf das Kind? Wie stark sind die Reaktionen der Eltern auf das Kind geprägt von ihrer eigenen Entwicklungsgeschichte innerhalb ihrer Herkunftsfamilie und den dort gemachten Erfahrungen? Welchen ethnischen, kulturellen und religiösen Hintergrund haben die Eltern und welchen Einfluss hat er auf die Familie?

**Eltern-Kind-Beziehung**

Die *Beziehungen* zwischen Kind/Jugendlichem und beiden Elternteilen werden hinsichtlich positiver Beziehungsaspekte und konflikthafter Beziehungsanteile erfragt („Wie würden Sie Ihre Beziehung zu Ihrem Kind beschreiben? Wie angespannt und belastend/wie entspannt und angenehm ist Ihre Beziehung zum Kind? Was mögen Sie an Ihrem Kind? Was läuft gut und was weniger gut in der Beziehung zum Kind? Wie unterscheidet sich Ihre Beziehung zum Kind von der Ihres Partners zu ihm?"). Das Beachten von Familienregeln und die Übernahme häuslicher Pflichten, die häufig ein Konfliktpotential in der Eltern-Kind-Beziehung darstellen, sollten thematisiert werden. Auch die Autonomie des Kindes und die Möglichkeit der Eltern, die Autonomieentwicklung ihres Kindes zu unterstützen bzw. ihre Tendenzen zur Überbehütung sollten angesprochen werden.

**Probleme anderer Mitglieder**

Frühere und aktuelle körperliche und psychische Störungen aller Familienmitglieder sowie anderer erstgradig Verwandter, die nicht in der Familie leben, können psychosoziale oder genetische Auswirkungen auf das Kind haben. Treten solche Störungen in der Familie auf, so sollte erfragt werden, wie schwerwiegend sie sind, wie sie behandelt werden, mit welchem Erfolg und wie sie sich auf das Kind auswirken.

**Freunde**

*Bedingungen im Kindergarten/in der Schule und in der Gleichaltrigengruppe.* Bei der Exploration der Beziehungen des Kindes/Jugendlichen zu Gleichaltrigen kann zunächst die Anzahl und Art der Freunde sowie die Präferenzen bezüglich Alter und Geschlecht und die Art der Freundschaften („Was machen Sie gemeinsam?“) sowie die Teilnahme an spontanen oder organisierten Gleichaltrigen-Aktivitäten angesprochen werden. Daran anschießend können soziale Kompetenzen und Defizite erfragt werden („Wie leicht fällt es dem Kind, Freundschaften zu schließen, sich durchzusetzen, Konflikte auszutragen?“). Bei Jugendlichen sollte auch die Fähigkeit, enge Beziehungen einzugehen sowie ihre sexuelle Aktivität und Orientierung (vor allem Verunsicherungen) exploriert werden. Sind Jugendliche bei dem Gespräch anwesend, sollte diese Thematik besonders vorsichtig angesprochen werden; sie kann auch auf einen späteren Zeitpunkt verschoben werden, wenn sie nicht spontan aufgegriffen wird.

**intime Beziehungen**

Ressourcen im Kindergarten oder in der Schule, die möglicherweise auch für Interventionen genutzt werden können, sind beispielsweise Kleingruppenunterricht, Kleingruppenbeschäftigung, Integrationsmaßnahmen, Förderunterricht, aber auch besonders engagierte Erzieher oder Lehrer. Belastende Bedingungen im Kindergarten oder in der Schule können beispielsweise in der Gruppen-/ oder Klassengröße oder einem hohen Anteil verhaltensauffälliger Kindern bestehen. Die Erzieher- bzw. Lehrer-Kind-Beziehung und die Erzieher- bzw. Lehrer-Eltern-Beziehung sollte auf jeden Fall angesprochen werden.

**Ressourcen erfragen!**

*Bedingungen des psychosozialen und kulturellen Umfeldes, einschließlich schädigender Einflüsse.* Wie sehen beispielsweise Gemeinde und Nachbarschaft aus, in denen die Familie lebt und welche Kontakte hat die Familie? Welche religiösen und ethnischen Zugehörigkeiten gibt es in der Familie? Welche Ressourcen gibt es in der Nachbarschaft (z. B. Freizeit- und Bildungsangebote)? Welche belastenden Lebensumstände gibt es dort (beispielsweise Armut, schlechte bauliche Bedingungen, hohe Kriminalitätsrate oder Gewalt)?

**Integration ins Umfeld**

*Ungewöhnliche oder traumatische Lebensbedingungen.* Hatte das Kind traumatische Erlebnisse wie sexuellen Missbrauch oder Misshandlungen, Substanzabhängigkeit in der Familie, Gewalt in Familie oder Gemeinde oder war es technischen oder Naturkatastrophen ausgesetzt? Falls ja, inwieweit war das Kind betroffen; wie reagierte es unmittelbar und später darauf? Wie gingen Bezugspersonen und andere Erwachsene mit der Situation um? Gab es Langzeitfolgen? Besteht die Gefahr, dass das Kind weiterhin der traumatischen Situation ausgesetzt sein wird?

**Missbrauch, Misshandlung, Katastrophen**

## Hilfreiche Materialien

- Das *Explorationsschema für Psychische Störungen bei Kindern und Jugendlichen (EPSKI)* (siehe M01, S. 148 f.) orientiert sich an dieser Leitlinie.
- Spezielle Fragebogen und Testverfahren zur Familiendiagnostik werden in Kapitel 2.6 beschrieben. Im Rahmen der Exploration der Eltern (oder der ganzen Familie) können *Genogramme* erstellt werden, die eine Übersicht über die Herkunft und die Familienbe-

ziehungen erleichtern (siehe M08, S. 163 f.). Abbildung 5 zeigt ein solches Genogramm einer Familie (zur Zeichenerklärung siehe Materialien M08).

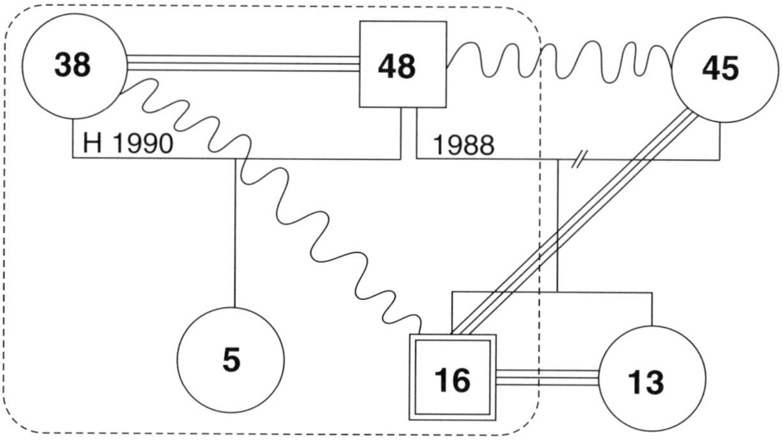


Familie mit zwei Kindern, einer gemeinsamen leiblichen fünfjährigen Tochter und einem Sohn (16 Jahre) aus der ersten Ehe des Vaters, die 1988 geschieden wurde und aus der auch eine Tochter (13 Jahre) stammt, die mit der Mutter zusammenlebt. Zwischen den jetzigen Partnern besteht eine enge Beziehung, zwischen Mutter und Stiefsohn (Indexpatient) eine konflikthafte Beziehung, zwischen Vater und Sohn eine enge und konflikthafte Beziehung. Der Sohn hat zu seiner leiblichen Mutter eine enge Beziehung und ebenso zu seiner leiblichen Schwester. Zwischen leiblichem Vater und leiblicher Mutter besteht eine konflikthafte Beziehung.

**Abbildung 5:** Beispiel eines Genogramms.

– Aktuelle assoziierte psychosoziale Umstände lassen sich nach der Achse 5 des Multiaxialen Klassifikationsschemas für psychiatrische Erkrankungen im Kindes- und Jugendalter (ICD-10) beurteilen und kodieren (Remschmidt et al., 2005). Die Kategorien dieser Achse 5 sind im Diagnosebogen (siehe M10, S. 166 f.) abgedruckt. Poustka und Mitarbeiter (1994) publizieren hierzu ein Glossar, in dem die einzelnen Kategorien definiert sind sowie ein strukturiertes Eltern- und Kinderinterview zur Erfassung dieser Kategorien. Im Diagnosebogen sind auch die diesen Kategorien entsprechenden Kodierungen des Kapitels Z (Psychosoziale Faktoren mit Einfluss auf die Gesundheit und auf Kontakte zu Gesundheitsdiensten) der ICD-10 wiedergegeben. Im Gegensatz zu Kapitel Z der ICD-10, das für alle Altersgruppen anwendbar ist, ist die Achse 5 speziell zur Diagnostik psychosozialer Bedingungen im Kindes- und Jugendalter entwickelt worden.

### 2.1.6 Elternexploration: Entwicklungsgeschichte des Kindes/Jugendlichen

**körperliche und psychosoziale Entwicklung**

Die Entwicklungsgeschichte beinhaltet sowohl die körperliche als auch die psychosoziale Entwicklung. Leitlinie L 1.6 fasst die wichtigsten Aspekte zusammen, die bei der Exploration der Eltern zur Entwicklungsgeschichte des Kindes/Jugendlichen zu beachten sind.

## L1.6 Leitlinie 1.6: Exploration der Eltern Entwicklungsgeschichte des Kindes/Jugendlichen

Die lebensgeschichtliche Entwicklung bezieht sich sowohl auf die objektiven Fakten als auch auf die emotionale Bedeutung dieser Fakten für die Familie und das Kind. Die chronologischen Abläufe können sich an wichtigen Ereignissen im Leben des Kindes oder der Familie orientieren oder im Vergleich zur Entwicklung der Geschwister erfragt werden.

### 1. Schwangerschaft und Geburt

- Schwangerschaftswunsch, psychische und psychosoziale Situation der Eltern.
- Schwangerschaftskomplikationen.
- Geburtskomplikationen.

### 2. Säuglings- und Kleinkindalter (0 bis 3 Jahre)

- Neugeborenenperiode (Komplikationen, Mutter-Kind-Interaktion).
- Frühkindliche Entwicklung.
- Temperamentsmerkmale, Regulationsstörungen sowie Bindungsverhalten im Säuglingsalter und Reaktionen der Bezugspersonen.
- Sauberkeitserziehung und Fehlentwicklungen.
- Besondere Lebensereignisse.

### 3. Kindergartenalter (3 bis 6 Jahre)

- Entwicklung der Motorik, Sprache, visuelle Wahrnehmung, Spielverhalten.
- Entwicklung der praktischen Selbstständigkeit (inklusive Sauberkeit) und Autonomie.
- Reaktionen auf Grenzsetzungen.
- Aufnahme in den Kindergarten und Reaktionen darauf.
- Besondere Lebensereignisse.

### 4. Grundschulalter (6 bis 10 Jahre)

- Einschulung und Reaktionen darauf.
- Lese-, Schreiblernprozess, andere schulische Leistungen.
- Entwicklung der Autonomie.
- Beziehungen in Gleichaltrigengruppen.
- Besondere Lebensereignisse.

### 5. Pubertät und Adoleszenz (etwa ab 11 Jahren)

- Schulwechsel und Reaktion darauf.
- Körperliche und psychische Veränderungen in der Pubertät.
- Entwicklung der Autonomie und Ablöseprozesse.
- Entwicklung intimer Beziehungen und der Beziehungen in Gleichaltrigengruppen.
- Besondere Lebensereignisse.

Zeugung/ Geburt

Die Anamnese sollte mit Zeugung und Geburt beginnen und sowohl die sachlichen Fakten der Entwicklung des Kindes bis zum aktuellen Zeitpunkt erheben als auch festhalten, welche emotionale Bedeutung die Fakten für die Eltern haben im Hinblick auf ihre eigenen Hoffnungen, Ängste, Erwartungen und Lebensumstände. Auch wenn die Eltern nicht in der Lage sein sollten, den genauen Zeitverlauf der frühkindlichen Entwicklung zu schildern, so können sie doch möglicherweise, anhand eines Vergleichs mit Geschwistern oder anhand wichtiger Familienereignisse schlüssig über die Entwicklung des Kindes berichten. Besondere Aufmerksamkeit sollte man offensichtlichen Veränderungen oder Diskontinuitäten im Verlauf der kindlichen Entwicklung widmen.

Kinderwunsch

*Schwangerschaft und Geburt.* Die Anamnese beginnt mit Zeugung, Schwangerschaft und Entbindung. Neben dem Schwangerschaftswunsch, der psychischen und psychosozialen Situation der Eltern zu diesem Zeitpunkt sollten auch vorangegangene Schwangerschaften, Fehlgeburten oder Abtreibungen erfragt werden. Bei den Schwangerschaftskomplikationen sollte auch Nikotin-, Alkohol- und Drogenkonsum sowie Medikamenteneinnahme der Mutter während der Schwangerschaft beachtet werden. Bei der Erhebung der Risikofaktoren bzw. Nichtoptimalfaktoren sollte zwischen familiären Risiken, solchen während der Schwangerschaft, unter der Geburt und in der Nachgeborenenperiode differenziert werden. Nach Schulte und Spranger (1988) stellen insbesondere jene Risiken, die mit Schwangerschaft und Geburt und vor allem Frühgeburt verbunden sind, einen ätiologischen Faktor dar, der zu späteren zentralnervösen Defiziten führen kann; allerdings sind die Zusammenhänge mit psychischen Störungen eher schwach.

Komplikationen

frühe Entwicklung

Im *Säuglings- und Kleinkindalter (0 bis 3 Jahre)* sollten neben Komplikationen in der Neugeborenenperiode die Eltern-Kind-Interaktion sowie die frühkindliche Entwicklung erhoben werden. Tabelle 7 fasst Orientierungspunkte zur Beurteilung von Entwicklungsverzögerungen in den ersten drei Lebensjahren zusammen. Die darin aufgegriffenen Grenzsteine der Entwicklung (Michaelis & Niemann, 2004) definieren Fertigkeiten, die jeweils zu einem bestimmten Alterszeitpunkt erworben sein sollten. Ein Verpassen eines Grenzsteins deutet mit hoher Wahrscheinlichkeit auf eine Entwicklungsverzögerung hin und sollte differenzialdiagnostisch abgeklärt werden.

Temperament

Ungünstige Temperamentsmerkmale und Regulationsstörungen treten im Säuglingsalter häufiger auf. Sie können den Beginn von Eltern-Kind-Interaktionsproblemen darstellen. Daher sollten Schlafprobleme, Störungen der Nahrungsaufnahme, häufiges Schreien, Koliken, Unruhe im Säuglingsalter und die Belastungen der Eltern dadurch differenziert erhoben werden. Für das Kleinkindalter sollte auch die Sauberkeitserziehung und alle Fehlentwicklungen, das Essverhalten und Einstellungen zum Essen sowie das Schlafverhalten erfragt werden. Außerdem sollten für das Säuglings- und Kleinkindalter – wie auch für die nachfolgenden

**Tabelle 7:** Grenzsteine der Entwicklung (modifizierter Auszug aus Michaelis & Niemann, 2004, S. 67f.; Anmerkung: Die Altersangaben kennzeichnen den Zeitpunkt, zu dem etwa 90% aller Kinder die Fertigkeiten zeigen).

| Alter (Monate) | Körpermotorik | Handmotorik | Kognitive Leistungen | Sprache | Sozialentwicklung |
|---|---|---|---|---|---|
| 3 | – sicheres Kopfheben in Bauchlage, dabei Abstützen auf die Unterarme | – Hände oder Finger werden vor der Körpermittellinie zusammengebracht | – Sich bewegende Objekte werden mit den Augen verfolgt | – Differenzierte intentionale Laute (z.B. bei Hunger, Unbehagen, Schmerz) | – Herstellung und Aufrechterhaltung von Blickkontakt<br>– lächelt Gesichter an |
| 6 | – Beugen der Arme sowie Kopfkontrolle beim Hochziehen (Traktionsversuch) | – transferiert Gegenstände zwischen den Händen<br>– palmares, radial betontes ganzhändiges Greifen | – steckt Gegenstände in den Mund<br>– verfolgt aufmerksam Geschehnisse in nächster Nähe | – spontanes, variationsreiches Vokalisieren, alleine und auf Ansprache | – Freude an positiver Kommunikation, taktiler Kontaktaufnahme, spielerische rasche Lagewechsel |
| 9 | – sicheres freies Sitzen mit geradem Rücken und guter Kopfkontrolle | – Gegenstände werden in einer oder beiden Händen gehalten und intensiv taktil exploriert | – intensive Exploration von Gegenständen mit dem Mund, den Händen und den Augen | – spontane Vokalisationen von A-Lauten (wa-wa-wa-ra-ra-ra) | – sichere Unterscheidung bekannter und fremder Personen; Fremdeln möglich |
| 12 | – Stehen gelingt sicher mit Festhalten an Möbeln oder Wänden | – Pinzettengriff mit Daumen und Zeigefinger | – findet vor seinen Augen versteckte Objekte rasch wieder | – Silbenverdopplungen (dada; mama; wawa) | – kann soziale Interaktionen beginnen, aufrecht erhalten und beenden |
| 18 | – freies Gehen mit sicherer Gleichgewichtskontrolle | – Gegenstände können hergegeben oder in Gefäße getan werden (willkürliches Loslassen) | – Turmbau (2-4 Klötze)<br>– betrachtet aufmerksam Bilderbücher<br>– zeigt auf Bekanntes | – Symbolsprache (wau-wau), evtl. mit begrifflichen Überdehnungen/ Einengungen | – Einfache Gebote/Verbote werden verstanden und mehr oder weniger beachtet |
| 24 | – sicheres Rennen mit Umsteuern von Hindernissen | – geschickte Handhabung von Buchseiten, Bonbon-Papier | – kleine Rollenspiele (Puppe, Bär)<br>– Ansätze eigeninitiierten, konstruktiven Spiels | – Ein- bis Zweiwortsprache | – spielt für sich allein im Raum, in dem die Mutter sich aufhält |
| 36 | – beidbeiniges Hüpfen, z. B. von einer untersten Treppenstufe | – präzises Greifen und Loslassen mit den vordersten Fingeranteilen | – zeichnet in Ansätzen gegenständlich<br>– Objekte erhalten im Spiel eine abstrakte Bedeutung | – Drei- bis Fünf-Wortsätze<br>– Puralbildungen<br>– verwendet „ich", „du" | – hilft gerne bei Haus- oder Gartenarbeiten<br>– ahmt Tätigkeiten Erwachsener nach |
| 48 | – wohlkoordiniertes Treten und Lenken eines Dreirades o.ä. (nicht Bobbycar) | – präzise, koordinierte Stiftführung (meist Dreipunktgriff) | – W-Fragen; hört beim Vorlesen und bei Erklärungen aufmerksam zu<br>– einfache Rollenspiele | – Satzreihungen mit „und dann – und dann"<br>– Erzählungen in etwa zeitlich und logisch geordnet | – kann sich mit anderen abwechseln<br>– kann mit anderen teilen |
| 60 | – geht Treppen mit Beinwechsel und freihändig Stufe für Stufe auf und ab | – kann Vorlagen sauber ausmalen<br>– einfaches Basteln, Kleben, Schneiden möglich | – intensive Rollenspiele, auch mit andern Kindern<br>– Konstruktionsspiele mit und ohne Vorlagen | – richtige, aber oft noch einfache Grammatik<br>– Erzählungen weitgehend geordnet (s.o.) | – kooperiert im Spiel<br>– versteht emotionale Äußerungen anderer, kann trösten, helfen |

**Lebensereignisse**

Lebensabschnitte – jeweils besondere Lebensereignisse in dieser Lebensphase und Reaktionen des Kindes darauf erfragt werden (z.B. Sterbefälle, Geburt, Umzüge, Trennung der Eltern, Scheidung, Wiederverheiratung, Krankheiten, Wechsel anderer Bezugs- oder Betreuungspersonen).

**Aufnahme in Kindergarten**

Im *Kindergartenalter (3 bis 6 Jahre)* sollten die wichtigsten Entwicklungsschritte und mögliche Verzögerungen (Entwicklung der Motorik, Sprache, visuelle Wahrnehmung, Spielverhalten, Sauberkeit, praktische Selbständigkeit und Autonomie) erfragt werden (siehe Tab. 7). Außerdem sollte die Reaktion des Kindes auf Grenzsetzungen vor allem in der Familie sowie die Aufnahme in den Kindergarten und Reaktion des Kindes darauf einschließlich der Integration des Kindes in den Kindergarten sowie besondere Lebensereignisse in dieser Phase exploriert werden.

**Einschulung**

Im *Grundschulalter (6 bis 10 Jahre)* ist vor allem die Einschulung und die Reaktion des Kindes darauf sowie auf die weiteren schulischen Anforderungen (vor allem Lese-, Schreiblernprozess) und die Gestaltung der Hausaufgabensituation von Interesse. Die weitere Entwicklung der Autonomie und der Beziehungen in Gleichaltrigengruppen sollte exploriert werden ebenso wie besondere Lebensereignisse in dieser Entwicklungsphase.

**Pubertät und Ablösung**

Für die Entwicklungsphase der *Pubertät und Adoleszenz (etwa ab 11 Jahren)* sind sowohl die körperlichen und psychischen Veränderungen in der Pubertät sowie die Reaktion des Kindes und der Bezugspersonen darauf als auch die weitere Entwicklung der Autonomie und damit verbundener Ablöseprozesse zu explorieren. Hierzu zählt auch die weitere Entwicklung der Beziehungen in Gleichaltrigengruppen einschließlich intimer Beziehungen. Im schulischen Bereich sollten Schulwechsel und die weitere Schulkarriere angesprochen werden.

## Hilfreiche Materialien

- Das *Explorationsschema für Psychische Störungen bei Kindern und Jugendlichen (EPSKI)* (siehe M01, S. 148 f.) orientiert sich an dieser Leitlinie.
- Angaben zu Risiken in der Säuglings- und Kleinkindperiode finden sich in den von den Kinderärzten ausgefüllten Untersuchungsheften. Hierbei stellt die U1 die Neugeborenen-Erstuntersuchung dar, die U2 erfolgt am 3. bis 10. Lebenstag, die U4 im 3. bis 4. Lebensmonat, die U5 im 6. bis 7. Lebensmonat, die U6 im 10. bis 12. Lebensmonat, die U7 vom 21. bis 24. Lebensmonat, die U8 vom 43. bis 48. Lebensmonat und die U9 vom 60. bis 64. Lebensmonat. Erhoben werden anamnestische Risiken während der Schwangerschaft sowie Risiken durch Erkrankungen und auch Nikotin-, Alkohol- oder Drogenmissbrauch der Mutter. Während der U-Untersuchung werden Befunde zur körperlichen Entwicklung sowie zu den Sinnesorganen, zur Motorik und zum Nervensystem erhoben. Hierzu gehören insbesondere die altersgemäßen fein- und grobmotorischen Funktionen.
- Im Schulalter können Zeugnisse und Klassenarbeiten zur Einschätzung der schulischen Leistungsfähigkeit und der Integration in die Klasse herangezogen werden.

## 2.1.7 Elternexploration: Einstellungen zur Therapie

**bisherige Bemühungen und Erwartungen**

Zum Abschluss der Exploration der Eltern sollten bisher unternommene Anstrengungen zur Bewältigung der Problematik und Behandlungsversuche sowie die Erwartungen und Einstellungen aller Beteiligten zur Therapie erfragt werden. Leitlinie 1.7 fasst die wesentlichen Aspekte hierzu zusammen.

**L1.7** **Leitlinie 1.7: Exploration der Eltern Einstellungen zur Therapie**

- Bisherige Versuche des Kindes/Jugendlichen selbst und der Familie sowie des Kindergartens/der Schule zur Bewältigung der Problematik und ihre Ergebnisse.
- Vorbehandlungen.
- Vorstellungen der Eltern, Erzieher/Lehrer und des Kindes/Jugendlichen zu den Ursachen der Störung (Störungskonzepte).
- Therapieerwartungen der Eltern, Erzieher/Lehrer und des Kindes/Jugendlichen.
- Bereitschaft der Eltern, Erzieher/Lehrer und des Kindes/Jugendlichen zur aktiven Mitarbeit.
- Behandlungsziele der Eltern, Erzieher/Lehrer und des Kindes/Jugendlichen (Zielsymptome).

**Effekte früherer Therapien**

Die bisherigen Bewältigungsversuche des Kindes/Jugendlichen selbst und in der Familie sowie im Kindergarten/in der Schule und ihre Ergebnisse wurden bereits bei der Exploration der einzelnen Problembereiche (siehe Leitlinie 1.2) angesprochen und können hier noch einmal als Ganzes erfragt werden. Häufig berichten Eltern, sie hätten schon alles probiert und nichts habe geholfen. Allerdings werden solche Interventionen häufig nur unsystematisch oder zu kurz durchgeführt. Bisherige ärztliche oder psychologische Behandlungsmaßnahmen sollten erfragt werden. Es ist wichtig festzuhalten, was solche Interventionen bewirkt haben und welche Einstellung Kind und Eltern zu diesen früheren Versuchen haben. Mit Einverständnis der Eltern können Behandlungsberichte eingeholt werden.

**Ursachen der Probleme**

Vorstellungen der Eltern über die Ursachen der Störung (*Störungskonzepte*) sind für die Behandlungsplanung von Bedeutung. Auch sie wurden bereits bei der Exploration der einzelnen Problembereiche (siehe Leitlinie 1.2) angesprochen und können hier noch einmal als Ganzes erfragt werden. Die Vorstellungen können von organischen Konzepten (Hirnschädigung, Vererbung) bis zu ausschließlich psychosozialen Verursachungskonzepten (falsche Erziehung, Eheprobleme) reichen. Störungskonzepte können mehr oder weniger verfestigt sein; manche Eltern haben sehr klare Vorstellungen, andere antworten auf die Frage, woher die Probleme wohl kommen könnten, dass sie keine genaue Vorstellung dazu haben und eben dies vom Untersucher wissen möchten. Die Eltern sollten auch nach den (mutmaßlichen oder mitgeteilten) Störungskonzepten des Kindes/Jugendlichen selbst und anderer wichtiger Bezugspersonen (Erzieher oder Lehrer) befragt werden.

**Wer muss was tun?**

Aus den Störungskonzepten und den bisherigen Therapieerfahrungen lassen sich häufig die *Therapieerwartungen* ableiten. Die Exploration der Therapieerwartungen ist für die Therapieplanung von besonderer Bedeutung, weil starke Diskrepanzen zwischen den Therapieerwartungen der Eltern und der Therapieplanung des Therapeuten zum Therapieabbruch führen können, wenn sie nicht angesprochen und vermindert werden. Die Eltern sollten auch zu den (mutmaßlichen oder mitgeteilten) Erwartungen der Erzieher/Lehrer und des Kindes/Jugendlichen exploriert werden.

**Wer will was?**

Die Bereitschaft der Eltern, Erzieher/Lehrer und des Kindes/Jugendlichen zur aktiven Mitarbeit (*Therapiemotivation*) bei verschiedenen Interventionsmöglichkeiten sollte abschließend erfragt werden. Die Behandlungsziele der Eltern, Erzieher/Lehrer und des Kindes/Jugendlichen sollten angesprochen werden. Endgültig vereinbart werden diese Ziele jedoch erst nach Abschluss der gesamten Diagnostik im Rahmen der Behandlungsplanung.

**Hilfreiche Materialien**

Das *Explorationsschema für Psychische Störungen bei Kindern und Jugendlichen (EPSKI)* (siehe M01, S. 148 f.) orientiert sich an dieser Leitlinie.

## 2.2 Exploration und psychopathologische Beurteilung des Kindes/Jugendlichen

**Kontext der Exploration**

Die Exploration und Verhaltensbeobachtung des Kindes/Jugendlichen sollte sowohl in Anwesenheit der Eltern als auch ohne sie erfolgen. Jüngere und ängstliche Kinder sollten zunächst in Anwesenheit der Eltern exploriert werden, um Unsicherheiten und Ängste abzubauen und schneller eine vertrauensvolle Beziehung zum Kind herstellen zu können. In einer solchen Situation kann es sehr hilfreich sein, zuerst das Kind in Anwesenheit der Eltern zu explorieren und danach erst die Eltern zu befragen. Bei einer Exploration des Kindes in Anwesenheit der Eltern können Diskrepanzen in der Beurteilung einzelner Aspekte durch Eltern und Kind unmittelbar erkannt und angesprochen werden, außerdem lässt sich die Eltern-Kind-Interaktion beobachten. Andererseits wird das Kind in einer solchen Situation keine Informationen preisgeben, die es bislang vor den Eltern geheim gehalten hat. Wenn die Eltern-Kind-Beziehung sehr angespannt ist, empfiehlt es sich zunächst das Kind alleine zu explorieren, weil bei einer gemeinsamen Exploration Spannungen den

Aufbau einer konstruktiven Beziehung erschweren. Jugendliche können anfangs gefragt werden, was ihnen zunächst lieber sei.

Leitlinie 2 fasst die bei der *Exploration und psychopathologischen Beurteilung des Kindes/Jugendlichen* relevanten Aspekte zusammen.

## L2 Leitlinie 2: Exploration und psychopathologische Beurteilung des Kindes/ Jugendlichen

### 1. Rahmen der Exploration

- Die Exploration und Verhaltensbeobachtung des Kindes/Jugendlichen sollte sowohl in Anwesenheit der Eltern als auch ohne sie erfolgen.

### 2. Ziele der Exploration und Verhaltensbeobachtung des Kindes

- Aufbau einer vertrauensvollen Beziehung zum Kind/Jugendlichen.
- Informationssammlung hinsichtlich des vorliegenden Problems, der Stärken und Defizite des Kindes/ Jugendlichen sowie der psychosozialen Bedingungen.
- Psychologische und psychopathologische Beurteilung des Kindes/ Jugendlichen in der Untersuchungssituation.

### 3. Methoden der Exploration

In Abhängigkeit vom Entwicklungsstand des Kindes/Jugendlichen und dem zu explorierenden Funktionsbereich:
- interaktive Spieltechniken.
- projektive Explorationstechniken.
- direkte Befragung.

### 4. Explorationsbereiche

- Vorbereitung und Orientierung des Kindes vor Beginn der Untersuchung.
- Spielerische Kontaktaufnahme, Klärung des Zwecks der Exploration und Exploration zu Aktivitäten, Talenten und Interessen des Kindes/Jugendlichen.
- Vorstellungsanlass und Erwartungen des Kindes.
- Zentrale Lebensbereiche (Familie, Kindergarten/Schule, Freizeit, Gleichaltrige).
- Spontan berichtete Problematik des Kindes.
- Andere psychische Auffälligkeiten des Kindes/Jugendlichen.
- Belastende Lebensereignisse und traumatische Erfahrungen.
- Einstellungen zur Therapie.

### 5. Psychopathologische Beurteilung, hinsichtlich

- Interaktionsverhalten.
- Aggressiv-dissoziales Verhalten.
- Intelligenz, Entwicklungsstörungen und schulischen Fertigkeiten.

- Aktivität und Aufmerksamkeit.
- Psychomotorik.
- Angst und Zwang.
- Stimmung und Affekt.
- Essverhalten.
- Körperlichen Beschwerden.
- Denken und Wahrnehmung.
- Gedächtnis, Orientierung und Bewusstsein.

**Information und Beziehung**

*Ziele der Exploration und Verhaltensbeobachtung des Kindes.* Mehr noch als die Exploration der Eltern dient die Exploration und Verhaltensbeobachtung des Kindes auch dem Beziehungsaufbau. Darüber hinaus sollen durch die Exploration und Untersuchung des Kindes einerseits Informationen zum vorliegenden Problem und den Kompetenzen des Kindes sowie den psychosozialen Bedingungen gesammelt werden. Andererseits soll der Untersucher den aktuellen psychischen Zustand des Kindes in der Untersuchungssituation psychologisch und psychopathologisch beurteilen. Durch die Exploration sammelt der Untersucher also Informationen darüber, wie das Kind oder der Jugendliche das Problem und die psychosozialen Bedingungen, unter denen es lebt, wahrnimmt und er überprüft den psychischen Zustand des Kindes/Jugendlichen direkt (psychopathologische Beurteilung).

**Exploration vs. psychopathologische Beurteilung**

Die Exploration besteht somit einerseits aus einer Befragung über wichtige Bereiche im Leben des Kindes und seine Funktionsfähigkeit in der Gegenwart und der Vergangenheit, einschließlich der aktuellen Probleme in der Familie, der Schule und anderen Lebensbereichen und andererseits aus Fragen zu seinem aktuellen psychischen Zustand in der Untersuchungssituation. Bei der psychopathologischen Beurteilung wird erhoben und beschrieben, wie das Kind in der Befragungs- oder Spielsituation wirkt und wie es sich verhält. In der Praxis lassen sich Exploration und psychopathologische Beurteilung als Prozesse nicht klar voneinander abgrenzen, sie verlaufen oft simultan. So beispielsweise, wenn der Untersucher eine konkrete Frage stellt, etwa, wer mit dem Kind zusammenwohnt oder wie es mit Geschwistern oder Lehrern auskommt. Die Antwort des Kindes liefert einerseits Informationen über diese Fakten und welche Gefühle es damit verbindet. Während der Interviewer die ausdrückliche Antwort des Kindes entgegennimmt, sammelt er aber auch Informationen über den aktuellen psychischen Zustand, beispielsweise ob das Kind mitarbeitet oder sich zurückweisend verhält; wie geschickt es seine Antwort strukturiert, wie vertrauensvoll oder misstrauisch es dem Untersucher gegenüber erscheint; wie sehr es sich anstrengt, zu gefallen oder wie sehr es Widerstand gegen die Befragung entwickelt.

**kindgemäß explorieren!**

*Methoden der Exploration.* Die Fähigkeit des Kindes, seine Erfahrungen und Gefühle zu begreifen und mitzuteilen, unterscheidet sich von derjenigen der Erwachsenen und wird tiefgreifend von Reifungs- und Entwicklungsfaktoren – seien es normale oder pathologische – beeinflusst. Der Untersucher muss daher in der Lage sein, sich mit dem Kind auf eine Weise zu verständigen und es zu verstehen, die dem Entwicklungsstand des Kindes angemessen ist. Um Informationen von einem Kind einzuholen, können daher vielfältige Kommunikationsformen gefordert sein, die außerhalb von Frage und Antwort oder eines Gespräches liegen. Die Exploration des Kindes erfordert also eine flexible Mischung interaktiver Spieltechniken, projektiver Explorationstechniken und direkter Befragung, wobei die Benutzung von Worten und Konzepten dem kognitiven, sprachlichen und emotionalen Entwicklungsstand des Kindes angepasst sein muss.

Exploriert man ein Kind oder einen Jugendlichen und untersucht seinen psychischen Zustand, so muss man mit der charakteristischen kindlichen Labilität rechnen und damit, dass es in unreifere Verhaltensweisen zurückfällt, wenn es müde, krank, furchtsam oder in unvertrauter Umgebung ist. Ein Erstinterview mag also potenziell brauchbare Informationen liefern und trotzdem nicht das optimale oder charakteristische Funktionsniveau des Kindes widerspiegeln. Häufig ist es daher sinnvoll, mehr als eine Exploration mit dem Kind/Jugendlichen durchzuführen, damit es/er mit dem Untersucher vertraut wird und ein typischeres und zutreffenderes Bild entstehen kann.

**Problemwahrnehmung**

Im Allgemeinen steigt die Zuverlässigkeit der vom Kind/Jugendlichen gemachten Angaben mit zunehmendem Alter, wobei sich die Tendenz zeigt, dass Kinder unter zehn Jahren die Symptome weniger zuverlässig schildern als ihre Eltern (Edelbrock et al., 1985). Die klinische Befragung des Kindes/Jugendlichen ermöglicht es, *direkt* zu explorieren, wie das Kind/der Jugendliche selbst seine Probleme wahrnimmt und eine psychopathologische Beurteilung durchzuführen. Die Befragung des Kindes kann darüber hinaus Informationen liefern, die man aus keiner anderen Quelle erhalten kann – beispielsweise das Ausmaß des subjektiven Leidens, Informationen über Affekte, verdeckte emotionale Befindlichkeiten und kognitive Phänomene (wie Ängste, Suizidgedanken, Zwangsgedanken oder Halluzinationen) als auch Geheimnisse (z.B. dissoziales Verhalten oder sexueller Missbrauch). Emotionale Auffälligkeiten und dissoziale Verhaltensweisen werden von Kindern und Jugendlichen im Allgemeinen häufiger berichtet als von ihren Eltern.

**Gedanken und Gefühle**

**Geheimnisse**

Es gibt keine feststehenden Regeln, wie die Exploration zu führen ist; sie orientiert sich an den hauptsächlichen Beschwerden und Auffälligkeiten, dem Alter des Kindes/Jugendlichen, seinem Entwicklungsstand, dem persönlichen Stil des Untersuchers sowie den Rahmenbedingungen der Untersuchung. Einige Informationen werden spontan berichtet, andere müssen erfragt oder durch andere gezielte Mittel der Datenerhebung herausgefunden werden.

Bei der Befragung von Kindern oder Jugendlichen kommt eine Mischung von Techniken zum Einsatz, die flexibel und einfühlsam auf das kognitive, sprachliche und Entwicklungsniveau des Kindes abgestimmt sein muss, sowie auf die mit dem Thema verbundenen emotionalen Schwierigkeiten und den Grad des Rapports. Neben der direkten Befragung können interaktive Spieltechniken und projektive Explorationstechniken angewandt werden.

*Interaktive Spieltechniken.* Kinder haben begrenzte Fähigkeiten, ihre Probleme, Gefühle und Beziehungen verbal mitzuteilen (Glasbourg & Aboud, 1982). Bei Kindern im Kindergarten- und Grundschulalter lassen sich nützliche Schlussfolgerungen aus Rollen- und Fantasiespielen mit Puppen, kleinen Figuren oder mit dem Untersucher selbst ableiten. Man erhält so Aufschluss über die Sorgen des Kindes, seine Wahrnehmungen und seine typische Art, Affekte und Impulse zu regulieren (Slade & Wolf, 1994; Solnit et al., 1993). Manchmal erleichtern auch Regel- und Tischspiele den Einstieg und sie erlauben zu beobachten, wie das Kind mit Spielregeln, Erfolgen und Misserfolgen umgeht. Dieses spielerische Angebot dient sowohl dem Beziehungsaufbau als auch der Informationssammlung und der psychologischen Beurteilung des Kindes. Der geübte Untersucher ist in der Lage, solche Spiele zu diagnostischen Zwecken und zum Herstellen einer Beziehung zum Kind einzusetzen, ohne das Informationsmaterial durch unberechtigte Spekulationen zu verzerren. Auch bei Jugendlichen kann die Beziehungsaufnahme zunächst durch spielerische Interaktionen hergestellt werden, wenn sich die Gesprächsführung als sehr mühsam erweist.

**Beziehung und Information durch Spiel**

*Projektive Explorationstechniken.* Eine Vielfalt formeller und informeller projektiver Explorationstechniken können den Einsatz von Regel-, Interaktions-, Rollen- und Fantasiespielen als weitere Mittel zur Exploration von Kindern und Jugendlichen ergänzen. Wie Spieltechniken können solche mehr kindgemäßen Techniken den Befragungsprozess erleichtern, weil sie dem Kind Spaß machen. Das Kind kann sich so schneller unbefangen fühlen und es lassen sich Bereiche erschließen, die dann weiter exploriert werden können. Projektive Testverfahren werden in Kapitel 2.5 dargestellt. An dieser Stelle sollen projektive Explorationstechniken besprochen werden, die in ihrem Einsatz sehr variabel sind. Dabei kann auch auf Material aus projektiven Testverfahren zurückgegriffen werden, etwa Materialien aus dem Sceno-Test oder Bildtafeln aus dem Thematischen Apperzeptionstest (TAT). Die Interpretation der so erhobenen Informationen muss aber mit der nötigen Zurückhaltung erfolgen.

**projektive Fragen**

Eine der am häufigsten eingesetzten Techniken ist es, das Kind aufzufordern, ein Bild zu malen; dabei kann der Inhalt völlig freigestellt oder ein spezielles Thema vorgegeben werden (beispielsweise eine Person, Familie des Kindes, Haus, Baum). Es sind auch verschiedene Systeme entwickelt worden, um die kognitiven und emotionalen Aspekte solcher Zeichnungen herauszuarbeiten. Übliche projektive Fragen sind:

- Mit welchem Tier würdest du am liebsten zusammen sein, mit welchem gar nicht?
- Wen würdest du auf eine einsame Insel mitnehmen?
- Was würdest du dir wünschen, wenn du drei Wünsche frei hättest?
- Fordert man das Kind oder den Jugendlichen auf, einen Traum, ein Buch, einen Film oder eine Fernsehsendung zu beschreiben, an die es sich erinnert, so kann man ebenfalls erfahren, wofür es/er sich interessiert, womit es/er sich beschäftigt und welche kognitiven Verzerrungen möglicherweise vorliegen.
- Fragt man das Kind nach seinen Zukunftsplänen, so erhält man Hinweise auf seine Sorgen, sein Selbstwertgefühl, seine Bestrebungen und Werte.

**keine Deutungen!**

Projektive Explorationstechniken können also sowohl beim Beziehungsaufbau als auch der Informationssammlung wertvolle Dienste leisten, ohne dass sehr weitreichende Deutungen oder symbolhafte Interpretationen vorgenommen werden müssen, deren empirische Grundlage meist nicht gegeben ist und die bei verschiedenen Untersuchern sehr unterschiedlich ausfallen.

**kindgemäße Worte**

*Direkte Befragung.* Befragt man das Kind über sein vorliegendes Problem oder andere Aspekte seines Lebens, so erfordert dies Einfühlungsvermögen, zeitliche Abstimmung, Berücksichtigung des kognitiven und sprachlichen Entwicklungsstands sowie Respekt für sein Selbstwertgefühl. Die Fragen müssen in Worte und Konzepte gekleidet sein, die für das Kind verständlich sind. Zu abstrakte oder wortreiche Fragen können das Kind verwirren, während direktive, geschlossene oder zu konkrete Fragen zu unproduktiven oder unzutreffenden Antworten führen können (Hill, 1985). Jüngere Kinder sind mitunter sehr angepasst und neigen zu sozial erwünschten Antworten; ältere Kinder vermeiden zuweilen traurige oder verletzbare Gefühle.

*Explorationsbereiche.* Leitlinie 2 fasst die Bereiche zusammen, auf die sich die Exploration des Kindes oder Jugendlichen erstreckt. Leitlinie 2.1 stellt differenzierte Hinweise zur Durchführung der Exploration von Kindern und Jugendlichen zusammen und gibt einige Explorationsbeispiele.

**Ängste abbauen**

- *Vorbereitung und Orientierung des Kindes.* Bevor das Kind dem Untersucher vorgestellt wird, sollten die Eltern mit dem Kind besprechen, wie die Untersuchung und Befragung ablaufen werden und welchen Zweck sie verfolgen. Am günstigsten ist es, man benutzt dazu Begriffe, die den Unterstützungsaspekt hervorheben und keine Herabsetzungen oder Anklagen beinhalten. So lässt es sich vermeiden, dass das Kind unnötigerweise in die Defensive gedrängt oder die Untersuchung in die Nähe einer Bestrafung gerückt wird. Jüngeren Kindern muss man möglicherweise mit Bezug auf die vorliegenden

Schwierigkeiten erklären, wer der Untersucher ist („eine Frau/ein Mann, der Kindern bei ihren Problemen oder Sorgen hilft") und die Versicherung (falls dies zutreffend ist), dass dort keine Nadeln eingesetzt oder andere schmerzhafte körperliche Eingriffe vorgenommen werden. Es ist auch wichtig, dass die Eltern dem Kind ausdrücklich erlauben und es darin bestärken, dem Untersucher alles anzuvertrauen, welche Sorgen es auch immer hat, sogar solche, die normalerweise Privatsache der Familie sind.

**Kontakt durch Spiel**

- *Spielerische Kontaktaufnahme, Klärung des Zwecks der Exploration und Exploration zu Aktivitäten, Talenten und Interessen des Kindes/ Jugendlichen.* Der Untersucher stellt sich vor und benennt kurz den Zweck der Exploration (s. o.). Insbesondere bei jüngeren Kindern ist es möglicherweise günstig, nicht sofort mit den vorliegenden Schwierigkeiten zu beginnen. Erste Priorität sollte es sein, dass sich das Kind ungezwungen fühlt. Dies erreicht man, indem man ihm Gelegenheit gibt, das Spielmaterial zu erkunden oder Fragen zu neutralen oder angenehmen Themen stellt und die Aktivitäten, Talente und Interessen des Kindes/Jugendlichen exploriert (z. B.: „Was spielst du gerne? Hast du ein Hobby?"). Diese Form des ersten Einstiegs liefert zudem wertvolle Informationen, etwa darüber, wie das Kind mit situativer Ängstlichkeit umgeht, über seine Freizeitinteressen und Fertigkeiten, seine Fähigkeit zu genießen, die Flüssigkeit seiner Sprache und seine soziale Anbindung. Jugendliche ab 16 Jahren sollten in der Regel mit „Sie" angesprochen werden, es sei denn, die Jugendlichen wünschen ausdrücklich das „Du".

- *Vorstellungsanlass und Erwartungen des Kindes.* Es ist nützlich, frühzeitig in der eigentlichen Befragung abzuklären, aus welchem Grund das Kind/der Jugendliche glaubt gekommen zu sein und welcher Grund ihm hierfür genannt wurde. Bei Jugendlichen kann diese Frage die Exploration einleiten. Bei jüngeren Kindern ist es ratsam zu warten, bis sie sich ungezwungen fühlen. Das Thema sollte nicht zu lange zurückgestellt werden, da eine zu große Verzögerung beim Kind den Eindruck erwecken könnte, es handle sich um ein Tabuthema oder es sei dem Untersucher unangenehm beziehungsweise er suche Ausflüchte. Fragt man das Kind, was es über den Grund des Besuches weiß, so hat der Untersucher die Gelegenheit, Missverständnisse anzusprechen beziehungsweise seine eigenen Vorstellungen über den Grund der Konsultation zusammenzufassen und in einen Rahmen zu bringen. Auch die Dauer der Untersuchung, Vertraulichkeit und die Rolle des Untersuchers sollten auf eine der Entwicklung angemessenen Art und Weise besprochen werden. Bei Kindern und Jugendlichen, die offen auf die Frage nach dem Vorstellungsanlass von Problemen berichten, sollten diese direkt weiter exploriert werden. Ansonsten ist es sinnvoll, das Kind/den Jugendlichen zunächst entlang der wichtigsten Lebensbereiche weiter zu explorieren.

**Vorstellungsanlass rechtzeitig ansprechen!**

| L2.1 | Leitlinie 2<br>Exploration der Kinder und Jugendlichen (etwa ab dem Schulalter) |
|---|---|

| Bereiche | Explorationsbeispiele (Einstiegsfragen) |
|---|---|
| **1. Kontaktaufnahme und Exploration**<br>– Durch Benennen des Zwecks der Exploration.<br>– Durch gemeinsames Spiel.<br>– Durch Exploration des Alltags des Kindes/Jugendlichen, seiner Interessen, Aktivitäten und Talente. | – Gehst du in den Kindergarten/in die Schule?<br>– Was spielst du gerne?<br>– Was interessiert dich besonders?<br>– Hast du ein Hobby?<br>– Machst du gerne Sport?<br>– Was kannst du besonders gut? |
| **2. Vorstellungsanlass und Erwartungen des Kindes/Jugendlichen**<br>– Durch Exploration der Sorgen, Veränderungswünsche des Patienten. | – Was denkst du, warum wollten deine Eltern, dass du hierher kommst?<br>– Gibt es aus deiner Sicht Probleme zu Hause oder in der Schule oder sonstwo?<br>– Was stört dich zu Hause am meisten?<br>– Wenn du einen Wunsch frei hättest, was sollte sich ändern?<br>– Was stört dich am meisten in der Schule? |
| **3. Wichtigste Lebens- und Funktionsbereiche**<br>Insbesondere:<br>– Familie (familiäre Bedingungen, Beziehungen zu den Eltern und Geschwistern).<br>– Beziehungen zu Geschwistern und anderen Familienmitgliedern.<br>– Schule (Beziehungen zu Lehrern, Klassenkameraden, schulische Leistungen).<br>– Freizeit (Interessen und Aktivitäten in der Familie, in Vereinen und mit Freunden).<br>– Freunde (Art, Anzahl, gemeinsame Aktivitäten). | – Wie kommst du mit deinen Eltern zurecht?<br>– Was läuft gut in deiner Familie was weniger gut?<br>– Wie kommst du mit deinen Geschwistern zurecht?<br>– Wie geht es in der Schule?<br>– Wie kommst du mit deinen Lehrern zurecht?<br>– Wie kommst du mit den Klassenkameraden zurecht?<br>– Wie sind deine Schulleistungen?<br>– Hast du Freunde/Feinde (Vornamen nennen lassen)?<br>– Was machst du mit deinen Freunden zusammen?<br>– Was machst du in deiner Freizeit (alleine, in der Familie, mit anderen)? |

| Bereiche | Explorationsbeispiele (Einstiegsfragen) |
|---|---|
| **4. Spontan berichtete Problematik des Kindes/Jugendlichen**<br>Für jedes einzelne Problem:<br>– Genaue Beschreibung der Problematik.<br>– Unmittelbare Auslöser oder Bedingungen, unter denen das Problem auftritt (und nicht auftritt).<br>– Auftretenshäufigkeit und Intensität der Problematik.<br>– Konsequenzen, wenn das Problem auftritt (und nicht auftritt).<br>– Entwicklung des Problems, ursprüngliche Auslöser, damalige Bedingungen und Konsequenzen.<br>– Verlauf des Problems, Zusammenhang mit Veränderungen psychosozialer Bedingungen.<br>– Vorausgegangene Bewältigungsversuche.<br>– Ausmaß der mit dem Problem verbundenen Belastungen und Beeinträchtigungen des Kindes/Jugendlichen.<br>– Einstellungen des Kindes und anderer zum Problem. | – Was sind die Probleme aus deiner Sicht?<br>– Was machst/fühlst/denkst du genau?<br>– Wann kommt das vor und wann nicht?<br>– Wie häufig passiert das (pro Tag/pro auslösender Situation: immer, manchmal, selten)?<br>– Was passiert dann? Wie geht das zu Ende?<br>– Wann hat das alles begonnen?<br>– Wie hat sich das Problem seitdem verändert?<br>– Womit hängen diese Veränderungen zusammen?<br>– Hast du schon einmal versucht, das Problem in den Griff zu bekommen?<br>– Wie stark belastet dich das Problem?<br>– Möchtest du, dass sich das Problem ändert? Warum?<br>– Was könntest du tun, damit sich das Problem ändert?<br>– Wer müsste sonst noch etwas tun, damit sich das Problem ändert? |
| **5. Befragung hinsichtlich anderer psychischer Auffälligkeiten, z. B.:**<br>– Depressive Symptomatik, z. B. negatives Selbstkonzept, mangelndes Selbstvertrauen.<br>– Suizidalität.<br>– Angststörungen.<br>– Aggressives Verhalten.<br>– Drogengebrauch bei Jugendlichen.<br>– Denkstörungen. | – Hast du das Gefühl, die anderen können fast alles besser als du?<br>– Bist du häufiger traurig oder hoffnungslos?<br>– Hast du schon einmal daran gedacht, dir das Leben zu nehmen?<br>– Hast du Angst vor Dingen, vor denen man eigentlich keine Angst zu haben braucht?<br>– Hast du Angst vor all dem, was noch auf dich zukommt?<br>– Hast du mehr Streit und Auseinandersetzungen als andere?<br>– Hast du schon einmal Alkohol oder Drogen ausprobiert?<br>– Kommst du von bestimmten Gedanken nicht los oder quälen dich manche Gedanken?<br>– Hast du das Gefühl, dass irgendetwas Seltsames vor sich geht? |

| Bereiche | Explorationsbeispiele (Einstiegsfragen) |
|---|---|
| **6. Therapie** | |
| – Bisherige eigene Bewältigungsversuche.<br>– Bisherige Therapieerfahrungen.<br>– Störungskonzepte des Kindes/Jugendlichen (Ursachen der Störung).<br>– Therapieerwartungen des Kindes/Jugendlichen.<br>– Bereitschaft des Kindes/Jugendlichen zur aktiven Mitarbeit.<br>– Behandlungsziele des Kindes/Jugendlichen (Zielsymptome). | – Hast du schon einmal versucht, die Probleme (benennen) in den Griff zu bekommen?<br>– Warst du schon einmal deshalb bei einem Arzt oder Psychologen? Wie war es da?<br>– Was meinst du, woher kommen die Probleme (benennen)?<br>– Was soll sich verändern? Was ist am wichtigsten?<br>– Möchtest du mithelfen, dass sich die Probleme ändern? |

**Lebensbereiche erfragen**

- *Wichtigste Lebensbereiche.* Es ist notwendig, das Kind über seine Interessen, Stärken, Schwächen und Gefühle in den wichtigsten Lebens- und Funktionsbereichen zu befragen. Hierzu gehören zunächst die Bedingungen in den Lebensbereichen Familie, Kindergarten/Schule, Freizeit und Gleichaltrige einschließlich der Beziehungen des Kindes/Jugendlichen in der Familie, zu Gleichaltrigen und zu Erziehern/Lehrern. Daneben sollte das innere Gefühl des Kindes für sein Selbst (einschließlich Körpergefühl und Befürchtungen) sowie seine innere Fantasiewelt angesprochen werden.

**Problemsicht des Kindes**

- *Spontan berichtete Problematik und psychische Auffälligkeiten des Kindes/Jugendlichen.* Das Kind/der Jugendliche wird hinsichtlich seiner spontan berichteten Problematik analog zu der Elternexploration (siehe Leitlinie L1.2) in allen Einzelheiten in altersgemäßer Weise befragt. Hierbei ist seine eigene Sicht der Problematik von besonderer Bedeutung. Diskrepanzen zwischen den Darstellungen der Eltern und Lehrer und jenen des Kindes/Jugendlichen sollten angesprochen werden, ohne jedoch den Eindruck entstehen zu lassen, dass man das Kind/den Jugendlichen der Lüge überführen wolle. Unterschiedliche Wahrnehmungen und Interpretationen der Probleme sollten als natürlich dargestellt werden, wobei dann später auf die möglichen Ursachen solcher Unterschiede eingegangen werden sollte. Je weniger die Eltern eine differenzierte Beschreibung der Problematik geben können – etwa weil die Probleme hauptsächlich außerhalb der Familie auftreten oder weil es sich um schwer beobachtbare Phänomen handelt (Angst, Depressivität), um so wichtiger sind die Angaben des Kindes/Jugendlichen.

**komorbide Symptome**

- *Befragung hinsichtlich anderer psychischer Auffälligkeiten.* Neben den Problemen und Symptomen, die das Kind/der Jugendliche spontan benennt, sollten alle anderen Symptombereiche vom Untersucher angesprochen werden, insbesondere solche, die sich auf verdeckte, wenig beobachtbare Phänomene (Gefühle und Gedanken) beziehen.

Leitlinie 2 enthält die wichtigsten Bereiche (unter dem Punkt psychopathologische Beurteilung), zu denen der Untersucher das Kind befragen sollte. Hauptsächlich während dieser Exploration, aber auch bei der Exploration der anderen Bereiche befragt der Untersucher das Kind auch zu seiner aktuellen psychischen Verfassung in der Untersuchungssituation und beurteilt diese (siehe unten).

**Lebensereignisse und Traumata**

- *Belastende Lebensereignisse und traumatische Erfahrungen.* Zentrale Lebensereignisse (wie Beginn des Kindergartenbesuches, Schulbesuches, Schulwechsel, Wohnortwechsel, Vergrößerung oder Verkleinerung der Familie, Trennung von der Familie) oder traumatische Erfahrungen von körperlicher Gewalt oder sexuellem Missbrauch in der Familie oder in der Umgebung sollten mit dem Kind/Jugendlichen angesprochen werden.

**Beobachtung und Exploration**

- *Exploration und Beobachtung psychopathologischer Symptomatik in der Untersuchungssituation.* Während der gesamten Exploration, einschließlich der spielerischen und projektiven Exploration, beobachtet und beurteilt der Untersucher das Verhalten des Kindes oder Jugendlichen, vor allem hinsichtlich folgender Bereiche:
  - körperliche Erscheinung,
  - Art der Beziehung zu Eltern und Untersucher, einschließlich der Bereitwilligkeit sich zu trennen,
  - Affekt,
  - Stimmung,
  - Orientierung im Hinblick auf Zeit, Ort und Person,
  - motorisches Verhalten (einschließlich Aktivierungsniveau, Koordination, Hemisphärendominanz, Tics oder stereotypes Verhalten),
  - Inhalt und Form des Denkens, einschließlich Halluzinationen, Wahnideen, Denkstörungen,
  - Sprechen und Sprache,
  - allgemeine Intelligenz,
  - Aufmerksamkeit sowie
  - Gedächtnis.

**Ursachen der Probleme**

Zur weiteren Klärung der aktuellen psychischen Befindlichkeit exploriert der Untersucher das Kind/den Jugendlichen gezielt, vor allem hinsichtlich nicht direkt beobachtbarer Phänomene wie Emotionen und Denken.

**notwendige Maßnahmen**

**Motivation des Kindes**

- *Einstellungen zur Therapie.* Das Kind/der Jugendliche sollte auch abschließend zu bisherigen eigenen Bewältigungsversuchen und jenen der Eltern oder anderer Bezugspersonen sowie zu vorangegangenen Behandlungen und seinen Erfahrungen damit befragt werden. Seine Bewertung der gegenwärtigen Probleme, seine Störungskonzepte (Wodurch werden die Probleme verursacht?) und seine Therapieerwartungen (Wer muss was ändern?) sowie seine eigene Bereitschaft, bei der Problembewältigung mitzuwirken, sind für die weitere Planung der Intervention um so wichtiger, je älter das Kind/der Jugendliche ist. Die Behandlungsziele des Kindes/Jugendlichen sollten hier ebenfalls exploriert werden; endgültig vereinbart werden diese Ziele jedoch erst nach Abschluss der gesamten Diagnostik im Rahmen der Behandlungsplanung.

**Hilfreiche Materialien**

- Das *Explorationsschema für Psychische Störungen bei Kindern und Jugendlichen (EP-SKI)*, das in Kapitel 4 (siehe M01, S. 148 f.) abgedruckt ist, kann auch zur Exploration des Kindes/Jugendlichen benutzt werden. Für die psychopathologische Beurteilung des Kindes/Jugendlichen in der Untersuchungssituation stellt das EPSKI einen eigenen Bereich zur Verfügung.
- Mit dem *Psychopathologischen Befund-System für Kinder und Jugendliche (CASCAP-D)* (Döpfner et al., 1999) (siehe Kap. 3.1.1, S. 126 f.) lässt sich ein breites Spektrum psychischer Auffälligkeiten bei Kindern und Jugendlichen noch genauer einschätzen. Es ist vor allem geeignet, einen systematischen Überblick über verschiedene psychische Funktionsbereiche zu erhalten und komorbide Auffälligkeiten abzuklären. Das Kind/der Jugendliche kann anhand dieses Verfahrens exploriert und seine psychische Verfassung in der Untersuchungssituation kann ebenfalls beurteilt werden.
- *Diagnose-Checklisten* aus dem *Diagnostik-System für Psychische Störungen im Kindes- und Jugendalter nach ICD-10 und DSM-IV, DISYPS-II* (Döpfner et al., 2008) (siehe Kap. 3.1.2, S. 129 f.) ermöglichen eine ausführliche Exploration von Symptomen aus verschiedenen Diagnosegruppen (Aufmerksamkeitsdefizit-/Hyperaktivitätsstörungen, Störungen des Sozialverhaltens, Angststörungen, Zwangsstörungen, depressive Störungen, tiefgreifende Entwicklungsstörungen, Tic-Störungen, Störungen sozialer Funktionen). Sie können auch bei der Exploration von Kindern/Jugendlichen, vor allem der differenzierten Beschreibung eines Problembereiches hilfreich sein.
- Hochstrukturierte Interviewverfahren liegen auch als Kinderinterviews vor. Im deutschen Sprachraum ist das *Diagnostische Interview bei psychischen Störungen im Kindes- und Jugendalter, Kinder-DIPS* von Unnewehr et al. (1998) publiziert worden. Allerdings spielen hochstrukturierte Interviews in der klinischen Praxis aus den in Kapitel 2.1 genannten Gründen keine große Rolle.

## 2.3 Exploration der Erzieher oder Lehrer und Erhebung anderer Informationen vom Kindergarten oder von der Schule

**Indikation der Erzieher-/Lehrer-Exploration**

Eine Exploration der Erzieher/Lehrer ist immer dann indiziert, wenn sich die psychischen Probleme des Kindes/Jugendlichen auch im Kindergarten/in der Schule manifestieren oder wenn sie durch Bedingungen im Kindergarten/in der Schule möglicherweise beeinflusst werden. Das ist in der Regel bei der Mehrzahl der Kinder und Jugendlichen der Fall, die wegen psychischer Auffälligkeiten vorgestellt werden. Falls das Kind nach der Schule eine Kindertagesstätte oder einen Kinderhort besucht, sollten auch die Erzieher dieser Einrichtung exploriert werden. Die Informationen der Eltern und des Kindes/Jugendlichen selbst über das Verhalten des Kindes/Jugendlichen im Kindergarten/in der Schule sind in der Regel nicht ausreichend, da sie sich häufig von den Einschätzungen der Erzieher/Lehrer unterscheiden.

Einverständnis der Eltern nötig

Die Kontaktaufnahme zu den Erziehern/Lehrern setzt das Einverständnis der Erziehungsberechtigten voraus und auch das Kind sollte (ab dem Schulalter) mit der Kontaktaufnahme einverstanden sein. Das Einverständnis der Erziehungsberechtigten sollte in schriftlicher Form vorliegen und muss möglicherweise den Erziehern/Lehrern übermittelt werden, bevor Erzieher/Lehrer zur Weitergabe von Informationen bereit sind. Eltern und Kinder/Jugendliche können Bedenken haben und negative Konsequenzen befürchten, wenn der Untersucher Kontakt zum Erzieher/Lehrer aufnimmt. Diese sollten mit den Eltern und dem Kind/Jugendlichen besprochen werden. Mitunter können die Bedenken abgebaut werden, wenn Vereinbarungen darüber getroffen werden, was den Erziehern/Lehrern mitgeteilt wird und was nicht. Mitunter ist es auch hilfreich, gemeinsame Gespräche mit Erziehern/Lehrern und Eltern (und Kind/Jugendlichem) zu vereinbaren, nicht nur, um den Eltern und dem Kind/Jugendlichen die Kontrolle über die Informationen zu geben, sondern auch, um Diskrepanzen in der Beurteilung zu klären. Es ist möglich, dass Untersuchungsaufträge gar nicht oder nur unvollständig erfüllt werden können, falls die Erziehungsberechtigten ihr Einverständnis zur Kontaktaufnahme mit Erziehern/Lehrern verweigern.

Bedenken

Die Exploration kann telefonisch oder im direkten Kontakt erfolgen. Sie kann durch Berichte, Zeugnisse, Klassenarbeiten, Schulhefte, Beurteilungen im Rahmen von Sonderschulaufnahmeverfahren und durch Fragebogen ergänzt werden. Fragebogenverfahren werden in Kapitel 2.4 ausführlich dargestellt. Wenn schriftliche Informationen bereits vorliegen, kann gezielter exploriert werden. Wenn das Kind die Schule besucht, wird in der Regel die Klassenlehrerin exploriert. In der Grundschule und in Sonderschulen können Lehrer das Verhalten des Kindes meist umfassend beurteilen, in den weiterführenden Schulen mit einem Fachlehrersystem ist dies problematischer. Die Einbeziehung von Lehrern, die in der Schule speziell für die Betreuung von Kindern mit psychischen Auffälligkeiten zuständig sind (Vertrauenslehrer), kann sehr hilfreich sein.

Anlass der Kontaktaufnahme

Leitlinie 3 gibt eine Übersicht über die bei der Exploration von Erziehern/Lehrern besonders wichtigen Aspekte. Nach der Klärung des Anlasses der Kontaktaufnahme und des Einverständnisses der Erziehungsberechtigten zur Erhebung und zum Austausch von Informationen sollte der Beziehungsstatus der Bezugsperson zum Kind (Wie lange ist das Kind schon bekannt? Wie häufig hat die Lehrerin Kontakt zum Kind? In welchen Fächern unterrichtet sie das Kind?) geklärt und Informationen über die bisherige Laufbahn des Kindes erhoben werden, soweit diese bekannt sind (z.B. Betreuung in einer Förder-/Sondereinrichtung, Zurückstellung von der Einschulung, Schulwechsel und Klassenwiederholungen, Sonderbeschulung, Status als Integrationsschüler, spezielle Förderungen im Kindergarten/in der Schule).

# L3 Leitlinie 3: Exploration von Erziehern oder Lehrern

## 1. Indikation für die Exploration von Erziehern/Lehrern

– Eine Exploration der Erzieher/Lehrer ist immer dann indiziert, wenn sich die psychischen Probleme des Kindes/Jugendlichen auch im Kindergarten/in der Schule manifestieren oder wenn sie durch Bedingungen im Kindergarten/in der Schule möglicherweise beeinflusst werden.

## 2. Rahmenbedingungen

– *Anlass der Kontaktaufnahme:* Klärung des Anlasses der Kontaktaufnahme und des Einverständnisses der Erziehungsberichtigten zur Erhebung und zum Austausch von Informationen.
– *Beziehungsstatus zum Kind:* Dauer und Häufigkeit, mit der Kontakt zum Kind besteht (Fächer).
– *Schullaufbahn,* einschließlich der Betreuung in einer Förder-/Sondereinrichtung, Zurückstellung von der Einschulung, Schulwechsel und Klassenwiederholungen, Sonderbeschulung, Status als Integrationsschüler, spezielle Förderungen im Kindergarten/in der Schule.

## 3. Probleme und Verhaltensauffälligkeiten des Kindes

– Einzelheiten der aktuellen Problematik, einschließlich genauer Beschreibung der Problematik, der unmittelbaren Auslöser oder Bedingungen, unter denen das Problem auftritt (und nicht auftritt), Auftretenshäufigkeit und Intensität der Problematik, Konsequenzen, wenn das Problem auftritt (und nicht auftritt).
– Entwicklung des Problems im Kindergarten/in der Schule, ursprüngliche Auslöser, damalige Bedingungen und Konsequenzen.
– Verlauf des Problems und Zusammenhang mit Veränderungen psychosozialer Bedingungen.
– Ausmaß der mit dem Problem verbundenen Belastungen des Kindes/Jugendlichen selbst, der anderen Kinder in der Gruppe/Klasse und der Bezugspersonen und Beeinträchtigungen sozialer, kognitiver oder schulischer Funktionen sowie ungünstige Einflüsse auf die weitere Entwicklung.
– Vorausgegangene Bewältigungsversuche im Kindergarten/in der Schule.
– Orientierende Exploration zu anderen psychischen Auffälligkeiten, vor allem zu Leistungsängsten, Trennungsschwierigkeiten, Fehlzeiten, Disziplinproblemen.

## 4. Entwicklungsstand, schulische Leistungen, relative Stärken und Interessen des Kindes/Jugendlichen

– Vor der Einschulung: Entwicklungsstand in den Bereichen Sprache (Sprachverständnis, Artikulation, Wortschatz, Satzbildung), Grobmotorik (Laufen, Ballspiele), Feinmotorik und visuelle Wahrnehmung (Zeichnen), Spielen (Ausdauer, Kreativität, Differenziertheit), praktische und soziale Selbstständigkeit und die Entwicklung der Sauberkeit.
– Im Schulalter: schulische Stärken und Schwächen in einzelnen Fächern.
– Schulische Lern- und Leistungsmotivation.

- Arbeitsverhalten, Fähigkeit zur Organisation von Lernprozessen und Arbeitsabläufen, Regelmäßigkeit der Hausaufgaben.
- Spezielle Interessen, Fähigkeiten und soziale Kompetenzen (bei der Kontaktaufnahme, der Selbstbehauptung und der Konfliktlösung).
- Humor, Charme, Begeisterungsfähigkeit, soziale Orientierung.

**5. Entwicklung des Kindes/Jugendlichen**

Seit der Aufnahme in die Institution bzw. seitdem das Kind der Bezugsperson bekannt ist, insbesondere hinsichtlich:
- Verlauf der Symptomatik (konstant, fluktuierend, Beeinflussung durch andere Belastungen).
- Entwicklung von Kompetenzen/schulischen Leistungen.

**6. Bedingungen im Kindergarten/in der Schule und in der Gleichaltrigengruppe**

Insbesondere hinsichtlich:
- Integration des Kindes in Gruppen (Kindergartengruppe, Klassenverband, andere Gleichaltrigengruppen, Freizeitgruppen).
- Belastender Bedingungen im Kindergarten/in der Schule (z. B. Gruppen-/ Klassengröße, Anteil verhaltensauffälliger Kinder oder von Kindern aus sozialen Randgruppen).
- Ressourcen im Kindergarten/in der Schule (z. B. Kleingruppenunterricht, Kleingruppenbeschäftigung, Integrationsmaßnahmen, Förderunterricht).
- Erzieher- bzw. Lehrer-Kind-Beziehung und Erzieher- bzw. Lehrer-Eltern-Beziehung.

**7. Therapie**

- Bewältigungsversuche im Kindergarten/in der Schule und ihre Ergebnisse.
- Störungskonzepte der Erzieher/Lehrer (Ursachen der Störung).
- Therapieerwartungen der Erzieher/Lehrer.
- Bereitschaft der Erzieher/Lehrer zur aktiven Mitarbeit.
- Behandlungsziele der Erzieher/Lehrer (Zielsymptome).

**Probleme des Kindes genau explorieren**

Die Probleme und Verhaltensauffälligkeiten des Kindes aus der Sicht der Erzieher/Lehrer sollten in allen Einzelheiten analog zu den Empfehlungen der Exploration bei den Eltern (siehe Leitlinie 1.2) erhoben werden – neben einer genauen Beschreibung der Problematik, der unmittelbaren Auslöser oder Bedingungen, unter denen das Problem auftritt (und nicht auftritt), auch die Auftretenshäufigkeit und Intensität der Problematik, sowie die Konsequenzen, wenn das Problem auftritt und wenn es nicht auftritt. Vor allem, wenn die Bezugsperson das Kind schon länger kennt, sollte die Entwicklung des Problems im Kindergarten bzw. in der Schule, die ursprünglichen Auslöser und die damaligen Bedingungen und Konsequenzen ebenso erfragt werden wie der Verlauf des Problems und der Zusammenhang mit Veränderungen im Kindergarten oder in der Schule.

Besonders wichtig ist es, das Ausmaß der mit dem Problem verbundenen Belastungen des Kindes/Jugendlichen selbst, der anderen Kinder in der Gruppe/Klasse und der Bezugspersonen zu erheben, weil damit auch Hinweise auf die Bereitschaft zur Mitarbeit bei der Verminderung der Problematik oder die Tendenz zum Ausschluss des Kindes aus der Institution gegeben werden. Die Exploration der bisherigen Versuche zur Bewältigung des Problems im Kindergarten und in der Schule können mögliche Ansatzpunkte für Interventionen im Kindergarten/in der Schule aufzeigen.

**Wie belastend ist das Kind?**

Neben den von den Erziehern/Lehrern spontan berichteten Problemen sollten andere psychische Auffälligkeiten entsprechend Leitlinie 1.2 (Exploration der Eltern) orientierend exploriert werden, vor allem Leistungsängste, Trennungsschwierigkeiten, Fehlzeiten, Disziplinprobleme im Kindergarten/in der Schule, soweit diese Aspekte nicht schon spontan von den Erziehern/Lehrern berichtet werden.

**Entwicklungsstand + Leistungen**

Die Exploration des Entwicklungsstandes bzw. der schulischen Leistungen und der relativen Stärken und Interessen des Kindes/Jugendlichen kann auch am Anfang des Gespräches stehen. Bei Kindern, die einen Kindergarten besuchen, sollte der Entwicklungsstand in den Bereichen Sprache (Sprachverständnis, Artikulation, Wortschatz, Satzbildung), Grobmotorik (Laufen, Ballspiele), Feinmotorik und visuelle Wahrnehmung (Zeichnen), Spielen (Ausdauer, Kreativität, Differenziertheit), praktische und soziale Selbstständigkeit und die Entwicklung der Sauberkeit erfragt werden. Diese Informationen sind deshalb besonders hilfreich, weil Kindergarten-Erzieherinnen den Entwicklungsstand meist differenzierter und objektiver beurteilen können als die Eltern.

**Stärken des Kindes**

Im Schulalter sollten die Lehrer zu schulischen Stärken und Schwächen in einzelnen Fächern, vor allem den Hauptfächern, befragt werden. Daneben ist die Lern- und Leistungsmotivation sowie das Arbeitsverhalten und die Regelmäßigkeit von Bedeutung, mit der Hausaufgaben gemacht werden. Neben den schulischen Fähigkeiten sollten jedoch auch andere spezielle Interessen, Fähigkeiten und soziale Kompetenzen des Kindes bei der Kontaktaufnahme, der Selbstbehauptung und der Konfliktlösung ebenso erfragt werden wie andere positive Eigenschaften, etwa Humor, Charme, Begeisterungsfähigkeit und soziale Orientierung. Äußerungen der Bezugspersonen zu diesen Aspekten geben auch Hinweise auf die Beziehung der Bezugsperson zum Kind.

**Ressourcen der Einrichtung**

Die Entwicklung des Kindes/Jugendlichen seit der Aufnahme in die Institution beziehungsweise seitdem das Kind der Bezugsperson bekannt ist, insbesondere hinsichtlich der Symptomatik aber auch seiner Kompetenzen und schulischen Leistungen, sollte exploriert werden. Wichtig ist auch die Exploration der Bedingungen im Kindergarten/in der Schule und in der Gleichaltrigengruppe, insbesondere hinsichtlich der Integration des Kindes in die Kindergartengruppe oder die Schulklasse sowie möglicher belastender Bedingungen im Kindergarten/in der Schule (z.B. Gruppen-/Klassengröße, Anteil verhaltensauffälliger Kinder) und der Ressourcen im Kindergarten/in der Schule (z.B. Kleingruppenunterricht, Kleingruppenbeschäftigung, Integrationsmaßnahmen, Förderunterricht). Wenn nicht schon im Verlauf der Exploration erkennbar, sollte auch die Beziehung der Erzieher bzw. Lehrer zum Kind (wie sehr ist die Bezugsperson belastet, was mag sie an dem Kind) sowie zu den Eltern angesprochen werden.

**Störungskonzepte**

Spätestens zum Ende der Exploration sollten die Bemühungen der Erzieher/Lehrer oder der gesamten Institution, die Probleme des Kindes/Jugendlichen zu bewältigen, thematisiert werden. Neben den Maßnahmen in der Kindergartengruppe oder der Schulklasse sowie Maßnahmen der Institution als Ganzes, sollten auch die Bemühungen der Bezugspersonen erfragt werden, mit den Eltern ins Gespräch zu kommen, sie zum Handeln zu motivieren oder sie direkt zu beraten. Falls dies nicht schon durch das vorangegangene Gespräch deutlich wurde, sollten die Störungskonzepte der Erzieher und Lehrer erfragt werden. Dabei ist es wichtig zu erkennen, inwiefern Erzieher/Lehrer die Ursachen beim Kind selbst, den Bedingungen in Kindergarten/Schule oder den Bedingungen in der Familie vermuten. Daran anschließend können die Erwartungen der Erzieher/Lehrer an die Untersuchung und die Therapie erfragt werden und die Bereitschaft der Erzieher/Lehrer zur aktiven Mitarbeit und zur Durchführung von Interventionen im Kindergarten/in der Schule. In einem weiteren Schritt können schließlich die Behandlungsziele der Erzieher/Lehrer auf der Ebene einzelner Zielsymptome erarbeitet werden.

**Verhaltensbeobachtung**

Wenn möglich, kann eine Verhaltensbeobachtung im Kindergarten/in der Schule durchgeführt werden. Bei komplexen Fällen oder wenn die Therapie nicht die gewünschten Erfolge zeigt, ist eine Verhaltensbeobachtung vor Ort auf jeden Fall empfehlenswert.

## Hilfreiche Materialien

- Das *Explorationsschema für Psychische Störungen bei Kindern und Jugendlichen (EP-SKI)*, das in Kapitel 4 (siehe M01, S. 148 f.) abgedruckt ist, kann auch zur Exploration von Erziehern/Lehrern benutzt werden (wenn nötig mit Eintragungen in einer anderen Farbe).
- Entwicklungsberichte, Zeugnisse, Beurteilungen vom Kindergarten oder der Schule können eine wichtige Grundlage für die weitere Exploration von Erziehern/Lehrern sein.
- Mit dem *Psychopathologischen Befund-System für Kinder und Jugendliche (CASCAP-D)* (Döpfner et al., 1999) (siehe Kap. 3.1.1, S. 126 f.) lässt sich ein breites Spektrum psychischer Auffälligkeiten von Kindern und Jugendlichen auch bei der Exploration von Erziehern/Lehrern einschätzen.
- *Diagnose-Checklisten* aus dem *Diagnostik-System für Psychische Störungen im Kindes- und Jugendalter nach ICD-10 und DSM-IV, DISYPS-II* (Döpfner et al., 2008) (siehe

Kap. 3.1.2, S. 129 f.) ermöglichen eine differenzierte Exploration von Symptomen aus verschiedenen Diagnosegruppen (Aufmerksamkeitsdefizit-/Hyperaktivitätsstörungen, Störungen des Sozialverhaltens, Angststörungen, Zwangsstörungen, depressive Störungen, tiefgreifende Entwicklungsstörungen, Tic-Störungen, Störungen sozialer Funktionen). Sie können auch bei der Exploration von Erziehern/Lehrern, vor allem der differenzierten Beschreibung eines Problembereiches, hilfreich sein.

- Spezielle Fragebögen können die Exploration erleichtern, wenn sie bereits vor dem Gespräch vorliegen (siehe Kap. 2.4).

## 2.4 Fragebogen- und Beobachtungsverfahren zur Verhaltens- und Psychodiagnostik

**retrospektives Urteil**

Bei Fragebogenverfahren, die in der Verhaltens- und Psychodiagnostik eingesetzt werden, wird nicht das Verhalten direkt erhoben, sondern es wird ein retrospektives Urteil über das Verhalten oder die emotionalen Befindlichkeiten des Kindes/Jugendlichen über einen bestimmten Zeitraum hinweg (z.B. im letzten Monat) eingeholt. Beobachtungsverfahren erfassen dagegen direkt das Verhalten in der Situation, in der es und zu dem Zeitpunkt zu dem es auftritt.

### 2.4.1 Fragebogenverfahren

**Arten von Fragebogen**

Leitlinie 4 gibt eine Übersicht über die Empfehlungen zur Anwendung von standardisierten Fragebogenverfahren, die eine wesentliche Erleichterung bei der Diagnostik psychischer Störungen darstellen können. Neben psychischen Auffälligkeiten können Persönlichkeitsmerkmale und Kompetenzen von Kindern und Jugendlichen per Fragebogen erfasst werden. Fragebogenverfahren können nach dem Beurteiler eingeteilt werden in Fremdurteilsverfahren, die Eltern, Erzieher, Lehrer oder andere Bezugspersonen beantworten und in Selbsturteilsverfahren, die das Kind oder der Jugendliche selbst beantwortet. Darüber hinaus lassen sich Fragebogenverfahren in Basisverfahren und störungsspezifische Verfahren unterteilen. *Basisverfahren (Breitbandverfahren)* erfassen ein breites Spektrum psychischer Störungen, während *störungsspezifische Verfahren* ein umgrenztes Störungsbild ausführlicher erheben (siehe Kap. 1.3).

**Voraussetzung für Fragebogen**

Verfahren zur Erfassung des Selbsturteils können erst dann eingesetzt werden, wenn das Kind weitgehend flüssig lesen kann; das ist in der Regel nicht vor dem Alter von acht bis neun Jahren der Fall. Die Fragen müssen dem intellektuellen und psychischen Entwicklungsstand des Kindes angemessen sein. Bei älteren Kindern, die Probleme mit dem Lesen haben, kann der Untersucher auch die Fragen vorlesen. Damit werden aber möglicherweise die Antworten des Kindes beeinflusst. Für Eltern mit Intelligenzminderung oder eingeschränkter Lesefähigkeit können Fragebogenverfahren eine Überforderung darstellen.

**geringe Übereinstimmung**

Generell sind die Zusammenhänge zwischen dem Eltern-, dem Erzieher- bzw. Lehrer- und dem Selbsturteil von Kindern und Jugendlichen eher gering, allenfalls im mittleren Bereich, so dass eine gesonderte Beurteilung wichtig ist. Durch einen Vergleich der Beurteilungen können wichtige Hinweise auf das Ausmaß der Generalisierung der Problematik und der Übereinstimmung zwischen den Beurteilern gewonnen werden (siehe Kap. 1).

**Vor- und Nachteile von Fragebogen**

Mitunter benennen Eltern und auch Kinder/Jugendliche Problembereiche in der anonymeren Fragebogensituation bereitwilliger als bei einer Exploration, bei der sie dem Untersucher Auge in Auge gegenübersitzen. Wenn Eltern und andere Bezugspersonen sowie Kinder oder Jugendliche von der Problematik sehr belastet sind, tendieren sie dazu, in Fragebogen Auffälligkeiten als stärker ausgeprägt zu beschreiben als dies möglicherweise der Fall ist (Tendenzen zur Simulation oder zum Aggravieren von Problemen). Dieser Effekt mag zwar auch bei der Exploration von Eltern oder Kindern/Jugendlichen auftreten, doch kann durch die Exploration dieser Effekt besser abgeschwächt und bei der klinischen Urteilsbildung berücksichtigt werden. Unter bestimmten Rahmenbedingungen können aber auch umgekehrt Dissimulationstendenzen bei der Bearbeitung von Fragebögen durch Eltern, durch Erzieher/Lehrer oder durch Kinder/ Jugendliche auftreten – beispielsweise, wenn die Vorstellung des Kindes nicht durch die Eltern, sondern durch die Schule oder das Jugendamt veranlasst worden ist.

## L4 Leitlinie 4: Fragebogenverfahren zur Verhaltens- und Psychodiagnostik

- Standardisierte Fragebögen für Eltern, für ältere Kinder/Jugendliche und für Erzieher/ Lehrer zur Erfassung von psychischen Auffälligkeiten, psychosozialen Kompetenzen und von Persönlichkeitsmerkmalen sind in der Diagnostik meist nützlich.
- Das Selbsturteil von Kindern kann per Fragebogen etwa ab dem Alter von acht bis neun Jahren erhoben werden. Die Fragen müssen jedoch dem intellektuellen und psychischen Entwicklungsstand des Kindes angemessen sein. Die Lesefähigkeit des Kindes muss sicher gestellt sein.
- Für Eltern mit Intelligenzminderung oder eingeschränkter Lesefähigkeit können Fragebogenverfahren eine Überforderung darstellen.
- Da die Urteile von Eltern, Erziehern oder Lehrern und älteren Kindern/Jugendlichen häufig differieren, sollten möglichst viele Beurteiler berücksichtigt werden.
- Bei der Interpretation der Fragebogen sollten die Bedingungen, unter denen die Fragebogen beantwortet werden, und mögliche Simulations- oder Dissimulationstendenzen von Beurteilern berücksichtigt werden.

- Fragebogen, die ein breites Spektrum psychischer Auffälligkeiten und psychosozialer Kompetenzen abdecken (Basisverfahren), erlauben einen guten Überblick über psychische Auffälligkeiten.
- Störungsspezifische Fragebogen ermöglichen eine differenzierte Einschätzung einzelner psychischer Auffälligkeiten.
- Bei der Erfassung aggressiver oder hyperkinetischer Auffälligkeiten sind Eltern- und Erzieher-/Lehrerfragebögen meist valider als Selbsturteilsverfahren.
- Bei der Erfassung emotionaler Auffälligkeiten können Selbsturteilsverfahren sensibler sein.
- Die Ergebnisse von Fragebogenverfahren können bei einer weitergehenden Exploration genutzt werden und Diskrepanzen zwischen verschiedenen Beurteilern können gezielt exploriert werden.

**zuerst Basisverfahren, danach spezifische Verfahren**

Fragebogen, die ein breites Spektrum psychischer Auffälligkeiten und psychosozialer Kompetenzen abdecken (Basisverfahren), erlauben einen guten Überblick über psychische Auffälligkeiten. Fragebogensysteme, die bei verschiedenen Beurteilern Informationen in vergleichbarer Weise erheben, ermöglichen einen guten direkten Vergleich über ein breites Spektrum an Auffälligkeiten. Störungsspezifische Fragebogen erlauben eine differenzierte Einschätzung einzelner psychischer Auffälligkeiten. Auch hierbei ist auf Verfahren zu achten, die eine umschriebene Symptomatik bei verschiedenen Beurteilern in vergleichbarer Weise erheben. Häufig ist es sinnvoll, zunächst Basisverfahren einzusetzen und in einem zweiten Schritt auf der Grundlage der Ergebnisse dieser Verfahren und der Exploration mit Hilfe spezifischer Fragebogen umschriebene Auffälligkeiten differenzierter zu erfassen (siehe Kap. 1.3).

**emotionale Probleme**

Bei der Erfassung aggressiver oder hyperkinetischer Auffälligkeiten sind Eltern- und Erzieher-/Lehrerfragebögen meist valider als Selbsturteilsverfahren, teilweise weil die Kinder und Jugendlichen die expansive Symptomatik anders wahrnehmen, teilweise weil in diesen Fällen häufig Dissimulationstendenzen wirksam sind. Allerdings können Bezugspersonen, die sehr unter der Symptomatik des Kindes leiden, auch zum Aggravieren neigen. Emotionale Auffälligkeiten werden häufig in Selbsturteilsverfahren sensibler erfasst als durch das Fremdurteil; teilweise trifft dies auch für Auffälligkeiten zu, die vom Kind oder Jugendlichen gegenüber Bezugspersonen verheimlicht werden (dissoziale Auffälligkeiten und Drogenkonsum).

**Informationen auf Skalen- und Itemebene nutzen!**

Die Ergebnisse von Fragebogenverfahren können bei einer weitergehenden Exploration genutzt werden. Dabei können sowohl die Ergebnisse auf Skalenebene als auch auf Itemebene berücksichtigt werden. Die Ergebnisse auf Skalenebene informieren zunächst durch den Vergleich mit einer Normstichprobe über das Ausmaß von Verhaltensproblemen in den erfassten Bereichen. Auf Itemebene können darüber hinaus einzelne Antworten hinterfragt werden und zu einer weitergehenden Exploration Anlass geben. Auf diese Weise lassen sich auch die Diskrepanzen zwischen verschiedenen Beurteilern gezielt explorieren (siehe Kap. 2.8).

## Hilfreiche Materialien

- Um eine Übersicht über Verhaltensauffälligkeiten, emotionale Auffälligkeiten, soziale Kompetenzen oder Persönlichkeitsmerkmale des Kindes nach dem Urteil der Eltern, der Erzieher/Lehrer oder auch des Kindes/Jugendlichen selbst zu bekommen, können Basisverfahren eingesetzt werden, die ein breites Spektrum psychischer Störungen abdecken: Tabelle 8 gibt eine Übersicht über die wichtigsten deutschsprachigen Verfahren. In Kapitel 3 werden die meisten Verfahren differenzierter vorgestellt.
- Im Vorschulalter (3 bis 6 Jahre) kann der *Verhaltensbeurteilungsbogen für Vorschulkinder (VBV)* (siehe Kap. 3.1.3, S. 131 f.) eingesetzt werden, der als *Elternfragebogen (VBV-EL)* und als *Erzieherfragebogen (VBV-ER)* vorliegt (Döpfner et al., 1993a). Sowohl im Elternurteil als auch im Erzieherurteil werden Verhaltensauffälligkeiten und Verhaltenskompetenzen auf vergleichbaren Skalen erfasst, so dass ein direkter Vergleich der Verhaltensweisen in der Familie nach dem Urteil der Eltern und im Kindergarten nach dem Urteil der Erzieherin möglich ist. Für den Elternfragebogen und den Erzieherfragebogen werden vier Skalen gebildet (1. Sozial-emotionale Kompetenzen, 2. Oppositionell-aggressives Verhalten, 3. Aufmerksamkeitsstörung und Hyperaktivität versus Spielausdauer, 4. Emotionale Auffälligkeiten). Beide Fragebögen werden außerdem durch eine Symptomliste ergänzt, in der umschriebene Auffälligkeiten (z. B. Einnässen oder Einkoten) erhoben werden. Da das System auf das Vorschulalter begrenzt ist, kann die alterstypische Ausprägung der Verhaltensauffälligkeiten und Verhaltenskompetenzen gut erfasst werden, was bei Fragebogensystemen, die einen großen Altersbereich abdecken (z. B. ASEBA, siehe unten), weniger gut möglich ist.
- Das umfassendste System und international am weitesten verbreitete System stellt das von Achenbach (1991a; b; c; d; 1992; 1997a; b; Achenbach & Rescorla, 2000, 2001, 2003) entwickelte „Achenbach System of Empirically Based Assessment" (ASEBA) dar, dessen deutsche Fassung von der Arbeitsgruppe Deutsche Child Behavior Checklist (1993a; b; 1998a; b, c; d; 2000a; b) bearbeitet wurde (siehe Kap. 3.4). Die Bibliographie der international publizierten Studien, welche *die Child Behavior Checklist* oder davon abgeleitete Fragebogen einsetzten, zählt mittlerweile über 5000 Publikationen. Die Fragebogen wurden inzwischen in fast 60 Sprachen übersetzt. Abbildung 6 gibt einen Überblick über die in deutscher Sprache publizierten Instrumente.

Die Fragebogen erfassen Verhaltensauffälligkeiten und Verhaltenskompetenzen von Kindern und Jugendlichen ab dem Alter von 1½ bis über 18 Jahren im Urteil von Eltern und Erziehern bzw. Lehrern und ab dem Alter von 11 Jahren auch im Selbsturteil der Kinder und Jugendlichen. Alle Verfahren setzen sich aus zwei Teilen zusammen. Im ersten Teil werden Kompetenzen von Kindern/Jugendlichen (wie z. B. Anzahl der Freizeitaktivitäten, Anzahl von Freunden, schulische Leistungen) erhoben und im zweiten Teil werden Verhaltensauffälligkeiten, emotionale Auffälligkeiten und somatische Beschwerden erfasst. Die Verhaltenskompetenzen werden zu Skalen zusammengefasst, deren Reliabilität aufgrund der geringen Itemzahl für die Individualdiagnostik jedoch nicht ausreichend ist. Der Schwerpunkt dieser Instrumente liegt auf dem zweiten Teil, in dem die Verhaltensauffälligkeiten und emotionalen Auffälligkeiten erhoben werden. Den Kern des Fragebogensystems bilden der *Elternfragebogen über das Verhalten von Kindern und Jugendlichen (CBCL/4-18)*, der *Lehrerfragebogen über das Verhalten von Kindern und Jugendlichen (TRF)* und der *Fragebogen für Jugendliche (YSR). In diesen drei Verfahren* sind 89 Items zur Erfassung von Auffälligkeiten identisch. In allen drei Verfahren werden acht weitgehend identische Problemskalen gebildet. Die Skalen *Sozialer Rückzug; Körperliche Beschwerden; Ängstlich/Depressiv* werden zu der übergeordneten Skala *Internalisierende Auffälligkeiten* zusammengefasst. Die Skalen *Dissoziales Verhalten* und *Aggressives Verhalten* bilden die

**Tabelle 8:** Fragebogenverfahren zur Erfassung eines breiten Spektrums psychischer Auffälligkeiten und von Verhaltenskompetenzen.

| Name | Autoren | Alter | Urteilsart | Skalen | Zusätzliche Informationen |
|---|---|---|---|---|---|
| VBV-EL Verhaltensbeurteilungsbogen für Vorschulkinder – Elternfragebogen | Döpfner et al. (1993a) | 3–6 | Elternurteil | Sozial-emotionale Kompetenzen, Oppositionell-aggressives Verhalten, Aufmerksamkeitsdefizite und Hyperaktivität vs. Spielausdauer, Emotionale Auffälligkeiten. | 53 Items, zusätzlich Symptomliste mit umschriebenen Auffälligkeiten, Gesamtauffälligkeitswert. Zusätzlich Kurzform (Berner et al., 1992) |
| VBV-ER Verhaltensbeurteilungsbogen für Vorschulkinder – Erzieherfragebogen | Döpfner et al. (1993a) | 3–6 | Erzieherurteil | siehe VBV-EL. | 93 Items, zusätzlich Symptomliste mit umschriebenen Auffälligkeiten, Gesamtauffälligkeitswert. Zusätzlich Kurzform (Berner et al., 1992). |
| CBCL 1½-5 Elternfragebogen für Klein- und Vorschulkinder | Arbeitsgruppe Deutsche Child Behavior Checklist (2000a) | 1½–5 | Elternurteil | Sozialer Rückzug, Körperliche Beschwerden, Ängstlich/Depressiv, Destruktives Verhalten, Aggressives Verhalten, Schlafprobleme. | Deutsche Fassung der CBCL 1½–5, 99 Problemitems, übergeordnete Skalen: (1) Externalisierende, (2) Internalisierende Auffälligkeiten, (3) Gesamtauffälligkeit; noch keine deutsche Normierung. |
| C-TRF 1½-5 Fragebogen für ErzieherInnen von Klein- und Vorschulkindern | Arbeitsgruppe Deutsche Child Behavior Checklist (2000b) | 1½–5 | Erzieherurteil | siehe CBCL 1½–5. | Deutsche Fassung der C-TRF 1½–5, 99 Problemitems, übergeordnete Skalen siehe CBCL 1½–5 noch keine deutsche Normierung. |
| CBCL4-18 Elternfragebogen über das Verhalten von Kindern und Jugendlichen | Arbeitsgruppe Deutsche Child Behavior Checklist (1998a) | 4–18 | Elternurteil | 3 Kompetenzskalen (Aktivitäten, Soziale Kompetenzen, Schulische Leistungen). 8 Problemskalen (Sozialer Rückzug, Körperliche Beschwerden, Ängstlich/Depressiv, Dissoziales Verhalten, Aggressives Verhalten, Soziale Probleme, Schizoid/Zwanghaft, Aufmerksamkeitsprobleme). | Deutsche Fassung der CBCL 4–18 (Achenbach, 1991a), Kompetenzitems und 120 Problemitems, übergeordnete Skalen siehe CBCL 1½–5, deutsche Normierung |
| LSL Lehrereinschätzliste für Sozial- und Lernverhalten | Petermann & Petermann (2006) | 6–19 | Lehrerurteil | 10 Kompetenzskalen für<br>- Sozialverhalten<br>- Lernverhalten | Ausschließlich Kompetenzen können anhand von 50 Items (pro Skala 5 Items) erfasst werden; aktuelle Normierung |

Fortsetzung Tabelle 8.

| Name | Autoren | Alter | Urteilsart | Skalen | Zusätzliche Informationen |
|---|---|---|---|---|---|
| TRF<br>Lehrerfragebogen über das Verhalten von Kindern und Jugendlichen | Arbeitsgruppe Deutsche Child Behavior Checklist (1993a) | 6–18 | Lehrerurteil | Keine Kompetenzskalen,<br>8 Problemskalen wie CBCL. | Deutsche Fassung der Teacher's Report Form der Child Behavior Checklist (Achenbach, 1991b),<br>Itemzahl und übergeordnete Skalen siehe CBCL 1½–5;<br>noch keine deutsche Normierung. |
| YSR<br>Fragebogen für Jugendliche | Arbeitsgruppe Deutsche Child Behavior Checklist (1998b) | 11–18 | Selbsturteil | 2 Kompetenzskalen (Aktivitäten, Soziale Kompetenzen),<br>8 Problemskalen wie CBCL. | Deutsche Fassung des Youth Self-Report der Child Behavior Checklist (Achenbach, 1991c)<br>Itemzahl und übergeordnete Skalen siehe CBCL 1½–5,<br>deutsche Normierung. |
| SDQ<br>Fragebogen zu Stärken und Schwächen | Koglin et al. (2007)<br>Woerner et al. (2002) | 3–16<br><br><br>11–16 | Elternurteil<br>Erzieher-/Lehrerurteil<br><br>Selbsturteil | emotionale Probleme, externalisierende Verhaltensauffälligkeiten, Hyperaktivität/Unaufmerksamkeit, Probleme mit Gleichaltrigen, prosoziales Verhalten | 25 Items,<br>vor allem als Screening geeignet. |
| SCL 90-R<br>Symptom-Checkliste | Franke (2002) | Ab 14 | Selbsturteil | Insgesamt 9 Skalen (z. B. Somatisierung, Zwanghaftigkeit, Depressivität, Ängstlichkeit). | 90 Items,<br>wird vor allem bei Erwachsenen angewandt. |
| PFK 9-14<br>Persönlichkeitsfragebogen für Kinder | Seitz & Rausche (2004) | 9–14 | Selbsturteil | Insgesamt 15 Skalen in drei Äußerungsbereichen der Persönlichkeit (Verhaltensstile, Motive, Selbstbild). | Persönlichkeitsfragebogen,<br>geringe klinische Orientierung,<br>sehr umfassendes Fragebogensystem. |
| FPI-R<br>Freiburger Persönlichkeitsinventar | Fahrenberg et al. (2001) | Ab 16 | Selbsturteil | 10 Standardskalen (Lebenszufriedenheit, Soziale Orientierung, Leistungsorientierung, Gehemmtheit, Erregbarkeit, Aggressivität, Beanspruchung, Körperliche Beschwerden, Gesundheitssorgen, Offenheit). | Persönlichkeitsfragebogen,<br>verschiedene Fragebogenformen und Kurzfassungen. |

<table>
<tr><th colspan="4">Fragebogenverfahren der<br>Arbeitsgruppe Deutsche Child Behavior Checklist</th></tr>
<tr><th>Alter</th><th>Elternurteil</th><th>Erzieher-/Lehrerurteil</th><th>Selbsturteil</th></tr>
<tr><td>1,5<br>3</td><td>CBCL 1,5-5<br>Elternfragebogen für<br>Klein- und Vorschulkinder</td><td rowspan="2">C-TRF 1,5-5<br>Fragebogen für<br>ErzieherInnen von Klein-<br>und Vorschulkindern</td><td rowspan="3"></td></tr>
<tr><td>4<br>5</td><td></td></tr>
<tr><td>6<br>10</td><td rowspan="2">CBL 4-18<br>Elternfragebogen über<br>das Verhalten von<br>Kindern und<br>Jugendlichen</td><td rowspan="2">TRF<br>Lehrerfragebogen über<br>das Verhalten von<br>Kindern und<br>Jugendlichen</td></tr>
<tr><td>11<br>18</td><td>YSR<br>Fragebogen für<br>Jugendliche</td></tr>
<tr><td>18<br>30</td><td>YABCL<br>Elternfragebogen über<br>das Verhalten junger<br>Erwachsener</td><td></td><td>YASR<br>Fragebogen für junge<br>Erwachsene</td></tr>
</table>

**Abbildung 6:** Von der Arbeitsgruppe Deutsche Child Behavior Checklist publizierte und vertriebene deutschsprachige Verfahren aus dem Achenbach System of Empirically Based Assessment (ASEBA).

übergeordnete Skala *Externalisierende Auffälligkeiten*. Die restlichen drei Skalen mit den Bezeichnungen *Soziale Probleme, Schizoid/Zwanghaft* und *Aufmerksamkeitsprobleme* sind keiner übergeordneten Skala zugeordnet. Die faktorielle Validität und die Reliabilität der Problemskalen konnte auch für deutsche Stichproben weitgehend bestätigt werden. Die Normierung des Elternfragebogens und des Fragebogens für Jugendliche erfolgte anhand einer umfangreichen bundesweit repräsentativen Stichprobe. In Kapitel 3 (siehe Kap. 3.1.4, S. 132 f.) werden diese Verfahren ausführlich beschrieben.

Für die Beurteilung von Kindern im Alter von eineinhalb bis fünf Jahren kann der *Elternfragebogen für Klein- und Vorschulkinder (CBCL 1½-5)* eingesetzt werden, der 2001 den CBCL 2-3 ablöste. Zur Erfassung des Urteils von Erzieherinnen in der Kinderkrippe und im Kindergarten wurde der *Fragebogen für ErzieherInnen von Klein- und Vorschulkindern (CRF 1 ½-5)* entwickelt. Diese Fragebogen enthalten ähnliche Skalen wie die Fragebogen für ältere Kinder. Allerdings liegen noch keine deutschen Normen für diese Instrumente vor. Für Heranwachsende und junge Erwachsene wurde außerdem der Fragebogen für junge Erwachsene (YASR) und der Elternfragebogen über das Verhalten junger Erwachsener (YABCL) entwickelt. Auch für diese Fragebogen liegen noch keine deutschen Normen vor.

- Der *Fragebogen zu Stärken und Schwächen* (SDQ; Koglin et al., 2007; Woerner et al., 2002) ist ein kurzer Fragebogen zum Screening von Verhaltensauffälligkeiten bei 4 bis 16 Jahre alten Kindern. Er besteht aus 25 Merkmalen, die sich auf 5 Subskalen verteilen (emotionale Probleme, externalisierende Verhaltensauffälligkeiten, Hyperaktivität/Unaufmerksamkeit, Probleme mit Gleichaltrigen, prosoziales Verhalten). Es gibt eine Elternversion für 3- bis 4-Jährige und für 4- für 16-Jährige, eine Erzieher-/Lehrerversion und eine Version für Jugendliche. Aufgrund seiner Kürze eignet er sich vor allem für das Screening; eine umfangreichere Erfassung wie mit der CBCL und den davon abgeleiteten Verfahren ist nicht möglich (siehe Kap. 3.1.5, S. 136 f.).

**Tabelle 9:** Auswahl an Fragebogenverfahren zur Erfassung psychischer Auffälligkeiten für die störungsspezifische Verhaltens- und Psychodiagnostik.

| Name | Autoren | Störung | Alter | Urteilsart | SkalenAussagebereich | Zusätzliche Informationen |
|---|---|---|---|---|---|---|
| AFS<br>Angstfragebogen für Schüler | Wieczerkowski et al. (1981) | Angst | 9–17 | Selbsturteil | Prüfungsangst<br>Manifeste Angst<br>Schulunlust | Zusätzlich Einschätzskalen für Lehrer |
| PHOKI<br>Phobienfragebogen für Kinder | Döpfner et al. (2006) | Angst | 8–18 | Selbsturteil | Angst vor Gefahr und Tod, Trennungsängste, Soziale Ängste, Angst vor Bedrohlichem/Unheimlichem, Tierphobien, Angst vor medizinischen Eingriffen, Schul- und Leistungsangst | Deutsche Adaptation des Fear Survey for Children-Revised (FSSFC-R) |
| FBB-ANG/SBB-ANG<br>Fremdbeurteilungs-/Selbstbeurteilungsbogen – Angststörungen | Döpfner et al. (2008) | Angst | 4–18<br>11–18 | Selbsturteil<br>Fremdurteil | Trennungsangst<br>Generalisierte Angst<br>Soziale Angst<br>Spezifische Phobie | Bestandteil vom DISYPS-II, wird ergänzt durch klinisches Urteil in Diagnose-Checkliste (DCL-ANG) |
| DAI<br>Differentielles Leistungsangst-Inventar | Rost & Schermer (1997) | Angst | 8.–13. Klasse | Selbsturteil | 12 Skalen erfassen Angst, auslösende und nachfolgende Bedingungen und Bewältigungsstrategien | |
| FBB-AHDS/SBB-ADHS<br>Fremdbeurteilungs-/Selbstbeurteilungsbogen – Aufmerksamkeitsdefizit-/Hyperaktivitätstörungen | Döpfner et al. (2008) | Hyperkinetische Störung | 4–18<br>11–18 | Selbsturteil<br>Fremdurteil | Aufmerksamkeitsstörung<br>Überaktivität<br>Impulsivität | Bestandteil vom DISYPS-II, wird ergänzt durch klinisches Urteil in Diagnose-Checkliste (DCL-ADHS) |
| EAS-M/EAS-J<br>Erfassungsbogen für aggressives Verhalten in konkreten Situationen | Petermann & Petermann (2000) | Aggression | 9–13 | Selbsturteil | 22 Konfliktsituationen aus Alltagsbereichen von Kindern | Situations- und geschlechtsspezifische Diagnostik aggressiven Verhaltens |
| FBB-SSV/SBB-SSV<br>Fremdbeurteilungs-/Selbstbeurteilungsbogen – Störung des Sozialverhaltens | Döpfner et al. (2008) | Aggression | 4–18<br>11–18 | Selbsturteil<br>Fremdtrteil | Oppositionell-aggressives Verhalten<br>Dissozial-aggressives Verhalten | Bestandteil vom DISYPS-II, wird ergänzt durch klinisches Urteil in Diagnose-Checkliste (DCL-SSV) |

- Die *Lehrereinschätzliste für Sozial- und Lernverhalten* (LSL; Petermann & Petermann, 2006) hat sich als kurzgefasste Einschätzliste, die sowohl Lehrer als auch Erzieher ab der Altersgruppe von fünf Jahren verwenden können, als hilfreich herausgestellt. Die LSL bezieht sich auf zehn Bereiche, die durch jeweils fünf Fragen, die sich auf Ressourcen des Kindes beziehen, erfasst werden. Für das Sozialverhalten liegen sechs Bereiche vor (Kooperation, Selbstwahrnehmung, Selbstkontrolle, Einfühlungsvermögen, Hilfsbereitschaft, Selbstbehauptung, Sozialkontakt). Das Lernverhalten wird durch vier Aspekte erfasst (Anstrengungsbereitschaft/Ausdauer, Konzentration, Selbstständigkeit, Sorgfalt beim Lernen). Auf die LSL wird in Kapitel 3.1.6 (S. 137 f.) ausführlich eingegangen.
- Im Jugendalter können darüber hinaus Instrumente eingesetzt werden, die für Jugendliche und Erwachsene entwickelt wurden, etwa die SCL-90-R (Franke, 2002), die zur Erfassung psychischer Auffälligkeiten von Erwachsenen häufig verwendet wird. Neben diesen Verfahren, die klinisch relevante Symptome erfassen, liegen Verfahren aus dem Bereich der Persönlichkeitsdiagnostik vor, die allgemeine Persönlichkeitsdimensionen erheben. Am bekanntesten sind der *Persönlichkeitsfragebogen für Kinder (PFK 9-14)* und das *Freiburger Persönlichkeitsinventar (FPI)*, das im Jugendalter eingesetzt werden kann.
- *Störungsspezifische Verfahren* werden in den Bänden dieser Reihe zu einzelnen Störungsbildern ausführlich dargestellt. Tabelle 9 gibt eine Übersicht über einige Verfahren, die im Rahmen der *störungsspezifischen multimodalen Verhaltens- und Psychodiagnostik* eingesetzt werden können und die einzelnen Störungsbereiche differenziert erfassen. Exemplarisch werden einige Verfahren zur Erfassung von Angst, Aufmerksamkeitssdefizit-/Hyperaktivitätsstörungen, aggressivem Verhalten und hyperkinetischen Störungen aufgelistet. Tabelle 9 enthält auch einige Fragebogenverfahren aus dem *Diagnostik-System für Psychische Störungen im Kindes- und Jugendalter nach ICD-10 und DSM-IV (DISYPS-II)*. In den Fremdbeurteilungsbogen dieses Systems werden die Symptomkriterien für die Diagnose der entsprechenden Störungen von den Eltern oder anderen Bezugspersonen (Erzieher, Lehrer) direkt eingeschätzt. Damit ist auf dimensionaler Ebene ein direkter Vergleich zwischen dem klinischen Urteil, dem Elternurteil, dem Urteil von Lehrern oder Erziehern und dem Selbsturteil möglich. DISYPS-II ist der Nachfolger von DISYPS-KJ, in dem jetzt auch umfassende Studien zur Reliabilität und Validität sowie zur Normierung dieser Instrumente publiziert sind (siehe Kap. 3.1.2, S. 129 f.).

## 2.4.2 Beobachtungsverfahren

Bei der Exploration von Kindern und Jugendlichen und ihren Bezugspersonen sowie bei der Erfassung psychischer Auffälligkeiten durch Fragebögen wird ein retrospektives Urteil über ein Verhalten in einem bestimmten Zeitraum eingeholt. Damit wird das Verhalten nicht direkt erfasst, sondern die Wahrnehmung dieses Verhaltens durch den Beurteiler wird erhoben, wodurch Wahrnehmungs- und Urteilsverzerrungen in die Einschätzungen einfließen. Anhand des klinischen Urteils auf der Basis der Exploration des Kindes/Jugendlichen oder seiner Bezugspersonen werden zwar die Informationen nochmals durch eine klinische

Einschätzung gefiltert, dennoch macht sich der Untersucher kein eigenes Bild von der Problematik, sondern bildet sich ein Urteil auf der Basis dieser Informationen. Methoden der Verhaltens- und der Selbstbeobachtung können dazu dienen, Verzerrungen zu korrigieren, die in die per Fragebogen erhobenen Urteile einfließen. Allerdings muss dabei auch berücksichtigt werden, dass die Wahrnehmung eines Verhaltens durch Bezugspersonen oder den Patienten selbst psychologisch bedeutsamer sein kann, als das objektiv beobachtbare Verhalten. Dennoch können Informationen über Diskrepanzen zwischen dem wahrgenommenen Verhalten und dem anhand objektiverer Beobachtungsmethoden erhobenen Verhalten für die Diagnostik und für weitere Interventionsschritte von Bedeutung sein.

**Vorteile von Beobachtung**

**Formen von Beobachtungen**

Methoden der Verhaltensbeobachtung können nach dem Ort der Verhaltensbeobachtung, nach dem Strukturierungsgrad und danach eingeteilt werden, ob das Verhalten einer einzelnen Person oder aber die Interaktionen zwischen mehreren Personen erfasst werden (vgl. Wallbott, 1994). Verhaltensbeobachtungen können in Untersuchungs- und Testsituationen (analogen Situationen) oder in natürlichen Situationen durchgeführt werden und sie können niedrig- oder höherstrukturiert sein. Leitlinie L 5 fasst die wichtigsten Aspekte zusammen, die bei der Anwendung von Verhaltens- und Selbstbeobachtung zu berücksichtigen sind.

## L5 Leitlinie 5: Verfahren der Vehaltensbeobachtung und Selbstbeobachtung zur Verhaltens- und Psychodiagnostik

- Verhaltensbeobachtungen durch den Untersucher oder durch Bezugspersonen des Kindes und Selbstbeobachtungen durch das Kind/den Jugendlichen selbst können diagnostisch und therapeutisch hilfreich sein, weil sie sowohl zur Präzisierung der diagnostischen Einschätzung als auch zur Verminderungen von Verhaltensauffälligkeiten beitragen können.
- Verhaltensbeobachtungen des Untersuchers in Untersuchungs-, Test- und Spielsituationen fließen in die psychopathologische Beurteilung des Kindes ein (siehe Leitlinie L2). Der Untersucher muss überprüfen, ob das beobachtete Verhalten in den analogen Situationen für das Verhalten des Kindes in seinem natürlichen Umfeld repräsentativ ist.
- Verhaltensbeobachtungen im natürlichen Umfeld können vom Untersucher oder von den Bezugspersonen des Kindes (Eltern, Erzieher, Lehrer) durchgeführt werden, auch mit Hilfe von technischen Hilfsmitteln (Videoaufzeichnungen).
- Wenn Verhaltensbeobachtungen im natürlichen Umfeld von Bezugspersonen durchgeführt werden, sollte sie möglichst einfach gestaltet und das zu beobachtende Verhalten konkret und klar umgrenzt sein.
- Verhaltensweisen, die sehr häufig pro Tag auftreten, sollten nur in umschriebenen Situationen beobachtet werden.
- Selbstbeoachtung kann etwa ab dem Alter von acht Jahren durchgeführt werden und muss dem Entwicklungsstand des Kindes angemessen sein. Sie kann sich auf offene

Verhaltensweisen (z. B. Häufigkeit der Durchführung von Zwangshandlungen) oder auf verdeckte Phänomene (z. B. Häufigkeit von negativen Gedanken, Intensität von Ängsten) beziehen.

– Verhaltensbeobachtung und Selbstbeobachtung sind im Rahmen therapeutischer Interventionen und als Verlaufskontrolle häufig sehr nützlich, vor allem, wenn sie den Grad der Bewältigung von problematischen Situationen erfassen.

**niedrigstrukturierte Beobachtung**

*Verhaltensbeobachtungen in Spiel-, Untersuchungs- und Testsituationen.* In der klinischen Diagnostik werden meist niedrigstrukturierte Verhaltensbeobachtungen in Untersuchungs- und Testsituationen als Teil der psychopathologischen Beurteilung durchgeführt. Der Untersucher schätzt das Verhalten des Kindes/Jugendlichen während

- der Exploration des Kindes/Jugendlichen,
- der Durchführung von Testverfahren,
- einer Spielsituation mit dem Kind oder
- einer gemeinsamen Exploration von Eltern und Kind/Jugendlichen ein.

**Untersuchungssituation ist untypisch!**

Diese Beobachtungen fließen in das klinische Urteil und die psychopathologische Beurteilung des Kindes oder Jugendlichen (siehe Kap. 2.2) ein. Höherstrukturierte systematische Beobachtungen werden in der klinischen Praxis kaum durchgeführt. Die Verhaltensbeobachtung während einer diagnostischen Situation ist relativ ökonomisch und leicht durchführbar, sie ist jedoch auch mit mehreren Problemen behaftet. Das größte Problem stellt die Repräsentativität des beobachteten Verhaltens dar (ökologische Validität). Untersuchungssituationen stellen zunächst für Kinder und Jugendliche ausgesprochen untypische Situationen dar; das Verhalten in dieser Situation muss daher nicht zwingend das für andere Lebensbereiche typische Verhalten des Kindes/Jugendlichen widerspiegeln. Daher ist es notwendig, die Verhaltensbeobachtungen mit anderen Informationen abzugleichen und beispielsweise Bezugspersonen direkt zu fragen, ob sie ein in der Untersuchungssituation beobachtetes Verhalten für das Kind als typisch einschätzen oder nicht. Verhaltensbeobachtungen während Spiel- oder Hausaufgabensituationen, die während der Untersuchung durchgeführt werden, können sowohl bezüglich des Verhaltens des Kindes als auch der Interaktionen mit seinen Bezugspersonen (siehe Kap. 2.6) sehr aufschlussreich sein.

**Wer beobachtet?**

*Verhaltensbeobachtungen im natürlichen Umfeld des Kindes* sind daher meist ökologisch valider, obwohl die Anwesenheit eines Beobachters ebenfalls das Verhalten des Kindes/Jugendlichen beeinflussen kann. Wenn jedoch Eltern oder Erzieher/Lehrer die Verhaltensbeobachtung übernehmen, sind Verzerrungen durch die Anwesenheit eines Beobachters ausgeschaltet. Allerdings muss dann die Verhaltensbeobachtung möglichst einfach gestaltet sein, weil die Bezugspersonen in der Regel nicht nur beobachten, sondern in der Situation aktiv sind. Verhaltensbeobachtungen durch Bezugspersonen sind jedoch sehr hilfreich, weil sie genauere Angaben über die Auftretenshäufigkeit von Problemen liefern. Sie sind häufig auch schon Bestandteil therapeutischer Interventionen, weil sich erstens die Problemwahrnehmung der Bezugspersonen ändern kann (wenn sie beispielsweise feststellen, dass das Problemverhalten doch nicht so häufig auftritt) und weil sich auch die Häufigkeit oder Intensität des Problemverhaltens tatsächlich vermindern kann, wenn das Kind erkennt, dass es gezielt beobachtet wird. Je konkreter die zu beobachtenden Phänomene sind, um so leichter lassen sie sich erfassen. Ereignisse, die nur ein Mal oder wenige Male am Tag stattfinden, lassen sich leichter beobachten und registrieren (z. B. Einnässen, Einkoten, Wutausbrüche) als Ereignisse, die sehr häufig auftreten (z. B. Tics, beschimpft kleine Schwester, Unruhe). Bei sehr häufigen Ereignissen ist es oft hilfreich, diese nur in umschriebenen Situationen und nicht den ganzen Tag über zu beobachten (z. B. Unruhe während der Hausaufgaben). Die Verhaltensbeobachtung kann sich ausschließlich auf die Auftretenshäufigkeit oder Intensität des Problemverhaltens beziehen oder auch auf auslösende und nachfolgende Bedingungen. Durch den Einsatz von Videoaufzeichnungen lassen sich auch komplexere und sehr häufig auftretende Verhaltensweisen analysieren; allerdings sind sie auch für den Untersucher entsprechend zeitintensiv. Verhaltensbeobachtungen können sich auch auf das angemessene/kompetente Verhalten beziehen oder auf den Grad, in dem ein Verhaltensziel erreicht ist. Dadurch wird der Fokus weg vom Problemverhalten hin auf das angemessene Verhalten gerichtet, was therapeutisch wünschenswert ist. Deshalb werden solche Beobachtungen auch häufig im Rahmen der Therapieverlaufskontrolle eingesetzt.

**etwa ab 8 Jahren möglich**

*Selbstbeobachtung.* Neben der Verhaltensbeobachtung stellt die Selbstbeobachtung einen weiteren diagnostischen Zugang dar. Im Unterschied zum retrospektiven Selbsturteil, das Kinder und Jugendliche in Fragebogenverfahren abgeben, registrieren sie bei der Selbstbeobachtung ihr Verhalten unmittelbar in der Situation, in der das Verhalten auftritt, oder kurz danach. Selbstbeobachtung kann etwa ab dem Alter von acht Jahren durchgeführt werden und muss dem Entwicklungsstand des Kindes angemessen sein. Sie kann sich auf offene Verhaltensweisen (z. B. Häufigkeit der Durchführung von Zwangshandlungen) oder auf verdeckte Phänomene (z. B. Häufigkeit von negativen Gedanken oder Intensität von Ängsten) beziehen. Der Einsatz von Selbstbeobachtungsverfahren (aber auch von Selbstbeurteilungsverfahren; s. Abschnitt 3.3) ist besonders geeignet, wenn Merkmale erfasst werden sollen, die nur schwer oder gar nicht einer Fremdbeobachtung oder -beurteilung zugänglich sind (z. B. Emotionen und Kognitionen). Außerdem beziehen Selbstbeobachtungsverfahren das Kind und den Jugendlichen aktiv in den Therapieprozess ein, was im Rahmen von Selbstmanagementansätzen besonders nützlich ist. Mehr noch als bei der Verhaltensbeobachtung sollte die Selbstbeobachtung nicht ausschließlich auf das Auftreten von Problemen, sondern stärker auf den Grad der erfolgreichen Bewältigung von Problemsitu-

**Selbstbeobachtung bei verdeckten Phänomenen**

ationen gerichtet sein. Daher bieten sich Selbstbeobachtungsbögen an, die diesen Aspekt betonen.

**Hilfreiche Materialien**

- Zur Verhaltensbeobachtung während testpsychologischer Untersuchungen kann der Bogen *Verhaltensbeobachtung während der Untersuchung (VEWO)* (siehe M02, S. 158) eingesetzt werden, der vom Untersucher zum Ende der testpsychologischen Untersuchung ausgefüllt wird. Dieser Bogen stellt eine Weiterentwicklung des Bogens *Verhalten während der Untersuchung, VWU* (Döpfner et al., 2007) dar.
- Der *Problembeurteilungsbogen (PROBO)* (siehe M03, S. 159) dient der wöchentlichen Beurteilung von umschriebenem Problemverhalten durch Bezugspersonen (Eltern, Erzieher, Lehrer). Die einzelnen Problemverhaltensweisen müssen möglichst konkret spezifiziert werden. Der Bogen kann von den Eltern jeweils zum Beginn eines wöchentlichen Therapiekontaktes ausgefüllt werden und so auch der Verlaufsbeurteilung dienen. Dieser Bogen stellt eine Weiterentwicklung der *Problemliste – Verhaltensprobleme des Kindes* (Döpfner et al., 2007) dar.
- Das *Problemtagebuch (PROTA)* (siehe M04, S. 160) sollte dann eingesetzt werden, wenn nicht nur Häufigkeits- oder Intensitätsbeurteilungen, sondern auch Beschreibungen der auslösenden Situationen und der nachfolgenden Bedingungen erhoben werden sollen. Das Problemtagebuch kann zur Verhaltensbeobachtung durch Eltern oder andere Bezugspersonen oder bei älteren Kindern und vor allem bei Jugendlichen auch zur Selbstbeobachtung eingesetzt werden.
- Der *Zielbeurteilungsbogen (ZIEBO)* (siehe M05, S. 160) ist auf der Basis der Zielerreichungsskalierung (goal attainment scaling) entwickelt worden (vgl. Kiresuk & Sherman, 1983; Mintz & Kiesler, 1982; Frölich & Döpfner, 1997). Dieser Bogen kann sowohl von Bezugspersonen als auch von älteren Kindern und Jugendlichen bearbeitet werden. Der Bogen kann täglich oder wöchentlich bearbeitet werden. Eine tägliche Beurteilung bietet sich bei sehr häufigen oder sehr intensiven Auffälligkeiten an (z.B. ständige motorische Unruhe, permanente aggressive Auseinandersetzungen mit Geschwistern, massive Tics oder intensive Zwänge, erhebliche anorektische Symptomatik, starke Depression). Bevor der Bogen erarbeitet wird, muss sich der Untersucher darüber klar sein, ob eine tägliche oder eine wöchentliche Beurteilung durchgeführt werden soll, weil die Definitionen der einzelnen Stufen entsprechend vorgenommen werden müssen. Zunächst muss das individuelle Problem in seiner gegenwärtigen Intensität möglichst konkret beschrieben werden. Dieser gegenwärtige Zustand wird als Stufe 0 (unverändert) auf dem Bogen eingetragen. Danach kann die Stufe +3 definiert werden, bei der das Problemverhalten erheblich verbessert ist und eigentlich kein Problem mehr darstellt; das kann völlige Problemfreiheit bedeuten, oder noch besser eine so geringe Problemausprägung, dass sie als normal oder gut tolerabel eingeschätzt wird (z.B: *(1) nässt nur noch einmal im Monat ein; (2) ist noch unruhig bei den Hausaufgaben, bleibt aber dabei sitzen und bringt sie zügig zu Ende ohne dass eingegriffen wird; (3) hat weniger als einmal pro Woche Auseinandersetzungen mit Klassenkameraden, wird aber nicht körperlich aggressiv und kann sie verbal lösen*). Schließlich können die anderen Stufen ebenfalls möglichst konkret beschrieben werden.
- Bei jüngeren Kindern (etwa ab 8 Jahren) kann zur Selbstbeobachtung der *Detektivbogen* (siehe M06, S. 161) eingesetzt werden, der einfacher als der Zielbeurteilungsbogen zu handhaben ist. Dieser Bogen stellt eine Weiterentwicklung des Detektivbogens von Petermann und Petermann (2008a) und Döpfner und Mitarbeitern (2007) dar.

## 2.5 Projektive Verfahren zur Verhaltens- und Psychodiagnostik

**Probleme projektiver Tests**

Über die Vor- und Nachteile projektiver Techniken zur Verhaltens- und Psychodiagnostik liegt eine umfangreiche Literatur vor. Für diese Verfahren besteht eine „uneingelöste Bringschuld" im Hinblick auf die notwendigen testtheoretischen Standards (Allesch, 1991; Häcker et al., 1998). Zu den Gütekriterien wie Reliabilität, Stabilität, Validität und Normierung finden sich bei fast allen Tests nur sehr spärliche bis keine Hinweise. Nach Meinung einiger Autoren dürfen projektive Verfahren als qualitative Methoden nicht „in das Korsett eines psychometrischen Tests gezwängt werden" (Deegener, 1997). Obwohl die Testparameter so ungenügend sind, gehören die projektiven Tests zu den am häufigsten in der Diagnostik angewandten Verfahren. Dies mag auf den ersten Blick überraschen, verdeutlicht aber auch, dass der Praktiker neben „objektiven" Angaben zur kognitiven Entwicklung, Intelligenz und Verhaltensparametern, besonderen Wert auf Informationen legt, die durch solche Testverfahren scheinbar nicht in ausreichendem Maße zur Verfügung gestellt werden.

**isoliert keine diagnostische Bedeutung**

Müller und Petzold (1998) sehen den Stellenwert der projektiven Verfahren in der Psychodiagnostik darin, dass sie die objektiven und quantifizierenden Testverfahren erweitern, indem sie einen qualitativen Zugang ermöglichen, der Hinweise auf bestimmte Persönlichkeitszüge und emotionale Befindlichkeiten erlaubt. Hinweise auf mögliche Problemkonstellationen, Konfliktbereiche und Entwicklungsdefizite können auf diesem Wege ergänzend zur Exploration und zu anderen diagnostischen Methoden gefunden werden. Insofern sind projektive Verfahren hypothesengenerierende Ansätze, die für sich allein genommen jedoch keine ausreichende diagnostische Wertigkeit besitzen. Ihre Auswertung stellt eine Zusatzinformation dar, die mit anderen Informationen und Quellen in einen Kontext gestellt werden muss. Der adäquat ausgebildete Anwender, so Müller und Petzold (1998), sollte sich daher vor zu weitgehenden Urteilen schützen. Gittelman-Klein (1986) schränkt die klinische Nützlichkeit von projektiven Testverfahren im Kindes- und Jugendalter aufgrund der geringen Validität, Konsistenz sowie Sensitivität und Spezifität ein und meint, dass sie den Untersucher mit unzureichend abgesicherten Informationen versorgen und somit nur sehr zurückhaltend für den diagnostischen Prozess zur Einschätzung psychischer Merkmale genutzt werden sollten. Aus diesen Gründen empfiehlt sie, auch den Begriff „Test" für diese diagnostischen Verfahren nicht zu verwenden, sondern sie im Rahmen der klinischen Exploration einzusetzen, ohne

**Vorsicht bei der Anwendung**

dass sie wegweisend sind für eine bestimmte diagnostische Einschätzung (siehe auch Kap. 2.2). Klopfer und Taulbee (1976) weisen bei aller Kritik an den projektiven Verfahren darauf hin, dass sie Möglichkeiten eröffnen, Motivation und kreative Fähigkeiten besser zu erfassen als dies nur durch eine direkte Verhaltensbeobachtung oder durch Intelligenz- und Leistungsdiagnostik möglich ist. Darüber hinaus würde neben der Art und Form, wie projektive Antworten gegeben werden, auch intrapsychisches Material deutlicher und würde hiermit Hypothesen zum Selbstkonzept und zur Selbstwahrnehmung bereichern. Vor dem Hintergrund dieser Einschätzungen fasst Leitlinie 6 die Empfehlungen zur Anwendung projektiver Verfahren im Rahmen der Verhaltens- und Psychodiagnostik zusammen.

**L6** **Leitlinie 6: Projektive Verfahren zur Verhaltens- und Psychodiagnostik**

- Projektive Tests stellen hypothesengenerierende und keine hypothesenbestätigende Verfahren dar. Sie geben keine ausreichend validen Informationen, so dass sie bei der Diagnostik von Verhaltensstörungen und emotionalen Auffälligkeiten nur einen begrenzten, hauptsächlich explorativen Wert besitzen.
- Projektive Verfahren können als Explorationstechniken sowohl beim Beziehungsaufbau als auch bei der Informationssammlung hilfreich sein, ohne dass weitreichende Deutungen vorgenommen werden müssen.
- Bei der Durchführung projektiver Tests sollte darauf geachtet werden, wie das Kind die Interaktion gestaltet, auf welche Weise es mit dem projektiven Material umgeht (z.B. zögerlich, freudig, kreativ) und welche besonderen Verhaltensweisen dabei auftreten (z.B. Ängste, Unsicherheit, Zwanghaftigkeit).
- Die Ergebnisse projektiver Verfahren können nur im Zusammenhang mit anderen diagnostischen Ergebnissen interpretiert werden.

**Durchführung**

Die Technik der Durchführung projektiver Tests wird für die einzelnen Verfahren teilweise detailliert beschrieben. Dem Verhalten des Testleiters während der Testung wird besondere Beachtung geschenkt. Er sollte sich möglichst jeder Stellungnahme oder Suggestion enthalten, so dass sich das Kind/der Jugendliche unbeeinflusst vom Testleiter mit dem jeweiligen Material beschäftigen kann. Gerade bei einem projektiven Test kommt es bei der Testinstruktion darauf an, dass der Klient genau versteht, was von ihm erwartet wird, so dass nach Lebensalter, Intelligenz und Bildungsstand z.T. verschiedene Instruktionen verwendet werden, wobei der Testleiter die jeweils adäquate Testinstruktion für den Klienten zu formulieren hat.

**Formen projektiver Tests**

Eine systematische Einteilung nach Inhaltsgruppen nimmt die Bibliographie zur Psychologie projektiven Verfahren der Zentralstelle für Psychologische Information und Dokumentation der Universität Trier, ZPID (1993) vor. Hierbei wird folgende Klassifikation vorgenommen:

- projektive Zeichentests,
- projektive Spieltests,
- projektive verbal-thematische Verfahren,
- projektive Formdeuteverfahren,
- sonstige Entfaltungs- und Gestaltungsverfahren.

**Rohrschach** Das bekannteste projektive Formdeuteverfahren ist der Rohrschach-Test. Darüber hinaus existieren weitere Verfahren, die sich inhaltlich auf den Rorschach-Test zurückführen lassen. Hierbei wird im Sinne eines wahrnehmungsdiagnostischen Experiments die Assoziation zu einer Bildtafel abgefragt. Mit Hilfe des standardisierten Reizmaterials sollen bestimmte Bilddeutungen und Deutungstendenzen erfasst werden. Die Durchführung des Testverfahrens verlangt eine gründliche Kenntnis der vielfältigen Signierungs- und Interpretationskategorien. Rauchfleisch (1997) beurteilt den Rorschach-Test trotz aller kritischer Einwände dahingehend, dass er für routinierte und mit kritischer Umsicht interpretierende Testleiter ein hilfreiches, ergänzendes Instrument zur systematischen Verhaltensbeobachtung darstellen kann.

## Hilfreiche Materialien

Aus den einzelnen Kategorien der projektiven Verfahren werden die wichtigsten oder am häufigsten angewandten Verfahren dargestellt:

- *Familie in Tieren* (Brem-Graeser, 1986) ist ein projektiver Zeichentest. Ziel des Verfahrens ist es, aus der Sicht des Kindes Informationen über die familiäre Situation und familiäre Konstellation zu gewinnen. Die vom Kind gewählten und gezeichneten Tierfiguren werden als Projektionsträger auf symbolischer Ebene und nach Ausgestaltung der Details und Einzelelemente der jeweiligen Tierfiguren interpretiert und ausgewertet. In einer kritischen Würdigung des Tests heißt es bei Petermann (1997), dass es selbst bei kompetenter und erfahrener Anwendung fraglich erscheint, ob das Verfahren die angestrebte Aufdeckung der innerfamiliären kindbezogenen Situation zu leisten vermag. Hinweise zu spezifischen diagnostischen Fragestellungen, insbesondere auch vorrangige Motiv- und Konfliktthemen, könnten zwar erwartet werden, eine Gewichtung dieser Phänomene sollte jedoch durch quantitative Strategien untermauert werden. Petermann (1997) hält den Einsatz der Familie in Tieren als Test für nicht verantwortbar und findet ihn als Explorationshilfe zu spekulativ und nicht interpretierbar.
- Der *Sceno-Test* (von Staabs, 1988) ist ein projektiver Spieltest, der vor allem für Vorschulkinder entwickelt wurde. Er soll unbewusste Probleme und Konflikte im Spiel inszenieren. Das Spielmaterial besteht aus 16 biegsamen Puppen, die verschiedene Gebärden oder Tätigkeiten darstellen können. Eine Bedeutungszuordnung nach Rollen wie Großvater, Onkel, Pastor, Arzt, Kind, Säugling usw. ist durch das Äußere der Puppen nahegelegt. Darüber hinaus gibt es verschiedene Tiere, Haushaltsgegenstände, Baumaterial und andere Objekte, die in einer speziellen Symbolbedeutung stehen sollen. Es wurde kritisch angemerkt, dass das Testmaterial z. T. veraltet ist und einer Revision bzw. einer Ergänzung bedarf. Was den Sceno-Test nach Rollett (1997) für die Praxis so attraktiv macht, ist die Möglichkeit, im Rahmen einer konkreten, szenisch gestalteten Handlungsabfolge Hypothesen über die Persönlichkeit und die Probleme des Kindes zu gewinnen. Allerdings besteht die Gefahr einer zu weitgehenden Deutung, zumal die Einteilung nach einem vorgegebenen Kategorien- und Ratingsystem nicht einfach ist (Ermert, 1997). Altmann-Herz (1990) entwickelte einen speziellen Auswertungsbogen, der einzelne Aspekte des Spielverhaltens sowie den Ablauf der nachfolgenden Exploration erfasst. Einschränkend muss angemerkt werden, dass es kaum explizite Untersuchungen zur Objektivität, Reliabilität und Validität des Sceno-Tests gibt. Keines der vorhandenen Auswertungsschemata genügt weiteren Anforderungen als dem der theoretischen Begründbarkeit (Ermert, 1997). Neben den eingegrenzten diagnostischen

Möglichkeiten beinhaltet der Sceno-Test jedoch auch therapeutische Funktionen, in denen gemeinsam mit dem Kind wichtige Themen sowie das emotionale Erleben durchgearbeitet und verdeutlicht werden können.

- Beim *Schwarzfuß-Test* (Corman, 1992) besteht das Untersuchungsmaterial aus verschiedenen Karten der Familie von Schweinchen Schwarzfuß, zu denen eine passende Geschichte erzählt werden soll. Insgesamt 16 Themenkarten bieten verschiedene Identifikationsmöglichkeiten an, wobei der Test zur Aufdeckung spezifischer emotionaler Problembereiche empfohlen wird. Die Durchführung beträgt insgesamt eine bis 1 ½ Stunden, wobei keine Angaben zu den Gütekriterien vorliegen.
- Es gibt verschiedene Versionen von *Satz-Ergänzungs-Verfahren*, eine wurde von Derichs (1977) publiziert. Dieses Verfahren umfasst 59 Items, die aus Satzanfängen bestehen, die das Kind/der Jugendliche zu einem vollständigen Satz ergänzen soll. Mit dem Verfahren sollen wichtige Probleme der Kinder und Jugendlichen erfasst werden. Da sich keine Hinweise zur Objektivität, Reliabilität und Validität finden, kann der Satz-Ergänzungs-Test nur einen groben Eindruck über bestimmte Schwerpunkte des aktuellen Erlebens vermitteln. Die Angaben sollten Ausgangspunkt für eine weitere Exploration des Kindes bzw. des Jugendlichen sein und können Hinweise auf seine Affekte, Wünsche und ihn beschäftigende Themen geben. In Kapitel 4 (siehe M07, S. 162) ist ein Satzergänzungsverfahren abgedruckt.

## 2.6 Spezielle Verfahren der Familien- und Interaktionsdiagnostik

Spezielle Verfahren der Familiendiagnostik ergänzen die Exploration der Eltern, des Kindes/Jugendlichen oder der gesamten Familie zum familiären und sozialen Hintergrund (siehe Leitlinien L1.5, L2). Eine detaillierte Familiendiagnostik zielt darauf ab, die Qualität der *familiären Beziehungen* und *Interaktionen* zu ermitteln (Sanders & Dadds, 1993; Cierpka, 1996; Jacob, 1987), unter anderem

**Ziele der Familiendiagnostik**

- psychische Auffälligkeiten der Eltern oder anderer Familienmitglieder,
- die Qualität der Beziehung zwischen den Eltern,
- der Eltern-Kind-Beziehungen sowie
- der Beziehungen des Kindes zu seinen Geschwistern und zu wichtigen Personen innerhalb der Familie (z.B. zu den Großeltern),
- die elterlichen Erwartungen an das Kind sowie familiäre Regeln.

**familiendiagnostische Verfahren**

Leitlinie 7 gibt Hinweise für die Anwendung spezieller Verfahren in der Familiendiagnostik. Diese ergänzenden familiendiagnostischen Verfahren beinhalten:

- Skulpturverfahren,
- familiendiagnostische Fragebogenverfahren,
- Interaktionsbeobachtungen in simulierten Situationen oder im natürlichen Umfeld,

- Verfahren zur Erfassung psychischer Störungen bei Familienmitgliedern und
- Verfahren zur Erfassung von Paarbeziehungen.

## L7 Leitlinie 7: Spezielle Verfahren der Familien- und Interaktionsdiagnostik

- Familienskulpturverfahren können Beziehungsaspekte in der Familie im Rahmen der Exploration der Familie verdeutlichen, eine quantitative Auswertung ist meist nicht möglich.
- Familiendiagnostische Fragebogenverfahren für Eltern und für ältere Kinder und Jugendliche können Erziehungsstile und Erziehungsverhalten der Eltern, familiäre Beziehungen und das Familiensystem als Ganzes aus den verschiedenen Perspektiven der Familienmitglieder beleuchten.
- Fragebogenverfahren zur Erfassung von Paarbeziehungen können indiziert sein, wenn sich aus der Exploration Hinweise auf Probleme in den Paarbeziehungen ergeben und Zusammenhänge mit der psychischen Problematik des Kindes vermutet werden.
- Interaktionsbeobachtungen in simulierten Situationen oder im natürlichen Umfeld können ergänzend eingesetzt werden.
- Verfahren zur Erfassung psychischer Störungen bei Familienmitgliedern (Eltern oder anderen Kindern in der Familie) können indiziert sein, wenn sich aus der Exploration Hinweise auf psychische Störungen bei Familienmitgliedern ergeben und Zusammenhänge mit der psychischen Problematik des Kindes vermutet werden.
- Bei der Interpretation der Fragebogenverfahren und Interaktionsbeobachtungen (besonders in simulierten Situationen) müssen die Bedingungen, unter denen die Fragebögen beantwortet werden bzw. Interaktionen beobachtet werden, und mögliche Simulations- oder Dissimulationstendenzen von Beurteilern berücksichtigt werden.
- Die Ergebnisse von Fragebogenverfahren und Interaktionsbeobachtungen können bei einer weitergehenden Exploration genutzt werden und Diskrepanzen zwischen verschiedenen Beurteilern oder Interaktionsbeobachtungen können gezielt exploriert werden.

**reale vs. Figurenskulpturen**

*Familienskulpturverfahren* sind Aufstellungsprozesse, in deren Verlauf die tatsächlichen Familienmitglieder oder sie stellvertretende Rollenspieler die Beziehungsstruktur des Systems Familie im Raum abbilden (Ludewig & Wilken, 2000). Man kann zwischen lebenden (realen) Skulpturen und Figurenskulpturen unterscheiden. Reale Skulpturen haben den Vorteil, dass die Familienmitglieder die dargestellten Situationen unmittelbar erleben. Solche realen Darstellungen gewähren aber zugleich, wie Ludewig und Wilken (2000) betonen, wenig Möglichkeiten zur emotionalen Distanzierung, so dass dieser Vorteil leicht zu einem Nachteil mit uneinschätzbaren Folgen werden kann. Nicht zuletzt aus diesen Gründen wurden verschiedene Techniken entwickelt, die zur Veranschaulichung familiärer Strukturen dienen, dabei aber höhere Freiheitsgrade für eine emotionale Distanzierung bieten (Ludewig & Wiken, 2000).

Familie als Ganzes versus Subsysteme

*Familiendiagnostische Fragebogenverfahren* für Eltern und für ältere Kinder und Jugendliche können familiäre Beziehungen und das Familiensystem als Ganzes aus den verschiedenen Perspektiven der Familienmitglieder beleuchten. Im angloamerikanischen Sprachraum liegen weitgehend ausgearbeitete und normierte Verfahren vor. Im deutschen Sprachraum wurden die *Familienbögen* von Cierpka und Frevert (1994) publiziert, die eine deutschsprachige Adaptation des Family Assessment Measure (FAM-III) von Skinner und Mitarbeitern (1983) darstellen. Diese sehr umfangreichen familiendiagnostischen Systeme haben sich in der klinischen Praxis allerdings bislang noch nicht durchgesetzt. Ihre Brauchbarkeit wird sich noch erweisen müssen. Diese Verfahren enthalten häufig auch Skalen zur Erfassung von allgemeinen Erziehungseinstellungen oder Erziehungsstilen oder auch von konkreten Erziehungspraktiken. Es liegen aber zusätzlich Verfahren vor, die ausschließlich Erziehungsstile oder das Erziehungsverhalten erfassen. Klinisch bewährt hat sich der Family Relations Test (Kinderversion), der die familiären Beziehungen aus der Perspektive des Kindes mit kindgerechetem Material erhebt (s. u.).

*Fragebogenverfahren zur Erfassung von Paarbeziehungen* sind teilweise Bestandteil von umfassenden familiendiagnostischen Fragebogensystemen; sie liegen aber auch als isolierte Verfahren vor. Sie können indiziert sein, wenn sich aus der Exploration Hinweise auf Probleme in der Paarbeziehung ergeben und Zusammenhänge mit der psychischen Problematik des Kindes vermutet werden. Vor der Anwendung solcher Verfahren sollte mit den Eltern erarbeitet werden, warum dieser Bereich für das Verständnis der Problematik des Kindes wichtig ist.

simulierte Familiensituationen

*Interaktionsbeobachtungen* können in simulierten (analogen) Situationen oder im natürlichen Umfeld durchgeführt werden. Beobachtungen im natürlichen Umfeld (Familie, Kindergarten, Schule) sind aufwendig und nur in seltenen Fällen durchführbar, sie können aber wertvolle Hinweise auf Interventionen im natürlichen Umfeld geben, vor allem dann, wenn vorangegangene Interventionen nicht oder nur begrenzt erfolgreich waren. Während der Untersuchungssituation, insbesondere bei der Trennung des Kindes von den Eltern, und während der gemeinsamen Exploration beider Elternteile, von Eltern und Kind oder der gesamten Familie können wichtige Hinweise auf das Interaktionsverhalten der Familienmitglieder und die Beziehungen zwischen den Familienmitgliedern gewonnen werden. Die Kriterien, die dabei angelegt werden können, lassen sich aus halbstrukturierten simulierten Familiensituationen und Familienaufgaben ableiten (siehe Hilfreiche Materialien).

Bei Kindern (etwa bis 10 Jahren) sind Eltern-/Mutter-Kind-Spielsituationen zur Einschätzung von Eltern-Kind-Interaktionen häufig sehr hilfreich. Dabei kann das Spielmaterial vorgegeben sein (Tischspiele) oder frei ausgewählt werden (z. B. in einem Spielzimmer). Je weniger Vorgaben für die Spielsituation sind, um so mehr müssen Eltern und

**Spielsituationen**

Kind die Situation gestalten. Eltern und Kind werden aufgefordert, miteinander zu spielen; der Untersucher definiert seine Rolle (als Mitspieler oder als Beobachter). Wenn der Untersucher mitspielt, ergibt sich häufig eine natürlichere Spielsituation, allerdings sollte sich der Untersucher in der Interaktion stärker zurückhalten, wenn er die Situation zu diagnostischen Zwecken verwenden möchte. Man kann auch Eltern und Kind unterschiedliche Aufgaben stellen. Analog zu dem Vorgehen von Forehand und McMahon (1981) können die Eltern gebeten werden, zunächst möglichst stark auf das Kind einzugehen und sich vom Kind steuern zu lassen (child's game). In einer zweiten Situation können die Eltern aufgefordert werden, das Spiel zu strukturieren und zu bestimmen (parent's game), also beispielsweise mit dem Kind ein bestimmtes Spiel oder eine bestimmte Beschäftigung durchzuführen (z.B. etwas Malen). Bei Kindern im Schulalter kann es sehr aufschlussreich sein, neben einer Spielsituation eine Hausaufgabensituation zu beobachten, vor allem dann wenn diese Situation sehr belastet ist. Wenn die Problematik des Kindes vermutlich durch Geschwisterkonstellationen beeinflusst wird oder wenn eine offene Geschwisterrivalität vorliegt, können solche Spielsituationen auch gemeinsam mit Geschwistern durchgeführt werden. Auch bei freien Spielsituationen sollte darauf geachtet werden, wie Eltern und Kind mit Zeit- und Raumgrenzen umgehen und wie notwendige Aufgaben am Ende der Spielsituation (aufräumen) erledigt werden, beziehungsweise wie Eltern auf oppositionelles Verhalten des Kindes reagieren. Bei einem anschließenden Auswertungsgespräch sollte erhoben werden, wie sich Eltern und Kind in der Situation fühlten (angespannt, beobachtet) und wie typisch diese Situation und die Interaktion für den Alltag in der Familie ist.

**Hausaufgabensituation**

**Auswertung**

Der folgende Kasten gibt einige Auswertungskategorien wieder, die bei der Beobachtung von Spiel-, Beschäftigungs- und Hausaufgabensituationen berücksichtigt werden sollten. Wenn der Untersucher zuvor alleine mit dem Kind gespielt oder sich mit ihm beschäftigt hat bzw. das Kind in Leistungs- oder Hausaufgabensituationen beobachtet hat, kann er auch durch Vergleiche des Verhaltens des Kindes in der Einzelsituation und in der Situation mit den Eltern wichtige Hinweise auf aufrechterhaltende Bedingungen der Problematik finden.

**Auswertungsgesichtspunkte bei der Beobachtung von Spiel-, Beschäftigungs- und Hausaufgabensituationen**

- Wie ist die Spielatmosphäre (angespannt/entspannt, fröhlich, ruhig/unruhig)?
- Wer macht Spielvorschläge, wer bestimmt das Spiel?
- Wie geht die Bezugsperson auf das Kind ein (nonverbal, verbal)?
- Wie geht das Kind auf die Bezugsperson ein?
- Treten Verhaltensauffälligkeiten auf? Wodurch werden sie ausgelöst, wie reagiert die Bezugsperson darauf?
- Wie geht das Kind auf Begrenzungen oder Anforderungen ein?

Familienaufgaben

Vor allem in Familien mit älteren Kindern und Jugendlichen können mit Hilfe von Familienaufgaben familiäre Situationen simuliert und die dabei sich entwickelnden Interaktionen beobachtet werden. Standardisierte Verfahren beinhalten beispielsweise *Problemlöse-, Entscheidungs-* oder *Konfliktlöseaufgaben* (vgl. Kötter & Nordmann, 1996). Für die Forschung wurden vielfältige Interaktionsaufgaben für Familien in analogen Situationen und komplexe Kodierschemata entwickelt, die jedoch für die klinische Praxis kaum anwendbar sind. Bei klinischen Untersuchungen können aber Interaktionsaufgaben, beispielsweise aus dem *Structured Familiy Interview (SF1) von* Watzlawick (1966) eingesetzt werden.

SF1

Das *Structured Familiy Interview (SF1) von* Watzlawick (1966) ist eine Zusammenstellung von fünf „Familienaufgaben", die auf die gesamte Familie bzw. auf deren Subsysteme zugeschnitten sind. Damit sollen möglichst realitätsnahe Interaktionen in der Familie simuliert werden, um dysfunktionale Interaktionen zu erkennen. Außerdem sollen Konfliktbewältigungsmechanismen und Copingstrategien der Familie erfasst werden (vgl. Kötter & Nordmann, 1996). Die fünf Teilaufgaben werden der Familie der Reihe nach vorgegeben, wobei sich der Interviewer weitgehend auf die Instruktionsdarbietung beschränkt. Er lässt sich nicht auf Diskussionen mit den Familienmitgliedern ein, hält sich aus der Familieninteraktion heraus und verlässt für Videoaufzeichnungen den Raum. Detaillierte Angaben für die Durchführung des SF1 finden sich z. B. bei Schneider-Düker und Schneider (1980). Für Forschungszwecke wurden komplexe Auswertungsmethoden entwickelt. Für eine klinische Untersuchung ist nur eine intuitive Auswertung möglich.

**Tabelle 10:** Familienaufgaben aus dem Structured Familiy Interview (SF1) von Watzlawick (1966; nach Kötter & Nordmann, 1996).

| | |
|---|---|
| **1. Hauptprobleme** | Jedes Familienmitglied wird zunächst einzeln und getrennt nach den Hauptproblemen der Familie gefragt. *„Was sind Ihrer Meinung nach die Hauptprobleme in Ihrer Familie?"* Danach werden alle Familienmitglieder aufgefordert, diese Probleme zusammen zu diskutieren und zu einem gemeinsamen Ergebnis zu kommen. |
| **2. Etwas gemeinsam planen** | Die gesamte Familie erhält die Instruktion: *„Planen Sie etwas, was Sie als Familie gemeinsam tun könnten!"* |
| **3. Kennenlernen** | Diese Aufgabe richtet sich nur an beide Eltern gemeinsam: *„Wie kommt es, dass unter den Millionen von Menschen gerade Sie beide sich trafen?"* |
| **4. Sprichwort** | *Diskutieren Sie das Sprichwort: „Ein rollender Stein setzt kein Moos an".* Beide Eltern sollen dieses Sprichwort zunächst untereinander diskutieren und dann die Kinder hereinholen und ihnen die Bedeutung dieses Satzes klarmachen. |
| **5. Hauptfehler** | Jedes Familienmitglied wird aufgefordert, den Hauptfehler der Person aufzuschreiben, die links neben ihm sitzt. Anschließend sollen die Familienmitglieder einzeln die richtige Zuordnung der „Hauptfehler" zu den einzelnen Personen erraten. |

Watzlawick (1966) selbst sieht die Ergebnisse als selbstevident und durch die direkte Interviewbeobachtung leicht zu erschließen an. Dabei ist jedoch immer zu berücksichtigen, dass es sich bei solchen Familienaufgaben um simulierte Situationen handelt und dass eine Übereinstimmung mit dem typischen familiären Interaktionsverhalten (ökologische Validität) nicht von vornherein angenommen werden kann, sondern gezielt überprüft werden sollte, beispielsweise indem man die beteiligten Familienmitglieder am Ende einschätzen lässt, wie typisch die Interaktionen für ihre Alltagsinteraktionen in der Familie waren (vgl. Tab. 10).

**Expressed Emotions**

Ein weiteres einflussreiches Verfahren ist das Camberwell Family Interview (CFI), das im Rahmen der Forschung zu „Expressed Emotions" in Familien mit schizophrenen Patienten eingesetzt wurde (Brown et al., 1972). Auch dieses Interview ist sehr umfassend und daher für Forschungszwecke geeignet. In der Forschung wurden aber auch kürzere Fassungen erprobt, beispielsweise die Fünf-Minuten-Sprech-Stichprobe (Magana et al., 1986). Dabei wird der Interviewpartner gebeten, dem Interviewer fünf Minuten lang seine Gedanken und Gefühle bezüglich eines Familienangehörigen zu schildern. Bei der Auswertung erfolgt ein Rating entsprechend den Kriterien des Camberwell Family Interview, das zur Erfassung von hoher versus niederer „Expressed Emotion" folgende Kriterien anlegt:

**Auswertung**

- Häufigkeit *kritischer Äußerungen* über ein Familienmitglied,
- *Feindseligkeit*, d. h. Ablehnung eines Familienmitglieds als Person,
- *Unzufriedenheit* mit dem Familienleben,
- Ausmaß an *Wärme*, das sich in Äußerungen über ein Familienmitglied zeigt (beurteilt vor allem nach Merkmalen der Stimmqualität),
- *emotionales „overinvolvement"*, das erkennbar wird durch das berichtete Verhalten oder durch den Gefühlsausdruck im Interview.

**psychische Auffälligkeiten bei Eltern/Geschwistern**

*Verfahren zur Erfassung psychischer Störungen bei Familienmitgliedern* (Eltern oder anderen Kindern in der Familie) können indiziert sein, wenn sich aus der Exploration Hinweise auf psychische Störungen bei Familienmitgliedern ergeben und Zusammenhänge mit der psychischen Problematik des Kindes vermutet werden. Zur Erfassung von psychischen Auffälligkeiten bei Kindern und Jugendlichen können die in den vorangegangenen Kapiteln beschriebenen Methoden benutzt werden. Psychische Probleme der Eltern können ergänzend zur Exploration anhand von Fragebogenverfahren erhoben werden. Dabei ist jedoch zu klären, ob eine ausführliche Diagnostik psychischer Störungen bei den Eltern noch im Rahmen des Untersuchungsauftrages ist oder ob dies besser andernorts (z. B. im Rahmen einer Erwachsenenpsychotherapie) durchgeführt wird.

**Validität**

Insgesamt müssen in der Familien- und Interaktionsdiagnostik bei der Interpretation der Fragebogenverfahren und Interaktionsbeobachtungen (besonders in simulierten Situationen) die Bedingungen, unter denen die Fragebogen beantwortet werden bzw. Interaktionen beobachtet und mögliche Simulations- oder Dissimulationstendenzen von Beurteilern berücksichtigt werden. Die Ergebnisse von Fragebogenverfahren und Interaktionsbeobachtungen können bei einer weitergehenden Exploration genutzt werden und Diskrepanzen zwischen verschiedenen Beurteilern oder Interaktionsbeobachtungen können gezielt exploriert werden, wobei auch die ökologische Validität der gewonnenen Informationen überprüft werden kann.

**Hilfreiche Materialien**

– Für die klinische Beurteilung hilfreiche Verfahren, wie die von Poustka und Mitarbeitern (1994) publizierte Achse 5 zur Erfassung aktueller psychosozialer Umstände (siehe M10, S. 167 f.) und das Genogramm (siehe M08, S. 163 f.) wurden bereits in Kapitel 2.1.5 dargestellt. Projektive Verfahren, die auch unter familiendiagnostischen Aspekten betrachtet werden können (Sceno-Test, Familie in Tieren) wurden in Kapitel 2.5 dargestellt.

– *Reale Skulpturverfahren.* Die Art des Einsatzes von realen Skulpturverfahren hängt davon ab, ob das Verfahren diagnostischen oder therapeutischen Zwecken dienen soll. Für eine quantitative Diagnostik können die Verfahren kaum genutzt werden; sie können wirksame therapeutische Interventionen, besonders auf nichtsprachlicher Ebene darstellen, weil sie mit unmittelbarem affektivem Erleben konfrontieren.

  Für die Durchführung von Skulpturverfahren gibt es keine einheitlichen Festlegungen. Meist wird einem Familienmitglied, dem „Bildhauer", der Auftrag gegeben, die Beziehungen der Familienmitglieder untereinander räumlich darzustellen. Er postiert die Familienmitglieder so im Raum, dass die Beziehungen zwischen diesen aus seiner Sicht deutlich werden. Fehlende Familienmitglieder werden durch Symbole, etwa Mobiliar, ersetzt. Schweitzer und Weber (1982) lassen die Beziehungen zwischen den Familienmitgliedern nach den Dimensionen „emotionale Nähe und Distanz" und „Hierarchie" stellen. Die Reihenfolge, in der die Familienmitglieder gestellt werden, wählt der „Bildhauer" selbst. Nach Fertigstellung der Skulptur bittet der Versuchsleiter die Familie, die Stellung eine gewisse Zeit beizubehalten und auf die Gefühle zu achten, die in den Familienmitgliedern aufkommen. Im Anschluss daran wird mit den Familienmitgliedern über die Eindrücke gesprochen, welche die Skulptur hinterlassen hat. Der Intuition des Therapeuten bleibt es weiterhin überlassen, wann er die Skulptur stellen lässt, wen er zum „Bildhauer" wählt und wie er die Durchführung der Skulptur modifiziert. Schweitzer und Weber (1982) schlagen u. a. folgende Modifikationen vor:

  – Der Raum, den die Familie ausfüllen soll, wird vorher abgesteckt.
  – Nach der Erstellung der Skulptur kann ein Familienmitglied heraustreten und das System von außen betrachten.
  – Freunde, Bekannte und Verwandte können einbezogen werden.
  – Ein Ereignis kann vorgegeben werden, welches das System ändert.
  – In chronologischer Reihenfolge können mehrere Skulpturen zwischen wichtigen Ereignissen gestellt werden.

  - Ein zukünftiges Ereignis (z.B. Pensionierung des Vaters) kann vorgegeben und dann die Familie gebeten werden, eine Skulptur „nach dem Ereignis“ zu bilden.
  - Neben einer realen Skulptur der Familie kann eine ideale Skulptur gestellt werden.

  Über die Auswertung lebender Skulpturen gibt es ebensowenig einheitliche Vorstellungen wie über ihre Durchführung.

- Der *Familien-System-Test, FAST* (Gehring, 1990), ist ein Figurenskulpturverfahren und soll Kohäsion und Hierarchie als zwei zentrale Dimensionen familiärer Strukturen abbilden. Der Test besteht aus einem Brett, schematischen weiblichen und männlichen Figuren sowie zylindrischen Blöcken von unterschiedlicher Höhe. Die Kohäsion wird durch die Distanz zwischen den Figuren abgebildet, während die Höhe der Blöcke, auf denen die Figuren stehen, die hierarchische Position in der Familie darstellen. Die Familienmitglieder (ab sechs Jahren) sollen die typischen Familienbeziehungen, wie sie von den Familienmitgliedern wahrgenommen werden, die idealen Familienbeziehungen und eine Konfliktsituation zunächst einzeln darstellen. Anschließend wird die Familie um gemeinsame Darstellungen gebeten. Die Auswertung erfolgt nach quantitativen und qualitativen Kriterien. Die Ergebnisse der quantitativen Einstufung erlauben eine Klassifikation der Beziehungsrepräsentationen in balancierte, labil-balancierte und unbalancierte Familien.

- Die von Cierpka und Frevert (1994) publizierten *Familienbögen* dienen der Erfassung von Stärken und Problemen in Familien. Aus der subjektiven Sicht der Familienmitglieder werden die Familie als Ganzes, einzelne Zweierbeziehungen und die eigene Stellung in der Familie erfasst. Dementsprechend bestehen die Familienbögen aus drei Modulen:
  - dem *Allgemeinen Familienbogen*, mit dessen Hilfe die Familie als *System* fokussiert wird,
  - dem *Zweierbeziehungsbogen*, der die Beziehungen zwischen bestimmten *Dyaden* untersucht und
  - dem *Selbstbeurteilungsbogen*, in dem nach der Funktion des *einzelnen Familienmitgliedes* in der Familie gefragt wird.

  In jedem der drei Bögen werden sieben Skalen gebildet, die Aufgabenerfüllung, Rollenverhalten, Kommunikation, Emotionalität, affektive Beziehungsaufnahme, Kontrolle sowie Werte und Normen beschreiben. Mit den Familienbögen lassen sich vor allem die Elterneinschätzungen erfassen; sie können aber auch von Kindern ab dem Alter von zwölf Jahren beantwortet werden.

- Der *Family Relations Test* (*Kinder-Version*; Bene & Anthony, 1957) stellt zwar schon ein relativ altes Verfahren dar, gibt jedoch häufig wertvolle Hinweise auf die Verteilung positiver und negativer Beziehungen der einzelnen Familienmitglieder untereinander aus der Perspektive des Kindes. Für dieses Verfahren liegt eine grobe deutsche Normierung und eine Übersetzung der Items vor (Flämig & Wörner, 1977a, b). In der klinischen Praxis hat sich der *Family-Relations-Test* gut bewährt, weil er ein ausgesprochen kindgemäßes Verfahren darstellt. Es liegt eine Fassung für jüngere Kinder (im Alter von fünf bis sechs Jahren) und für ältere Kinder vor. Vor allem die Fassung für ältere Kinder erweist sich für die klinische Praxis als sehr geeignet. Das Kind stellt sich seine Familie aus einer Reihe von Karten mit Personen zusammen und weist diesen Personen kleine Karten zu, auf denen positive oder negative Gefühle beschrieben sind, die von dieser Person empfangen werden oder auf sie gerichtet sind.

- Das *Subjektive Familienbild* (SFB; Mattejat & Scholz, 1994) dient der Erfassung der subjektiven Beziehungsstrukturen in Familien. Den Familienmitgliedern (Kinder ab 12 Jahren) werden Adjektivpaare vorgegeben, anhand derer sie die Beziehungen innerhalb ihrer Familie beschreiben sollen. Mit Hilfe dieses Verfahrens kann das Maß an emotionaler Verbundenheit sowie an individueller Autonomie erhoben werden.
- Zur Erfassung von Paarbeziehungen können die *Fragebogen zur Partnerschaftsdiagnositk (FPD)* von Hahlweg (1996) eingesetzt werden. Sie bestehen aus einem Partnerschaftsfragebogen (PFB) der Streitverhalten, Zärtlichkeit und Gemeinsamkeit/Kommunikation auf drei Skalen erfasst sowie aus einer Problemliste (PL) in der die Partner angeben, in welchen Bereichen des Zusammenlebens Konflikte auftreten. Aufgrund der Kürze der Verfahren lassen sich diese Fragebögen in der Praxis gut anwenden. Daneben wird noch ein halbstrukturierter Anamnesebogen, der Fragebogen zur Lebensgeschichte und Partnerschaft, vorgelegt.
- Zur Erfassung psychischer Störungen bei den Eltern können die in der Erwachsenendiagnostik üblichen Verfahren eingesetzt werden. Als Breitbandverfahren können beispielsweise das *Freiburger Persönlichkeitsinventar, FPI* (Fahrenberg et al., 2001) oder die *Symptom-Checklist, SCL-90* (Franke, 2002) durchgeführt werden. Als Breitbandverfahren kann auch der *Fragebogen für junge Erwachsene, YASR* (Arbeitsgruppe Deutsche Child Behavior Checklist, 1998d) erhoben werden, der neben emotionalen Auffälligkeiten auch aggressives, dissoziales Verhalten und hyperkinetische Auffälligkeiten erfasst. Außerdem kann der *Fragebogen über das Verhalten junger Erwachsener, YABCL* (Arbeitsgruppe Deutsche Child Behavior Checklist, 1998c) zusätzlich das Verhalten von Erwachsenen aus der Perspektive eines anderen Erwachsenen (beispielsweise des Ehepartners) erheben (siehe Kap. 3.1.4, S. 132 f.). Relativ häufig ist die Depressivität von Eltern zu beurteilen, dies kann auch gezielt durch das *Beck Depressions-Inventar, BDI-II* von Beck et al. (2006) erfolgen.

## 2.7 Entwicklungs-, Intelligenz- und Leistungsdiagnostik

Leitlinie 8.1 fasst die Empfehlungen für die Durchführung testpsychologischer Untersuchungen zusammen. Nach den Leitlinien der Deutschen Gesellschaft für Kinder- und Jugendpsychiatrie und -psychotherapie (2007) ist eine testpsychologische Untersuchung bei den meisten psychischen Störungen zwar nicht vorgeschrieben, sondern optional. Sie stellt aber häufig eine unverzichtbare Ergänzung dar, da psychische Störungen gehäuft mit generellen Intelligenzminderungen oder mit spezifischen kognitiven Beeinträchtigungen im Sinne von umschriebenen Entwicklungsstörungen einhergehen, wobei

**Testdiagnostik als unverzichtbare Ergänzung**

- Verhaltensauffälligkeiten und emotionale Störungen sekundär zu kognitiven Beeinträchtigungen führen können,
- kognitive Störungen sekundär Verhaltensauffälligkeiten und emotionale Störungen auslösen können,
- kognitive Störungen, Verhaltensauffälligkeiten und emotionale Störungen gemeinsame Ursachen – wie zum Beispiel Hirnfunktionsstö-

rungen – haben können (ausführlich bei Döpfner & Görtz-Dorten, 2008; Lepach & Petermann, 2008a; Macha & Petermann, 2008).

**L8.1** **Leitlinie 8.1: Indikation für Entwicklungs-, Intelligenz- und Leistungsdiagnostik**

Eine testpsychologische Untersuchung ist nötig:
- Sofern in der Anamnese Hinweise auf eine Entwicklungsverzögerung gegeben sind.
- Bei Vorschulkindern wird eine ausführliche Entwicklungsdiagnostik wegen der hohen Komorbiditätsraten von Entwicklungsstörungen und wegen der meist fehlenden zuverlässigen Angaben zum Entwicklungsstand grundsätzlich empfohlen.
- Bei Schulkindern ist immer dann eine ausführliche testpsychologische Untersuchung von Intelligenz und schulischen Teilleistungen notwendig, wenn Hinweise auf Leistungsprobleme (Noten, Klassenwiederholung, Sonderbeschulung) oder schulische Unterforderung (z.B. Hochbegabung) vorliegen oder wenn Verhaltensauffälligkeiten oder emotionale Auffälligkeiten im schulischen Kontext (z.B. Schulängste, Aufmerksamkeitsstörungen, oppositionelles Verhalten) oder im Zusammenhang mit Einschulung bzw. Umschulung (z.B. Einnässen bei Einschulung, Ticstörung nach Umschulung) auftreten.

**Komorbidität von Entwicklungs- und Verhaltensstörungen**

Die häufige Komorbidität von Entwicklungs- und Verhaltensstörungen sollte im Einzelfall nicht nur beschrieben, sondern – soweit möglich – auch in ihrer gegenseitigen Abhängigkeit erklärt werden. So entwickeln viele Kinder mit einer Lernstörung als Folge der schulischen Überforderung hypermotorische Verhaltensweisen und Unaufmerksamkeit, die sie vermutlich ohne die zugrunde liegende Lernstörung nicht zeigen würden (Lepach & Petermann, 2008a; Warnke & Plume, 2008). Allerdings können ADHS und Leistungsstörungen auch gleichzeitig auftreten und eine ADHS kann Leistungsstörungen begünstigen. Vergleichbare Beziehungen lassen sich beispielsweise auch für Angst- und Leistungsstörungen nachweisen. Liegen zusätzlich zu Verhaltensauffälligkeiten oder emotionalen Auffälligkeiten Leistungsstörungen vor, sind häufig abweichende Behandlungsstrategien indiziert.

**Lern-/geistige Behinderung**

Auch allgemeine Intelligenzminderungen vom Grade einer Lernbehinderung oder einer geistigen Behinderung gehen gehäuft mit Verhaltensstörungen einher (z.B. aggressives oder selbstverletzendes Verhalten; Petermann & Petermann, 2008b; Sinzig & Schmidt, 2008). Das Ausmaß der Intelligenzminderung lässt sich hierbei nicht alleine aus Verhaltensbeobachtungen erschließen, sondern es wird operational über das Ergebnis eines individuell durchgeführten Intelligenztests definiert. Bei schweren Formen der Intelligenzminderung sind Intelligenztests allerdings nur begrenzt aussagefähig. In diesen Fällen ist bei der diagnostischen Einordnung der Grad, in dem bestimmte Alltagsfunktionen bewältigt werden können, heranzuziehen (vgl. Sarimski & Steinhausen, 2007). Auch die Abgrenzung zwischen einer geistigen Behinderung und einer Lernbehinderung, von der Platzierungsentscheidungen im schulischen Bereich

(Sonderschule für Geistigbehinderte oder für Lernbehinderte) abhängen können, ist unter Einbeziehung eines Intelligenztests zu treffen.

Die testpsychologische Diagnostik hat nicht nur die Aufgabe, Leistungsdefizite zu erfassen. Sie kann auch dazu beitragen, individuelle kognitive Stärken und Ressourcen eines Kindes zu ermitteln, die für die erfolgreiche Durchführung von Behandlungsmaßnahmen notwendig sind. Eine testpsychologische Untersuchung kann daher folgende Funktionen aufweisen:

**Stärken und Ressourcen beachten**

- Feststellen der individuellen kognitiven Stärken;
- Feststellen von Art und Ausmaß einer möglichen Intelligenz- und Leistungsminderung;
- differenzialdiagnostische Beurteilung hirnorganischer und alltagsbezogener Defizite;
- Abschätzen des Förderbedarfs bzw. des Therapiepotenzials (z.B. kognitive Ressourcen, Aufmerksamkeit, Lernfähigkeit) und
- zufallskritische Beurteilung des Verlaufs (Prognose) einer Leistungsänderung (Progredienz oder Remission).

Die *Auswahl* der anzuwendenden Erhebungsverfahren richtet sich nach der entsprechenden Fragestellung, dem Alter beziehungsweise Reifegrad des Kindes und den individuellen Vorbefunden. In Einzelfällen müssen beispielsweise auch Aufmerksamkeitsspanne, Migrationshintergrund oder visuelle Störungen durch die Anwendung spezifischer Verfahren berücksichtigt werden. Der Schwerpunkt der testpsychologischen Untersuchung hängt dabei immer von der Verdachtsdiagnose und damit dem Therapieziel ab, wobei der flexible Einsatz einer *Testbatterie* die Wahl des geeigneten Verfahrens erleichtern kann. Die Testdurchführung selbst ist dann unter standardisierten Bedingungen durchzuführen, um eine faire Testung zu gewährleisten und Testleitereffekte zu verhindern (vgl. Lepach & Petermann, 2008a). Grundsätzlich sollten nur Testverfahren eingesetzt werden, die hinreichend objektiv und reliabel dasjenige Merkmal erheben, das erfasst werden soll (Validität). Zudem müssen aktuelle Vergleichswerte (Normen) für die jeweilige Altersgruppe des Kindes vorliegen. Normen, die älter als zehn Jahre sind, müssen dabei als veraltet gelten; sie überschätzen die aktuellen Testleistungen eines Kindes (Flynn, 2007). Intelligenztests zur Diagnostik von Leistungsstärken und -schwächen müssen ferner bei lern- oder geistig behinderten Kindern auch im unteren Leistungsbereich noch hinreichend differenzieren. Entsprechend sollte eine differenzierte Messung bei hochbegabten Kindern im oberen Leistungsbereich möglich sein. Kinder mit psychischen Störungen und einer zusätzlichen Körperbehinderung oder auch Kinder mit geringfügigen feinmotorischen Schwächen können bei den allgemein üblichen Papier- und Bleistift-Testverfahren benachteiligt sein, so dass sich in diesen Fällen computergestützte Erhebungsverfahren als vorteilhafter erweisen können.

**standardisierte Bedingungen herstellen**

**ältere Tests überschätzen die Leistung**

**Merk- und Lernfähigkeit**

Die bei einigen psychischen Erkrankungen auftretenden Störungen der Merk- und Lernfähigkeit können sowohl global als auch modalitäts- bzw. funktionsspezifisch sein, das heißt sie treten beispielsweise nur bei auditiven Informationen und gehörten Wörtern auf, nicht jedoch bei visuell dargestellten Reizen oder Zahlen. In diesen Fällen genügt nicht der Nachweis einer allgemeinen Gedächtnisstörung durch ein Screening-Verfahren, sondern es müssen die Randbedingungen, unter denen die Merkfähigkeitsleistung zu erbringen ist, systematisch variiert werden. Diese systematischen Variationen sollten sich auf die geforderte Sinnes*modalität* (z. B. visuell, akustisch, taktil), das zu behaltende *Material* (z. B. Wörter, Sätze, Zahlen, Bilder), auf die *Menge* der zu lernenden Informationen sowie auch auf die *Ungestörtheit* des Lern*vorgangs* bzw. auf einen solchen mit eingestreuten *Störreizen* beziehen. Ein aktuell entwickeltes Verfahren zur Erfassung globaler sowie modalitäts- und funktionsspezifischer Störungen der Merk- und Lernfähigkeit bildet der BASIC-MLT (Lepach & Petermann, 2008b), der speziell für Kinder und Jugendliche im Alter von sechs bis 16 Jahren konzipiert wurde. Der BASIC-MLT besteht aus einer Kernbatterie von acht Hauptuntertests, mit deren Hilfe die unmittelbare Merkspanne, die Fähigkeit zum Lernzuwachs inklusive der Interferenzanfälligkeit, der verzögerte Abruf sowie Wiedererkennungsleistungen überprüft werden können. Als Ergebnis lassen sich sowohl ein Gesamtwert (Merk-Quotient) als auch fünf Subskalenwerte ermitteln: Aufmerksamkeit und Konzentration, Visuelles Lernen, Auditives Lernen, Visuelles Merken und Auditives Merken.

Die Diagnostik umschriebener Entwicklungsstörungen erfordert eine klinisch bedeutsame Ausprägung der angenommenen Teilleistungsstörung. Diese Ausprägung wird anhand der definierten *Diskrepanz* zwischen der allgemeinen Intelligenz und der gestörten Teilleistung nachgewiesen.

**Intelligenzprofiltestverfahren**

Hierzu sind Intelligenz*profil*testverfahren (z. B. K-ABC, HAWIK-IV, AID 2) besonders geeignet. Diese bilden das Verhältnis der gestörten Teilleistung zu einem Intelligenzmaß ab, das nicht durch die Teilleistungsstörung beeinträchtigt wird.

Diese verschiedenen diagnostischen Fragestellungen erfordern unterschiedlich differenzierte diagnostische Strategien und bestimmen damit auch die Auswahl der Testverfahren (vgl. Tab. 11).

Bei der *Durchführung* der Testverfahren ist darauf zu achten, dass die standardisierten Instruktionen eingehalten werden. In der klinischen Praxis kann bisweilen eine Variation der Testdurchführung, die sich an den Einzelfall anpasst, notwendig sein, um zu gewährleisten, dass durch den Test tatsächlich das erhoben wird, was erfasst werden soll. So kann es sinnvoll sein, bei einem impulsiven Kind im Rahmen der Intelligenzdiagnostik spezielle Hilfestellungen einzuführen (z. B. zuerst auf alle Bilder deuten und dann antworten), damit durch den Intelligenztest tatsächlich das logisch induktive Denken des Kindes und nicht nur seine Impulsi-

**Tabelle 11:** Psychometrische Verfahren in der Intelligenz- und Leistungsdiagnostik.

| Fragestellung | | Auswahl der Testverfahren |
|---|---|---|
| *Verhaltensweisen* | Das Kind fällt im Kindergarten durch „Ungeschicklichkeit" beim Malen und Basteln auf. Es stellt sich die Frage nach umschriebenen Entwicklungsstörungen. | Testverfahren zur visuellen Wahrnehmung, zu grob- und feinmotorischen Fähigkeiten und zur Konzentrationsfähigkeit |
| *Leistungsbereiche sind nicht mehr direkt beobachtbar* | Das Kind fällt zusätzlich auch durch weitere Leistungsdefizite auf, es stellt sich die Frage, ob eine allgemeine Entwicklungsverzögerung vorliegt. | Intelligenzniveautest |
| *Fähigkeitsprofil ist gefordert* | Verfügt das Kind über individuelle Leistungsreserven, die seine Ungeschicklichkeit ausgleichen können? | Intelligenzprofiltest |

vität erhoben wird. Bei Kindern, die während zeitbegrenzter Tests sehr langsam arbeiten, kann es hilfreich sein, die bei Ende der Zeitvorgabe bearbeitete Aufgabe zu markieren und die Kinder dann weiter arbeiten zu lassen, um zu überprüfen, ob sich wesentliche Verbesserungen der Testleistung bei einer längeren Zeitvorgabe einstellen. Bei einem solchen Vorgehen ist jedoch zu beachten, dass bei der Auswertung die vorliegenden Normen nicht mehr in vollem Umfang gültig sind und daher allenfalls orientierend herangezogen werden dürfen. In solchen Fällen wird die maximale Fähigkeit des Kindes erfasst (testing the limits) und nicht die aktuelle Leistungsfähigkeit. Die während der Testdurchführung gewährte Erleichterung kann die diagnostische Sicherheit bei der Auswertung letztlich vermindern. Bei der Durchführung computergestützter Versionen früherer Papier- und Bleistift-Tests ist darauf zu achten, dass eine Neunormierung für die PC-Fassung erfolgt ist. Die Ursprungsnormen lassen sich nicht ohne weiteres auf die computergestützte Version übertragen, da die Durchführungsbedingungen nicht mehr vergleichbar sind (vgl. Huff & Sireci, 2001).

**Sorgfalt beim Einsatz von PC-Fassungen**

## 2.7.1 Entwicklungsdiagnostik

Bedingt durch die bis vor wenigen Jahren noch begrenzte Anzahl zur Verfügung stehender, praktikabler Testverfahren, wurde bis vor kurzem eine altersbezogene Trennlinie zwischen Entwicklungs- und Intelligenzdiagnostik bei einem mentalen Alter von etwa drei Jahren gezogen. Diese Grenze kann heute nicht mehr gelten, da mittlerweile auch Entwicklungstests mit einem Altersrange von der Säuglingszeit bis zur Schulreife zur Verfügung stehen (z. B. von 6 Monaten bis 6 Jahren beim ET 6-6; Petermann, Macha & Stein, 2008), und umgekehrt Intelligenztestverfah-

**Entwicklungs- vs. IQ-Diagnostik**

ren die Zeit vor dem dritten Lebensjahr mit abdecken (z. B. Kaufman-Assessment Battery for Children (K-ABC); dt. Melchers & Preuß, 2001; Snijders-Oomen Non-verbaler Intelligenztest (SON-R 2½-7); Tellegen, Laros & Petermann, 2007). Trotz dieser Überschneidungen haben Entwicklungs- und Intelligenztests bis heute unterschiedliche Schwerpunkte. Entwicklungstests erfassen motorische und kommunikative Fertigkeiten sehr genau und bilden zusätzlich Grundvoraussetzungen ungestörter kognitiver Entwicklung ab, während Intelligenztests breite Spektren kognitiver Teilleistungen differenziert erfassen.

**eindimensionale IQ-Tests**

Zur Bestimmung des Entwicklungsstandes genügt es in den meisten Fällen nicht, eindimensionale Intelligenztests durchzuführen (siehe Leitlinie 8.2). Hierzu gehören solche, die ausschließlich aus Aufgaben oder Items bestehen, zu deren Bewältigung nur eine einzige Fähigkeit oder sehr wenige Teilfähigkeiten erforderlich sind (z. B. die Matrizen-Tests nach Raven, s. Coloured Progressive Matrices; dt. Bulheller & Häcker, 2002; Standard Progressive Matrices; dt. Heller, Kratzmeier & Lengfelder, 1998a; Advanced Progressive Matrices; dt. Heller, Kratzmeier & Lengfelder, 1998b). Ausnahmen können in Fällen einer schweren geistigen Behinderung gegeben sein, in denen die Kinder multimodalen Anforderungen oder Zeitdruck nicht gewachsen sind oder in denen eine oder mehrere Sinnesmodalitäten nicht zur Verfügung stehen. Bei der Betrachtung eines differenzierten Entwicklungsprofils ist besonders auch auf diejenigen Dimensionen zu achten, in denen das Kind eine altersentsprechende Entwicklung genommen hat, da es sich hier um förderungsrelevante Ressourcen handeln kann.

## L8.2 Leitlinie 8.2: Entwicklungsdiagostik

- Zur Entwicklungsdiagnostik sollten mehrdimensionale Entwicklungstests oder in Ausnahmefällen Intelligenztests herangezogen werden, die neben der Bestimmung eines allgemeinen Entwicklungs- oder Intelligenz-Quotienten auch das Verhältnis wichtiger Entwicklungsdimensionen oder Teilleistungen zueinander in einem Entwicklungsprofil quantifizieren.
- Abweichungen von der Entwicklungsnorm sollten für die jeweilig betroffenen Entwicklungsdimensionen oder Teilleistungen beschrieben werden und sich nicht auf den „allgemeinen" Entwicklungsstand (z. B. einen Gesamtentwicklungsquotienten) eines Kindes beziehen.

### Hilfreiche Materialien

Einen Überblick über die gebräuchlichsten allgemeinen Entwicklungstests gibt Tabelle 12. Ein im deutschen Sprachraum gut etabliertes Verfahren stellt der Entwicklungstest ET 6-6 dar (Petermann, Macha & Stein, 2008), der für ein breites Altersspektrum die Körper- und Handmotorik, die kognitive und sprachliche sowie die soziale und emotionale Entwicklung erfasst (siehe Kap. 3.2.1, S. 138 f.).

**Tabelle 12:** Auswahl etablierter Entwicklungstests im deutschen Sprachraum (modifiziert nach Petermann & Macha, 2008, S. 40).

| Testbezeichnung | Altersbereich | Testdauer | Dimensionen |
|---|---|---|---|
| **Entwicklungsscreenings** | | | |
| Denver Entwicklungsskalen (DES; Flehmig et al., 1973) | 0–6 Jahre | 15–20 Min. | Soziale Fertigkeiten, Feinmotorik/Anpassung, Sprache, Grobmotorik |
| Dortmunder Entwicklungsscreening für den Kindergarten (DESK 3-6; Tröster et al., 2004) | 3;0–6;11 Jahre | keine Angabe | Feinmotorik, Grobmotorik, Sprache und Kognition, soziale Entwicklung |
| Elternfragebögen zur ergänzenden Entwicklungsbeurteilung (EEE U6-U9; Petermann & Macha, 2003) | U6 bis U9 | ca. 5 Min. | Lebenspraktische Fertigkeiten, sozial-emotionaler Bereich |
| Erweiterte Vorsorgeuntersuchung (EVU; Melchers et al., 2003) | U4 bis U9 | 10–20 Min. | Motorik, Sprache, kognitive Leistungen, Verhaltensbereich |
| Neuropsychologisches Entwicklungsscreening (NES; Petermann & Renziehausen, 2005) | U4 bis U7 | 10–15 Min. | Haltungs- und Bewegungssteuerung, Feinmotorik, Visuomotorik, visuelle Wahrnehmung, Explorationsverhalten, rezeptive und expressive Sprache, kognitive Leistungen |
| **Breitbandentwicklungstests** | | | |
| Bayleys Scales of Infant Development II, dt. Version (BSID II, dt. ; Reuner et al., 2007) | 0;1–3;6 Jahre | 30–60 Min. | Kognitiv-perzeptiver Bereich, motorischer Bereich, Verhaltenseinschätzungen, Sozialverhalten |
| Bayleys Scales of Infant Development III (BSID III; Bayley, 2006) | 0;1–3;6 Jahre | 50–90 Min. | Test: Kognitive Entwicklung, Sprache (rezeptiv und expressiv), Motorik (Grobmotorik, Feinmotorik); Fragebögen: Sozial-emotionale Entwicklung und Alltagsverhalten |
| Entwicklungstest 6 Monate bis 6 Jahre (ET 6-6; Petermann et al., 2006; 2008). | 0;6–6;0 Jahre | 15–45 Min. | Körpermotorik, Handmotorik, kognitive Entwicklung, Sprachentwicklung, Sozialentwicklung, emotionale Entwicklung |
| Münchener Funktionelle Entwicklungsdiagnostik (MFED-1, Hellbrügge, 2001; MFED 2-3, Hellbrügge, 1994) | 1. Lebensjahr und 2.–3. Lebensjahr | 30–50 Min. | 1. Lebensjahr: Krabbeln, Sitzen, Laufen, Greifen, Perzeption, Sprechen, Sprachverständnis, Sozialentwicklung;<br>2. bis 3. Lebensjahr: Statomotorik, Handmotorik, Wahrnehmungsverarbeitung, Sprechen, Sprachverständnis, Selbständigkeit, Sozialverhalten |
| Wiener Entwicklungstest (WET; Kastner-Koller & Deimann, 2002). | 3;0–6;0 Jahre | 60–90 Min. | Visuelle Wahrnehmung/Visuomotorik, kognitive Entwicklung, Sprache, Gedächtnis und Lernen, sozial-emotionale Entwicklung, Motorik |

## 2.7.2 Intelligenzdiagnostik

**IQ-Test-Profilanalyse**

Intelligenztestverfahren werden nur selten ausschließlich mit dem Ziel durchgeführt, ein Gesamtergebnis, den Intelligenz-Quotienten (IQ) zu erheben. Die Kenntnis über das allgemeine Intelligenzniveau kann jedoch in Einzelfällen für Plazierungsentscheidungen, beispielsweise zur Wahl einer Sonderschule für geistig behinderte oder lernbehinderte Schüler, wichtig sein. Viel häufiger dienen Intelligenztests jedoch einer *Profilanalyse* und können gegebenenfalls Hinweise zu einer weiterführenden psychologischen Diagnostik geben. Wie in der Entwicklungsdiagnostik sollte daher auch in der Intelligenzdiagnostik mehrdimensionalen Testverfahren der Vorzug gegeben werden. Eindimensionale Verfahren können zwar orientierend hilfreich sein, sobald jedoch weitreichende Entscheidungen (z. B. schulische Platzierungen) mit den Ergebnissen der Intelligenzdiagnostik verbunden sind, sollten mehrdimensionale Verfahren angewandt werden (siehe Leitlinie 8.3).

**L8.3** **Leitlinie 8.3: Intelligenzdiagnostik**

- Zur Intelligenzdiagnostik sollten in der Regel mehrdimensionale Intelligenzprofiltests herangezogen werden. Eindimensionale Verfahren können orientierend hilfreich sein.
- Bei der Intelligenzdiagnostik sollte die Mehrfachtestung mit demselben Testverfahren zur Verlaufskontrolle vermieden werden. Zur Überprüfung von Spontanremissionen und Behandlungseffekten ist oft die wiederholte Durchführung eines Intelligenztests erforderlich. Hierbei sollten verschiedene, jedoch hoch miteinander korrelierende Intelligenztests oder aber – soweit verfügbar - Paralleltestverfahren angewandt werden.

**Hilfreiche Materialien**

Tabelle 13 gibt eine Übersicht über die wichtigsten Intelligenzniveautests, mit denen ein globaler IQ ermittelt werden kann, und die damit zur orientierenden Diagnostik eingesetzt werden können. Beispielhaft für eine zeitlich ökonomische – und daher bei vielen diagnostischen Fragestellungen vorrangig eingesetzte – Erfassung der Intelligenzleistung eines Kindes, kann der neu normierte Grundintelligenztest CFT 20-R (Weiß, 2006) aufgeführt werden. Ergibt sich bei diesem Verfahren, das den fluiden Intelligenzaspekt sprachfrei und somit bildungsunabhängig erheben soll, als Ergebnis der Testung ein durchschnittlicher IQ-Wert, kann in der Folge auf die Durchführung von weiteren Intelligenztestverfahren verzichtet werden. Zeigt sich jedoch eine Abweichung vom Durchschnittsbereich, ist der zusätzliche Einsatz eines komplexen Intelligenztestverfahrens (z. B. HAWIK-IV, Petermann & Petermann, 2007) dringend zu empfehlen (vgl. Jacobs & Petermann, 2007b).

Bei den *Intelligenzprofiltests* werden folgende Verfahren, die auch hinsichtlich der Testgütekriterien (Objektivität, Validität, Reliabilität und Normierung) den wissenschaftlichen Mindestanforderungen genügen, am häufigsten eingesetzt:

- *Kaufman-Assessment Battery for Children*, deutschsprachige Fassung (K-ABC; Melchers & Preuß, 2001; siehe Kap. 3.2.4 , S. 144 f.),

**Tabelle 13:** Eindimensionale Verfahren zur Intelligenzdiagnostik.

| Testverfahren | Autoren | Altersbereich | Testaufbau | Ergänzende Informationen |
|---|---|---|---|---|
| CPM<br>Raven-Matrizen-Test:<br>Coloured Progressive Matrices | Bulheller & Häcker (2002) | 3;9–11;8 J. | – Farbige, geometrische Figuren oder Muster, die mit Hilfe vorgegebener Antwortalternativen zu ergänzen sind | – Messgegenstand: fluide Intelligenz<br>– Sprachfrei; rein figural, daher stark visuell gebunden<br>– Neu normierte Fassung<br>– Im Vergleich zu anderen Verfahren oft höhere IQ-Werte |
| SPM<br>Raven-Matrizen-Test: Standard Progressive Matrices | Heller et al. (1998a) | ab 6 J. | – siehe CPM | – siehe CPM<br>– Mittleres Schwierigkeitsniveau |
| APM<br>Raven-Matrizen-Test:<br>Advanced Progressive Matrices | Heller et al. (1998b) | ab 12 J. | – siehe CPM | – siehe CPM<br>– Testung von Personen mit überdurchschnittlichen Fähigkeiten möglich<br>– Normiert auch für Erwachsene ab 60 Jahren |
| CFT 1<br>Grundintelligenztest, Skala 1<br>(Culture Fair Intelligence Test - Scale 1) | Cattell et al. (1997) | 5–9 J. | – 2 Paralleltestformen<br>– 5 Untertests in zeichnerischer Darstellungsform | – Messgegenstand: fluide Intelligenz (Grundintelligenz)<br>– Sprachfreies, weitgehend kulturunabhängiges Testmaterial<br>– Stark visuell gebunden<br>– Erfasst neben Intelligenz auch Konzentrationsleistung und Arbeitstempo |
| CFT 20-R<br>Grundintelligenztest, Skala 2 | Weiß (2006) | 8;7–70 J. | – 2 Paralleltestformen<br>– 2 Testteile mit je 4 Subtests, ergänzend Wortschatz- und Zahlenfolgetest | – siehe CFT 1<br>– Zur Orientierung genügt Durchführung von Teil 1<br>– Konzentrationsleistung kann durch Vergleich von Teil 1 mit Teil 2 ermittelt werden<br>– Zusatzmodul: kristalline Intelligenz |
| CFT 3<br>Grundintelligenztest, Skala 3 | Cattell & Weiß (1971) | ab 14 J. | – Konzept und Aufbau analog zu CFT 20 | – siehe CFT 1<br>– Schwierigste CFT-Version<br>– Keine Zusatzmodule<br>– Veralterte Normen |

- *Hamburg-Wechsler Intelligenztest für Kinder und Jugendliche* (HAWIK-IV; Petermann & Petermann, 2007; siehe Kap. 3.2.2 , S. 140 f.),
- *Adaptives Intelligenz Diagnostikum 2* (AID 2; Kubinger & Wurst, 2000; siehe Kap. 3.2.3 , S. 142 f.) und
- *Snijders-Oomen Non-verbaler Intelligenztest* (SON-R 2 ½-7; Tellegen et al., 2007; siehe Kap. 3.2.5 , S. 145 f.)

Bei psychologischen und psychiatrischen Fragestellungen im Vorschul- und Schulalter hat sich die *Kaufman-Assessment Battery for Children (K-ABC)* inzwischen als Routineverfahren weitgehend durchgesetzt (vgl. Lepach & Petermann, 2008a). Die K-ABC ist für den Altersbereich ab 2;6 Jahren normiert und erlaubt mit zunehmendem Alter des zu untersuchenden Kindes eine immer genauere Analyse umschriebener Teilleistungsstörungen. Mit Hilfe mehrerer Skalen (Einzelheitliches und Ganzheitliches Denken, Intellektuelle Fähigkeiten und Fertigkeiten) werden unterschiedliche Teilleistungen erfasst, wobei eine zusätzliche sprachfreie Skala auch die Erhebung kognitiver Leistungen von hörgeschädigten und sprach- bzw. sprechgestörten Kindern sowie von Kindern mit einer anderen als der deutschen Muttersprache zulässt. Ein für die Differenzialdiagnostik umschriebener Entwicklungsstörungen nützlicher Vorteil der K-ABC ist darin zu sehen, dass zu ihrer amerikanischen Ursprungsversion zahlreiche empirische Arbeiten über typische Teilleistungsprofile bei verschiedenen Untergruppen auffälliger (lernbehinderter, geistig behinderter und verhaltensgestörter) Kinder vorliegen (vgl. Melchers & Preuß, 2001). Die Übertragbarkeit dieser Befunde scheint durch die ausgewiesene Äquivalenz der amerikanischen und der deutschen Testform gesichert zu sein (vgl. auch Artner et al., 1989). Kritisch anzumerken bleibt allerdings, dass die Normen der K-ABC nicht mehr als aktuell gelten können. Da das Alter der Normierungsuntersuchung bei Leistungstests zentral ist (s. Flynn-Effekt), sollte man aktuell (2008) statt der K-ABC ein anderes Intelligenzprofilverfahren anwenden. Eine Überarbeitung und deutsche Normierung der *Kaufman-Assessment Battery for Children, Second Edition* (KABC-II, Kaufman & Kaufman, 2004), die bisher nur im amerikanischen Raum angewandt wird, befindet sich derzeit in Vorbereitung.

Alternativ erfasst der neu mit deutschen Normen erschienene *Snijders-Oomen Non-verbale Intelligenztest* (SON-R 2½-7) sprachfrei die fluide Intelligenz von Kindern im Alter von 2;6 bis 7;11 Jahren. Das Verfahren misst neben visuomotorischen und perzeptiven Fähigkeiten das räumliche Verständnis, das Erkennen von Ordnungsprinzipien sowie die Fähigkeit zum abstrakten und konkreten Denken (vgl. auch Janke & Petermann, 2006). Insbesondere lassen sich auch die kognitiven Fähigkeiten gehörloser, schwerhöriger oder anderer kommunikationsgestörter Kinder, die beispielsweise die Sprache des Untersuchers nicht oder nur schlecht beherrschen oder bei denen Entwicklungsverzögerungen oder Intelligenzminderungen vorliegen, mit diesem Test zuverlässig erfassen.

Bei Kindern und Jugendlichen im Alter zwischen 6;0 und 16;11 Jahren lässt sich mit Hilfe des *Hamburg-Wechsler Intelligenztests für Kinder und Jugendliche* (HAWIK-IV), der auf den neuesten Erkenntnissen kognitionspsychologischer wie auch klinischer Forschung basiert, ein fundiertes und differenziertes Bild des kognitiven Entwicklungsstandes erstellen. Eine optional durchführbare Profilanalyse erlaubt zudem differenzierte Aussagen über Stärken und Schwächen eines Kindes (vgl. Petermann & Petermann, 2007).

Die adaptive Aufgabenvorgabe des auf dem Wechsler-Konzept basierenden *Adaptiven Intelligenz Diagnostikums 2* (AID 2) hat den Vorteil, das Kind bzw. den Jugendlichen nicht durch zu viele schwierige Aufgaben zu überfordern oder gegenteilig mit sehr leichten Aufgaben zu langweilen. Jedes Kind erhält genau diejenigen Aufgaben, die seinem Leistungsniveau entsprechen. Aus diesen Gründen ist die Testanwendung gerade auch im oberen Leistungsbereich zu empfehlen (vgl. Holling et al., 2004).

Hinweise zur testpsychologischen Diagnostik bei Kindern mit geistigen Behinderungen oder schweren Entwicklungsstörungen gibt das Kinder-Diagnostik-System (KIDS, Band 2; Sarimski & Steinhausen, 2007), in dem ein Spektrum an störungsübergreifenden und störungsspezifischen diagnostischen Methoden zusammengefasst und integriert wird. Um die Fähigkeiten und Kompetenzeinschränkungen eines lern- oder geistig behinderten Kindes umfassend beurteilen zu können, bedarf es einer Fülle an diagnostischen Verfahren, die neben der Entwicklung der kognitiven Funktionen des Kindes auch seine kommunikativen und sozialen Kompetenzen, die Art und Schwere seiner emotionalen oder sozialen Auffälligkeiten, seine praktische Selbstständigkeit sowie die Belastungen und Ressourcen in seinen Familienbeziehungen registrieren. Auf diese Weise wird auch bei geistig behinderten Kindern, die testpsychologisch sonst eher schwer zu untersuchen sind, eine gewisse Binnendifferenzierung möglich, die vor allem für Platzierungsentscheidungen letztlich sehr bedeutsam sein kann.

### 2.7.3 Diagnostik umschriebener Entwicklungsstörungen und Teilleistungen

Zu den umschriebenen Entwicklungs- bzw. Teilleistungsstörungen gehören nach ICD-10 und DSM-IV-TR die

- *Artikulationsstörung (phonologische Störung)* mit isolierter Störung der Artikulation bei ansonsten altersgemäßer Sprachentwicklung,
- *expressive Sprachstörung* mit Störungen der Sprachproduktion (Artikulation, aktiver Wortschatz, grammatikalische Fähigkeiten) bei altersgemäßem Sprachverständnis,
- *rezeptive Sprachstörung* (kombinierte rezeptiv-expressive Sprachstörung) mit Störungen sowohl der Sprachproduktion als auch des Sprachverständnisses,
- *umschriebene Störung der motorischen Funktionen,*
- *umschriebene Lesestörung* mit Störungen sowohl der Lesefähigkeit als auch der Rechtschreibfähigkeit,
- *isolierte Rechtschreibstörung* mit Störungen der Rechtschreibfähigkeit bei altersgemäßer Lesefähigkeit und die
- *Rechenstörung* (Dyskalkulie), bei der ausschließlich die Rechenfähigkeit beeinträchtigt ist.

Die psychometrische Diagnostik einer umschriebenen Entwicklungsstörung oder Teilleistungsstörung nach ICD-10 oder DSM-IV-TR muss die in Leitlinie 8.4 formulierten Bedingungen überprüfen.

## L8.4 Leitlinie 8.4: Diagnostik umschriebener Entwicklungsstörungen (Teilleistungsstörungen)

Die psychometrische Diagnostik einer umschriebenen Entwicklungsstörung (Teilleistungsstörung) in der Praxis setzt sieben *Bedingungen* voraus, die alle erfüllt sein müssen:

- *Unterdurchschnittliche Teilleistung.* Die Teilleistungsstörung überschreitet einen Prozentrang von 10 nicht.
- *Intelligenz.* Ein Intelligenzquotient von 70 wird nicht unterschritten.
- *Diskrepanz zwischen allgemeiner Intelligenz und Teilleistung.* Die Teilleistung liegt mindestens 1½ Standardabweichungen oder 12 T-Wertpunkte unter dem allgemeinen Intelligenzniveau.
- Als *Bezugssystem* zur Beurteilung von Teilleistungsstörungen sollte das Verhältnis der gestörten Teilleistungen zu einem Intelligenzmaß herangezogen werden, das nicht durch die Teilleistungsstörung beeinträchtigt ist.
- Die Entwicklungs-/Teilleistungsstörungen behindern deutlich die Aktivitäten des täglichen Lebens, die schulischen/beruflichen Leistungen oder die soziale Kommunikation.
- Liegt ein sensorisches Defizit vor, so sind die Teilleistungsstörungen wesentlich größer als diejenigen, die gewöhnlich mit diesem Defizit verbunden sind.
- *Vorliegen von Ausschlusskriterien.* Es liegen keine psychischen Störungen vor, durch die die umschriebene Entwicklungsstörung besser erklärt werden kann. Die diagnostizierten Minderleistungen sind nicht durch eine mangelnde Beschulung oder erhebliche Erziehungsdefizite hervorgerufen.

**allgemeine IQ-Minderung vs. umschriebene Entwicklungsstörung**

Die in Leitlinie 8.4 genannten Bedingungen sollen sicherstellen, dass weder eine allgemeine Intelligenzminderung als umschriebene Entwicklungsstörung verharmlost, noch leichte umschriebene Begabungsschwächen als Teilleistungsstörung dramatisiert werden. Daher ist in jedem Fall die Anwendung von mindestens einem standardisierten Intelligenztest und die Durchführung von Testverfahren, welche die betreffende Teilleistung zuverlässig erfassen, unverzichtbar. Das Diskrepanzmaß von 1½ Standardabweichungen stellt hierbei eine praktikable und klinisch bewährte Operationalisierung der geforderten „wesentlichen" Entwicklungsrückstände dar. Die in Leitlinie 8.4 formulierten Kriterien beziehen sowohl die Vorgaben von ICD-10 und DSM-IV-TR als auch die gängige praktische Umsetzung ein. Dabei weicht insbesondere das geforderte Forschungskriterium von zwei Standardabweichungen Diskrepanz zwischen Teilleistungs- und Intelligenztestwert von der gängigen Praxis ab. DSM-IV-TR und ICD-10 fordern, dass sowohl eine ausgeprägte Teilleistungsschwäche als auch eine bedeutsame Diskrepanz zwischen allgemeinem Intelligenzniveau und Teilleistung vorliegen, ohne jedoch eine Operationalisierung für das Ausmaß des Defizits fest vorzugeben. DSM-IV-TR verlangt zusätzlich, dass eine deutliche Beeinträchtigung von Alltagsfunktionen (z. B. schulischen Funktionen) vorliegen muss.

Ein geringerer Unterschied zwischen Testleistung und mittlerem IQ-Wert (d. h. zwischen ein und zwei Standardabweichungen) wird insbesondere in den Fällen angewandt, in denen die Leistung im IQ-Test durch eine begleitende Störung der kognitiven Verarbeitung, eine komorbide psychische Störung, eine körperliche Krankheit oder auch durch den ethnischen bzw. kulturellen Hintergrund einer Person verfälscht sein könnte. Bei der Verwendung von einer Standardabweichung wird jedoch bereits ein erheblicher Teil der Allgemeinpopulation als auffällig eingeordnet. Daher sollte für eine ausgeprägte Teilleistungsschwäche das Kriterium von 1½ Standardabweichungen gelten. Insgesamt sollte jedoch berücksichtigt werden, dass die Grenzen, die bei einer kategorialen Diagnostik notwendig sind, immer fragwürdig bleiben müssen. Nach den Vorgaben von ICD-10 und DSM-IV-TR kann auch bei Kindern mit verminderter Intelligenz eine Teilleistungsstörung oder umschriebene Entwicklungsstörung diagnostiziert werden, wenn eine entsprechende Diskrepanz zwischen Intelligenzleistung und Teilleistung nachgewiesen werden kann. Je stärker die Intelligenzminderung ist, umso schwieriger wird es jedoch, das Diskrepanzkriterium zu erfüllen. Teilweise ist dies durch psychometrische Verfahren aufgrund ihrer mangelnden Differenzierungsfähigkeit im unteren Leistungsbereich auch nicht mehr nachweisbar.

**IQ-Minderung vs. Diskrepanzkriterium**

Bei der Auswahl eines Intelligenztests muss darauf geachtet werden, dass jene Verfahren nicht herangezogen werden dürfen, die hohe Anforderungen an die möglicherweise gestörte Teilleistung stellen. So sollte bei dem Verdacht einer visuomotorischen oder räumlich-konstruktiven Teilleistungsstörung beispielsweise nicht der Gesamt-IQ des HAWIK-IV oder AID 2 als Bezugssystem gewählt werden. Als Referenzgröße sollte stattdessen der Index herangezogen werden, der am wenigsten durch die Teilleistungsstörung beeinträchtigt ist. Bei der Überprüfung von umschriebenen Sprachentwicklungsstörungen sollten sprachabhängige Intelligenztestverfahren (z. B. HAWIK-IV) nicht als Bezugsgröße eingesetzt werden.

## Hilfreiche Materialien

Bei den einzelnen Testverfahren werden unterschiedliche Normen eingesetzt. Neben IQ-Normierung (Mittelwert: 100, Standardabweichung: 15), werden häufig T-Werte (Mittelwert: 50, Standardabweichung: 10) und Prozentrangnormen (Median: 50) benutzt. Zur Überprüfung des Diskrepanzkriteriums müssen unterschiedliche Normen in eine Norm transformiert werden. In Kapitel 4 ist eine Normtabelle abgedruckt, in der die drei gebräuchlichsten Normen und die Grenzwerte von 1 bis 1 ½ Standardabweichungen aufgetragen sind (siehe M09, S. 165). Sie kann zur Bestimmung von umschriebenen Entwicklungsstörungen benutzt werden. Abbildung 7 zeigt die Anwendung dieser Normtabelle. Die individuelle Teilleistung muss im unterdurchschnittlichen Bereich (grau schraffiert) liegen. Zwischen 1 1/2 und 1 Standardabweichung (SD) ist ein Grenzbereich hellgrau aufgetragen, in dem die Zuordnung weniger eindeutig ist. Für die Diagnose einer umschriebenen Entwicklungsstörung muss zusätzlich das Diskrepanzkriterium erfüllt sein, das heißt es muss eine Diskrepanz von mindestens 10 bis 15 T-Werten vorliegen.

**Psychologische Kinderambulanz der Universität Bremen – Psychometrisches Leistungsprofil**

Testdatum: 06.4.2008 Name: Anton

Testleiter/in: Klasse: 3 Geb.-Dat.: 23.04.1999

| | unterdurchschnittlich | | | | | | | | | | durchschnittlich (Norm) | | | | | | | | | | | überdurchschnittlich | | | | | | | | | |
|---|---|---|---|---|---|---|---|---|---|---|---|---|---|---|---|---|---|---|---|---|---|---|---|---|---|---|---|---|---|---|---|
| Prozentrang | 0 | 0 | 0 | 1 | 1 | 2 | 3 | 5 | 8 | 12 | 16 | 21 | 27 | 34 | 42 | 50 | 58 | 63 | 73 | 79 | 84 | 88 | 92 | 95 | 96 | 98 | 99 | 99 | 100 | 100 | 100 |
| Z-Wert | -3 | -2,8 | -2,6 | -2,4 | -2,2 | -2 | -1,8 | -1,6 | -1,4 | -1,2 | -1 | -0,8 | -0,6 | -0,4 | -0,2 | 0 | 0,2 | 0,4 | 0,6 | 0,8 | +1 | 1,2 | 1,4 | 1,6 | 1,8 | +2 | 2,2 | 2,4 | 2,6 | 2,8 | +3 |
| IQ | 55 | 58 | 61 | 64 | 67 | 70 | 73 | 76 | 79 | 82 | 86 | 88 | 91 | 94 | 97 | 100 | 102 | 106 | 109 | 112 | 116 | 118 | 121 | 124 | 127 | 130 | 132 | 136 | 139 | 142 | 145 |
| **Intelligenz** | 0 | 0 | 0 | 1 | 1 | 2 | 3 | 5 | 8 | 12 | 16 | 21 | 27 | 34 | 42 | | 58 | 63 | 73 | 79 | 84 | 88 | 92 | 95 | 96 | 98 | 99 | 99 | 100 | 100 | 100 |
| HAWIK-IV Gesamt | | | | | | | | | | | | | | X | | | | | | | | | | | | | | | | | |
| HAWIK-IV SV | | | | | | | | | | | | | | | | | | | | | X | | | | | | | | | | |
| HAWIK-IV WLD | | | | | | | | X | | | | | | | | | | | | | | | | | | | | | | | |
| HAWIK-IV AGD | | | | | | | | | | | | | | | | | | | | | X | | | | | | | | | | |
| HAWIK-IV VG | | | | | | | | X | | | | | | | | | | | | | | | | | | | | | | | |
| **Aufmerksamkeit** | 0 | 0 | 0 | 1 | 1 | 2 | 3 | 5 | 8 | 12 | 16 | 21 | 27 | 34 | 42 | | 58 | 63 | 73 | 79 | 84 | 88 | 92 | 95 | 96 | 98 | 99 | 99 | 100 | 100 | 100 |
| TAP- Alertness | | | | | | | | | | | | | | So | Mo | S | M | | | | | | | | | | | | | | |
| TAP- Geteilte Aufm. | | | | | | | | | | | | | | | F | | S | | | M | A | | | | | | | | | | |
| TAP- Go/Nogo 1/2 | | | | | | | | | | | | | | | | S | | F | M | | | | | | | | | | | | |
| TAP- Inkompatibilität | | | | | | | | | | | | | | | F | M | S | | | | | | | | | | | | | | |
| TAP- Reaktionswechs. | | | | | | | | | | | | F | | | | | | S | | | | | M | | | | | | | | |
| **Merkfähigkeit** | 0 | 0 | 0 | 1 | 1 | 2 | 3 | 5 | 8 | 12 | 16 | 21 | 27 | 34 | 42 | | 58 | 63 | 73 | 79 | 84 | 88 | 92 | 95 | 96 | 98 | 99 | 99 | 100 | 100 | 100 |
| DCS | | | | X- | -X | | | | | | | | | | | | | | | | | | | | | | | | | | |
| VLMT Dg1 | | | | | | | | | | | | | | X | | | | | | | | | | | | | | | | | |
| VLMT Dg5 | | | | | | | | | | | | | | | | X- | --- | X | | | | | | | | | | | | | |
| VLMT Σ Dg1-5 | | | | | | | | | | | | | | | X | | | | | | | | | | | | | | | | |
| VLMT Interferenz | | | | | | | | | | | | | X- | --- | X | | | | | | | | | | | | | | | | |
| VLMT Dg5-Dg6 | | | | | | | | | | | | | | X- | -X | | | | | | | | | | | | | | | | |
| VLMT Dg5-Dg7 | | | | | | | | | | | | X- | -X | | | | | | | | | | | | | | | | | | |
| **Schulleistung** | | | | | | | | | | | | | | | | | | | | | | | | | | | | | | | |
| Schreiben (WRT 3+) | | | | X | | | | | | | | | | | | | | | | | | | | | | | | | | | |
| Rechnen (RZD 2-6) | | | Sp | P | | | | | | | | | | | | | | | | | | | | | | | | | | | |

**Legende:**
Sp = Speed (Bearbeitungsgeschwindigkeit); P = Power (Bearbeitungsgüte); M = Reaktionszeit (Median); Mo = Median (ohne Warnreiz); S = Standardabweichung; So = Standardabweichung (ohne Warnreiz); F = Fehleranzahl; A = Auslassungsanzahl; PR = Prozentrang

**Abbildung 7:** Psychometrisches Leistungsprofil (Beispiel: achtjähriger Anton).

Für die Diagnostik von umschriebenen Entwicklungsstörungen hat sich ein vier Ebenen Modell bewährt (vgl. Jacobs & Petermann, 2005b; 2007a). Danach sollte zunächst (Ebene 1) eine ausführliche Exploration und Anamnese, dann eine Basisdiagnostik (Ebene 2 mit Intelligenz-, Lese-, Rechtschreib- und Rechendiagnostik sowie globale Fragebögen) durchgeführt werden. Ergeben sich aus der Ebene 1 und 2 Hinweise auf weitere Teilleistungsstörungen oder psychische Störungen, sollten auf Ebene 3 vertiefende Verfahren angewandt werden. Ist dies nicht der Fall, dann sollte unmittelbar zur Ebene 4, dem umfassenden Befundgespräch, übergegangen werden.

Das Beispiel in Abbildung 7 zeigt das Profil des achtjährigen Anton mit einem durchschnittlichem Gesamt IQ von 94 nach der Basisdiagnostik. Allerdings zeigen sich deutlich heterogene Indizes. Während sich deutliche Stärken im Sprachverständnis- (IQ 117) und im Arbeitsgedächtnisindex (IQ 114) ergeben, fallen die Indizes Verarbeitungsgeschwindigkeit (IQ 76) und Wahrnehmungsgebundes Logisches Denken (IQ 75) diskrepant schlechter und deutlich unterdurchschnittlich aus. In der Rechtschreibtestung (WRT 3+) ergibt sich ein

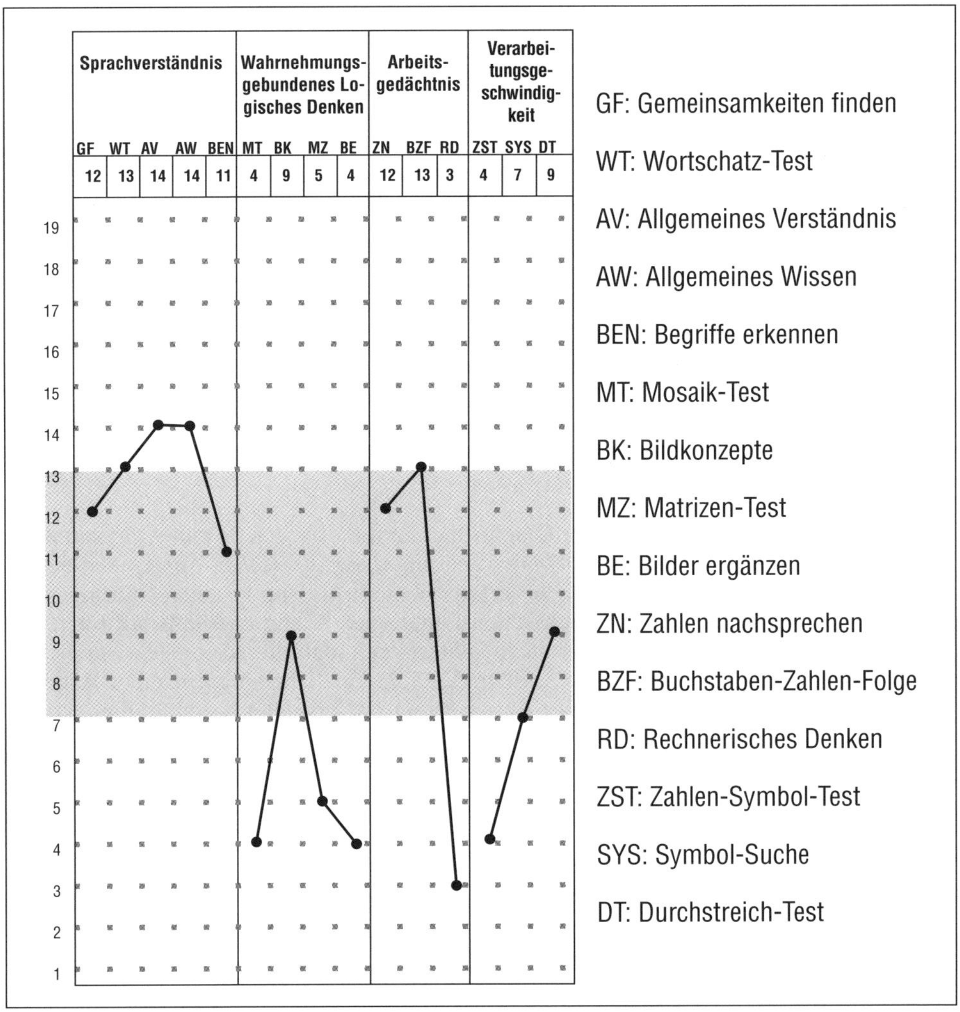


**Abbildung 8:** Darstellung eines HAWIK-IV-Profils (Untertest-Wertpunkte-Profil).

Prozentrang von 1. Leseprobleme wurden in der Anamnese nicht beschrieben und in der Schule als unauffällig angegeben. Im Rechentest (RZD 2-6; Jacobs & Petermann, 2005a) erreicht Anton ebenfalls ein deutlich unterdurchschnittliches Ergebnis (Bearbeitungsgüte/ Power: PR = 1; Bearbeitungsgeschwindigkeit: PR = 0). Damit sind die Kriterien für eine kombinierte Störung schulischer Fertigkeiten nach ICD-10 erfüllt. Die Heterogenität der Indizes macht allerdings eine genauere Analyse des HAWIK-IV-Profils und den Übergang zur Ebene 3 des diagnostischen Prozesses notwendig.

Abbildung 8 zeigt das HAWIK-IV-Profil von Anton. Das unterdurchschnittliche Abschneiden im Mosaik-Test, im Bilder ergänzen und im Matrizen-Test weist auf eine visuell-räumliche Wahrnehmungs- und Konstruktionsstörung hin, das unterdurchschnittliche Abschneiden im Zahlen-Symbol-Test in Verbindung mit der stark verlangsamten Rechengeschwindigkeit auf eine Aktivierungsbereitschaftsminderung oder auf eine umschriebene Verlangsamung der Visuo-Grapho-Motorik. Weitere auf Ebene 3 durchgeführte neuropsychologische Tests (z.B. DCS) untermauern den Hinweis auf eine visuell-räumliche Wahrnehmungs- und Konstruktionsstörung. Eine solche Störung tritt häufig im Zusammenhang mit Problemen beim Rechtschreib- und Rechenerwerb auf. Eine Aktivierungsbereitschaftsminderung hingegen zeigt sich nicht (vgl. Abb. 10 im Untertest Alertness der TAP), so dass von einer bei rechtschreibgestörten Kinder nicht seltenen visuo-grapho-motorischen Verlangsamung und einer ebenfalls isolierten Verlangsamung beim Rechnen ausgegangen werden kann. Auch die Aufmerksamkeitssteuerung (siehe TAP-Ergebnisse in Abb. 7) und die verbale Lern-und Merkfähigkeit (Abb. 7, VLMT) sind unbeeinträchtigt, können also als Stärke bei der Therapieplanung (vgl. Jacobs & Petermann, 2007a) vorausgesetzt werden.

Tabelle 14 zeigt die wichtigsten Testverfahren zur Diagnostik von *Artikulationsstörungen und rezeptiven bzw. expressiven Sprachstörungen*. Der Lautbildungstest (LBT) kann zur Diagnose von Artikulationsstörungen eingesetzt werden. Alle anderen Verfahren erfassen Aspekte der expressiven und der rezeptiven Sprachstörungen. Häufig wird der von den Normen jedoch veraltete Heidelberger Sprachentwickungstest (HSET) verwendet. Neben den genannten Verfahren können auch Subtests aus mehrdimensionalen Entwicklungs- und Intelligenztests (siehe Kap. 2.7.1 und 2.7.2) zur Erfassung einzelner Aspekte von Sprachentwicklungsstörungen eingesetzt werden.

Tabelle 15 fasst Testverfahren zur Diagnostik von motorischen Störungen zusammen, die bei der Diagnostik einer *umschriebenen Störung der motorischen Funktionen* eingesetzt werden können. Daneben sind auch Verfahren zur Erfassung visueller Störungen aufgeführt, die bei Störungen der motorischen Funktionen häufig ebenfalls auftreten. Neben den genannten Verfahren können auch Subtests aus mehrdimensionalen Entwicklungs- und Intelligenztests (siehe Kap. 2.7.1 und 2.7.2) zur Erhebung einzelner Aspekte der motorischen Entwicklung und der Entwicklung der visuellen Wahrnehmungsfähigkeit eingesetzt werden.

Tabelle 16 fasst die wichtigsten Testverfahren zur Diagnostik von *Lese-, Rechtschreib- und Rechenstörungen* zusammen. Neben den klassenspezifischen Rechtschreibtests liegen auch Testverfahren vor, die insgesamt eine größere Spanne erfassen. Die aufgeführten Lesetests sind überwiegend Einzeltests, bei denen laut vorgelesen werden muss. Daneben liegen weitere Tests vor, die Leseverständnis als Gruppentests erfassen, was aber für die Lesediagnostik im klinischen Kontext weniger sinnvoll erscheint. Einige Verfahren kombinieren Lese- und Rechtschreibdiagnostik. Als Screening können auch Schulleistungstestbatterien zur Erfassung des Lernstandes in Mathematik, Lesen und Schreiben eingesetzt werden.

**Tabelle 14:** Verfahren zur Diagnostik von expressiven und rezeptiven Sprachstörungen.

| Testverfahren | Autoren | Altersbereich | Testaufbau | Ergänzende Informationen |
|---|---|---|---|---|
| LBT<br>Lautbildungstest für Vorschulkinder | Fried (1980) | 4–7 J. | – Kurzform und Langform zur Erfassung der Lautbildungsfähigkeit durch Benennen von Bildern | – Differenzierte Erfassung von Lautbildungsschwächen möglich |
| AWST-R<br>Aktiver Wortschatztest für 3- bis 5jährige Kinder | Kiese-Himmel (2005) | 3–5,5 J. | – Zur Beurteilung des expressiven Wortschatzumfangs | – Darstellungen von 51 Substantiven und 24 Verben |
| Teddy-Test | Friedrich (1998) | 3–6 J. | – Erfasst die verbale Verfügbarkeit semantischer Relationen | – Sehr kindangemessenes, kurzes Verfahren |
| KISTE<br>Kindersprachtest für das Vorschulalter | Häuser et al. (1994) | 3–6 J. | – Erfasst sprachliche Defizite im semantischen, grammatikalischen und kommunikativen Bereich | – Verfahren liegt in Kurz- und Langform vor |
| HSET<br>Heidelberger Sprachentwicklungstest | Grimm & Schöler (1991) | 3–9 J. | – 6 Bereiche mit insgesamt 13 Subtests zur Ermittlung des Entwicklungsstandes sprachlicher Fähigkeiten | – Sehr differenzierte Erfassung verschiedener grammatikalischer Kompetenzen |
| PET<br>Psycholinguistischer Entwicklungstest | Angermaier (1977) | 3–10 J. | – Testbatterie mit insgesamt 12 Untertests, die überwiegend aber nicht nur sprachliche Fähigkeiten erfasst | – Ältere Normierung |
| SETK 3-5<br>Sprachentwicklungstest für drei- bis fünfjährige Kinder | Grimm (2001) | 3–5 J. | – Erfasst rezeptive und expressive Sprachverarbeitungsfähigkeiten sowie auditive Gedächtnisleistungen | – Wesentliches Augenmerk liegt in der Überprüfung des phonologischen Arbeitsgedächtnisses |

**Tabelle 15:** Verfahren zur Diagnostik von visuellen und motorischen Störungen.

| Testverfahren | Autoren | Altersbereich | Testaufbau | Ergänzende Informationen |
|---|---|---|---|---|
| FEW<br>Frostigs Entwicklungstest der visuellen Wahrnehmung | Lockowandt (1996) | 4–8 J. | – 5 Untertests zu unterschiedlichen visuellen Wahrnehmungsbereichen | – Reliabilität einzelner Untertests fraglich |
| KTK<br>Körperkoordinationstest für Kinder | Kiphard & Schilling (2007) | 5–14 J. und ältere, behinderte Kinder | – 4 Aufgaben zur Überprüfung der Gesamtkörperbeherrschung | – Unzureichende empirische Validierung |
| M-ABC II<br>Movement Assessment Battery for Children - II | Petermann (2008) | 3–16 J. | – 8 Untertests zur Erfassung der Bereiche Handgeschicklichkeit, Ballfertigkeiten und Balance | – Neue Normen und internationale Validierungsstudien |
| MOT 4-6<br>Motoriktest für vier- bis sechsjährige Kinder | Zimmer & Volkamer (1987) | 4–6 J. | – 18 Aufgaben zur Grob- und Feinmotorik, Koordinations- und Reaktionsfähigkeit etc. | – Veraltete Normen |
| GMT<br>Graphomotorische Testbatterie | Rudolf (1986) | 4;6–6;11 J. | – 7 Subtests zur Erfassung von Graphomotorik | – Veraltete Normen |
| POD<br>Prüfung optischer Differenzierungsleistungen | Sauter (1979) | 5–7 J. | – Optische Differenzierungsfähigkeit, die v.a. bei Schulanfängern wichtig ist | – Sehr altes Verfahren |
| VSRT<br>Visuomotorischer Schulreifetest | Esser & Stöhr (1990) | 5;6–6;11 J. | – Analyse einer Menschzeichnung bzw. geometrischer Symbole | – Durchführungszeit: 3 bis 5 Minuten; gutes Screening. |

Neben den genannten Verfahren können auch Subtests aus umfassenden Schulleistungstestbatterien und aus mehrdimensionalen Intelligenztests (siehe Kap. 2.7.2) als Screener verwendet werden (vgl. zur umschriebenen Lese-Rechtschreibstörung geben Warnke, Hemminger & Plume, 2004; Warnke & Plume, 2008).

**Tabelle 16:** Verfahren zur Diagnostik von Lese-, Rechtschreib- und Rechenstörungen.

| Testverfahren | Autoren | Klasse |
|---|---|---|
| **Rechtschreibdiagnostik** | | |
| *DRT 1.* Diagnostischer Rechtschreibtest für 1. Klassen | Müller (2003) | Ende 1. bis Mitte 2. Kl. |
| *WRT 1+.* Weingartner Grundwortschatz Rechtschreibtest für 1. und 2. Klassen | Birkel (2007) | Ende 1. bis Mitte 2. Kl. |
| *DRT 2.* Diagnostischer Rechtschreibtest für 2. Klassen | Müller (2003) | Ende 2. bis Anfang 3. Kl. |
| *WRT 2+.* Weingartner Grundwortschatz Rechtschreibtest für 2. und 3. Klassen | Birkel (2007) | 2. bis 3. Kl. |
| *DRT 3.* Diagnostischer Rechtschreibtest für 3. Klassen | Müller (2003) | Ende 3. bis Anfang 4. Kl. |
| *WRT 3+.* Weingartner Grundwortschatz Rechtschreibtest für 3. und 4. Klassen | Birkel (2007) | 3. bis 4. Kl. |
| *DRT 4.* Diagnostischer Rechtschreibtest für 4. Klassen | Grund et al. (2003) | Anfang 4. bis Mitte 4. Kl. Grundschule<br>Ab 6. Kl. Sonderschule |
| *DRT 5.* Diagnostischer Rechtschreibtest für 5. Klassen | Grund et al. (2003) | Mitte 5. Kl. |
| *GRT 4+.* Grundwortschatz Rechtschreibtest für 4. und 5. Klassen | Birkel (1990) | Ende 4. Kl. Grundschule bis Anfang 5. Kl. Hauptschule |
| *WRT 6+.* Westermann Rechtschreibtest 6+ | Rathenow et al. (1980) | 5. bis 7. Kl. |
| *HSP.* Hamburger Schreibprobe | May (2002) | 1. bis 9. Kl. |
| **Lesediagnostik** | | |
| *DLF 1-2.* Diagnostischer Lesetest zur Frühdiagnose | Müller (1984) | Ende 1. bis Mitte 2. Kl. |
| *ZLT.* Züricher Lesetest | Linder & Grissemann (2000) | 2. bis 6. Kl. |
| *ZLVT 4-6.* Züricher Leseverständnistest für das 4. bis 6. Schuljahr | Grissemann & Baumberger (2000) | 4. bis 6. Kl. |
| **Lese- Rechtschreib- und Rechendiagnostik (Lernschwierigkeiten)** | | |
| *DEMAT 1+.* Deutscher Mathematiktest für erste Klassen | Krajewski, Küspert & Schneider (2002) | Ende 1. Kl. bis Anfang 2. Kl. |
| *DEMAT 2+.* Deutscher Mathematiktest für zweite Klassen | Krajewski, Liehm & Schneider (2004) | Ende 2. Kl. bis Anfang 3. Kl. |
| *DEMAT 3+.* Deutscher Mathematiktest für dritte Klassen | Roick, Gölitz & Hasselhorn (2004) | Ende 3. Kl. bis Anfang 4. Kl. |

Fortsetzung Tabelle 16.

| Testverfahren | Autoren | Klasse |
|---|---|---|
| *DEMAT 4.* Deutscher Mathematiktest für vierte Klassen | Gölitz, Roick & Hasselhorn (2006) | 3 Wochen vor und nach dem Halbjahreswechsel der 4. Kl.<br>Ende der 4. Kl. |
| *HRT 1-4* Heidelberger Rechentest | Haffner, Baro, Parzer & Resch (2005) | Ende 1. Kl. bis Anfang 5. Kl. |
| *OTZ.* Osnabrücker Test zur Zahlenbegriffsentwicklung | Van Luit, van de Rijt & Hasemann (2001) | 5 bis 7;6 Jahren Einzelverfahren |
| *RZD 2-6.* Rechenfertigkeiten- und Zahlenverarbeitungs-Diagnostikum für die 2. bis 6. Klasse | Jacobs & Petermann (2005a) | 2. bis 6. Klasse Einzelverfahren |
| *SLRT.* Salzburger Lese- und Rechtschreibtest | Landerl et al. (1997) | 1. bis 4. Kl. |
| *SBL I.* Schulleistungstestbatterie zur Erfassung des Lernstandes in Mathematik, Lesen und Schreiben | Kautter et al., (2000a) | Ende 1. Kl. Grundschule<br>Ende 1. und 2. Kl. Sonderschule |
| *SBL II.* Schulleistungstestbatterie zur Erfassung des Lernstandes in Mathematik, Lesen und Schreiben | Kautter et al., (2000b) | Ende 2. Kl. Grundschule<br>Ende 3. und 4. Kl. Sonderschule |
| *ZAREKI-R.* Neuropsychologische Testbatterie für Zahlenverarbeitung und Rechnen bei Kindern | Von Aster, Weinhold & Horn (2006) | 1. bis 4. Klasse Einzelverfahren |

Zur Erfassung umschriebener *Rechenstörungen* liegen ebenfalls klassenspezifische Rechen- und Mathematiktests vor (vgl. Tab. 16). Eine genauere Beschreibung der Einzelverfahren findet sich bei Jacobs und Petermann (2005b). Außerdem können auch Subtests aus den Schulleistungstestbatterien zur Erfassung des Lernstandes in Mathematik, Lesen und Schreiben (vgl. Tab. 16) sowie aus weiteren allgemeinen Schulleistungstestbatterien oder aus mehrdimensionalen Intelligenztests (siehe Kap. 2.7.2) zum Screening verwendet werden. Von einer Verwendung von Gruppentestverfahren für die Einzeltestung bei der Diagnostik von Rechenstörungen sollte jedoch abgesehen werden, da dies impliziert, dass das Testergebnis unabhängig von der Testsituation ist.

## 2.8 Integration der Ergebnisse

**Ziele** Die Integration der Ergebnisse der diagnostischen Untersuchungen dient dazu, ein Gesamtbild hinsichtlich der psychischen Auffälligkeiten, der kognitiven Fähigkeiten, der körperlichen Funktionen des Kindes und Jugendlichen sowie hinsichtlich der psychosozialen Bedingungen zu erhalten, unter denen das Kind/der Jugendliche lebt. Sie liefert die Grundlage für die Bedingungsanalyse (siehe Kap. 2.9), in der eine Verknüpfung zwischen den psychischen Auffälligkeiten und den vermutlich auslösenden und aufrechterhaltenden Bedingungen hergestellt wird.

Die Integration der diagnostischen Ergebnisse ist umso aufwendiger, je mehr diagnostische Verfahren durchgeführt wurden. Leitlinie 9 stellt die wichtigsten Aspekte zusammen.

**L9 Leitlinie 9: Integration der diagnostischen Ergebnisse**

- Die Integration der Ergebnisse erfolgt durch eine dimensionale Beschreibung der psychischen Auffälligkeiten des Kindes, seiner intellektuellen und kognitiven Fähigkeiten und der psychosozialen Bedingungen sowie durch die kategoriale Einordnung in ein Klassifikationssystem.
- Bei der dimensionalen Beschreibung der psychischen Auffälligkeiten und psychosozialen Kompetenzen, der intellektuellen/kognitiven Kompetenzen und Defizite sowie der psychosozialen Bedingungen werden Übereinstimmungen und Divergenzen einzelner Erhebungsmethoden zusammenfassend dargestellt; Hypothesen über Ursachen für Divergenzen zwischen verschiedenen Instrumenten werden entwickelt und überprüft.
- Die kategoriale Einordnung wird anhand der multiaxialen Fassungen von ICD-10 oder DSM-IV-TR vorgenommen.

**dimensionale und kategoriale Integration**

Die Integration der diagnostischen Informationen erfolgt auf einer beschreibenden dimensionalen Ebene und durch eine kategoriale Zuordnung zu Diagnosen. Die kategoriale Zuordnung erlaubt eine grobe diagnostische Einordnung, während die dimensionale Beschreibung eine differenzierte Darstellung der psychischen Auffälligkeiten und der relevanten Rahmenbedingungen ermöglicht. Bei der dimensionalen Beschreibung der psychischen Auffälligkeiten, der intellektuellen Fähigkeiten/des Entwicklungsstandes und der psychosozialen Bedingungen werden Übereinstimmungen und Divergenzen einzelner Erhebungsmethoden zusammenfassend dargestellt; Hypothesen über Ursachen für Divergenzen zwischen verschiedenen Instrumenten werden entwickelt und überprüft. Am aufwendigsten stellt sich in der Regel die Integration der Befunde zu den psychischen Auffälligkeiten dar. Abbildung 9 gibt eine Übersicht über die einzelnen Schritte, die dabei helfen können.

**Divergenzen aufdecken**

Am häufigsten treten Diskrepanzen bei diagnostischen Verfahren auf, die Informationen von verschiedenen Beurteilern (klinisches Urteil des Untersuchers, Urteil der Eltern, Lehrer, Erzieher und des Kindes oder Jugendlichen) abfragen.

**keine Divergenzen**

Sind zwischen den Beurteilern keine bedeutsamen Diskrepanzen feststellbar, so liegt eine situationsübergreifende Symptomatik vor, die von den Beurteilern in vergleichbarer Weise wahrgenommen wird, das heißt sowohl der Untersucher als auch die Eltern und Erzieher/Lehrer bzw. das Kind/der Jugendliche selbst schätzen die psychischen Probleme und Kompetenzen in vergleichbarer Weise ein. Häufig sind jedoch Diskrepanzen zwischen den Beurteilern feststellbar. In diesem Fall sind die Ursachen für diese unterschiedlichen Einschätzungen näher zu explorieren:

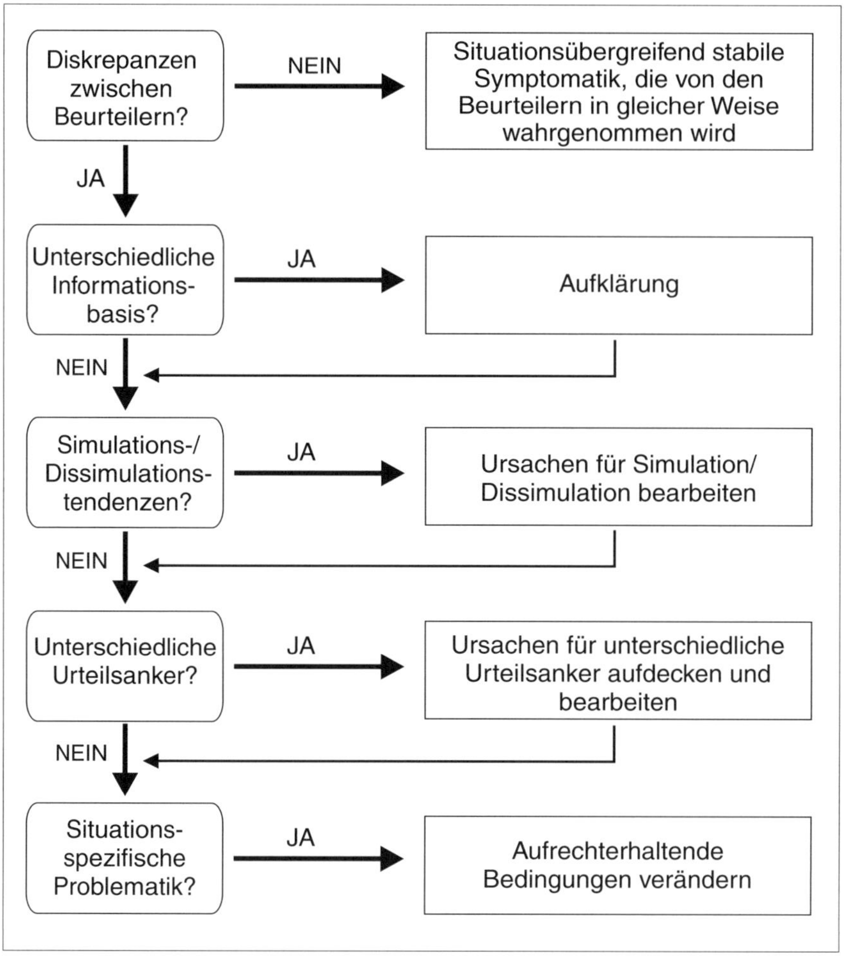


**Abbildung 9:** Integration der Ergebnisse der multimodalen Verhaltens- und Psychodiagnostik (aus Döpfner & Lehmkuhl, 1997).

**Aufklärung**

– Beruhen die Diskrepanzen auf einer *unterschiedlichen Informationsbasis*, dann kann zunächst eine Aufklärung erforderlich sein. Wenn beispielsweise ein Jugendlicher im Selbsturteil ausgeprägte emotionale Auffälligkeiten (z. B. Ängste oder depressive Verstimmungen) beschreibt, die Mutter und der Klassenlehrer jedoch nicht, so kann dies daran liegen, dass diese Probleme bislang von den Bezugspersonen nicht erkannt wurden und der Jugendliche sich darüber nicht mitgeteilt hat. In diesem Fall kann eine Information und Beratung der Bezugspersonen und des Kindes/Jugendlichen eine wichtige Intervention darstellen.

**Hilfeappelle!**

– Liegen der Diskrepanz zwischen den Beurteilern *Simulations- oder Dissimulationstendenzen* zugrunde, dann kann zunächst die Bearbeitung der Ursachen solcher Tendenzen von Bedeutung sein. So mag beispielsweise ein aggressiv auffälliger Jugendlicher seine Probleme durch eine Verleugnung dieser Schwierigkeiten (Dissimulation) zu lösen versuchen. In einem solchen Fall kann die Akzeptanz der eigenen Verhaltensauffälligkeiten eine wichtige Voraussetzung für weitergehende Interventionen darstellen. Andererseits können Eltern oder auch Lehrer Probleme aggravieren, weil sie damit an den Untersucher einen Hilfeappell senden wollen. In diesem Fall kann es hilfreich sein, zunächst den Appell anzunehmen und ein Hilfsangebot zu machen, um dann durch eine genauere Exploration (und beispielsweise Verhaltensbeobachtung durch die Bezugspersonen) zu einer angemessenen Beurteilung der Auffälligkeiten zu kommen.

- Werden die Diskrepanzen durch *unterschiedliche Urteilsanker* der Beurteiler verursacht, so können die Ursachen für die Divergenz der Urteilsanker aufgedeckt und bearbeitet werden. So mag es beispielsweise notwendig sein, dass bei einer Mutter mit ausgeprägt depressiver Symptomatik die verzerrte Wahrnehmung der Verhaltensprobleme des Kindes aufgrund der eigenen Depressivität thematisiert wird. Es kann beispielsweise auch möglich sein, dass ein dissozial auffälliger Jugendlicher verbale Entgleisungen gegenüber seinem Lehrer gar nicht als aggressiv empfindet, während der Lehrer sie als hochgradig aggressiv und verletzend erlebt.
- Lassen sich die Divergenzen zwischen den Beurteilern durch eine *situationsspezifische Ausprägung* der Problematik erklären, so sind jene Bedingungen herauszuarbeiten, welche die Problematik in der entsprechenden Situation aufrechterhalten. Das aggressive Verhalten des Kindes, das ausschließlich in der Familie und nicht im Kindergarten auftritt, kann beispielsweise durch inkonsistentes Erziehungsverhalten der Eltern aufrechterhalten werden, das es zu verändern gilt.

**situationsspezifische Ausprägungen sind häufig**

Die kategoriale diagnostische Einordnung wird anhand der multiaxialen Fassungen von ICD-10 oder DSM-IV-TR vorgenommen. Es gibt gewisse Unterschiede in den multiaxialen Fassungen dieser Systeme (siehe Kap. 1). Im deutschen Sprachraum hat sich das Multiaxiale Klassifikationsschema für psychiatrische Störungen des Kindes- und Jugendalters nach ICD-10 (Remschmidt et al., 2005) weitgehend durchgesetzt. Danach erfolgt die diagnostische Einordnung anhand von sechs Achsen (siehe Kap. 1 und Materialien M10).

**kategoriale Diagnostik**

## Hilfreiche Materialien

- Das *Psychopathologische Befund-System für Kinder und Jugendliche, (CASCAP-D)* (siehe Kap. 3.1.1, S. 126 f.) ermöglicht eine komprimierte dimensionale Beschreibung auf der Ebene der einzelnen Symptome. Außerdem ist eine Aggregation zu Symptomskalen möglich, die allerdings primär für Forschungszwecke interessant ist.
- Das *Diagnostik-System für Psychische Störungen im Kindes- und Jugendalter nach ICD-10 und DSM-IV, DISYPS-II* (siehe Kap. 3.1.2, S. 129 f.) erleichtert die Integration der klinischen Beurteilung, der Fremdbeurteilung von Eltern und Erziehern/ Lehrern

sowie dem Selbsturteil von Jugendlichen, weil die verschiedenen Instrumente zur Erfassung umschriebener Störungen vergleichbare Items enthalten.

- Der *Verhaltensbeurteilungsbogen für Vorschulkinder (VBV 3-6)* liegt in einer Version für Eltern und Erzieher vor und hat parallel konstruierte Skalen, die einen Vergleich erleichtern (siehe Kap. 3.1.3, S. 131 f.).
- Der *Elternfragebogen über das Verhalten von Kindern und Jugendlichen (CBCL/4-18)* und die davon abgeleiteten Verfahren (siehe Kap. 3.1.4, S. 132 f.) erlauben einen differenzierten Vergleich des Eltern-, Erzieher/Lehrer- und Selbsturteils. Mithilfe einer Auswertungssoftware ist ein Vergleich auf Item- und Skalenebene möglich.
- Eine besonders ökonomische Hilfestellung Erzieher/Lehrer-, Eltern- und Selbsturteile miteinander zu vergleichen bietet der *Fragebogen zu Stärken und Schwächen (SDQ)* (siehe Kap. 3.1.5, S. 136 f.).
- Für die Integration der Ergebnisse auf der Ebene der kategorialen Diagnostik nach ICD-10 kann die Multiaxiale Diagnosedokumentation verwendet werden, die in Kapitel 4 (siehe M10, S. 166 f.) abgedruckt ist.

## 2.9 Bedingungsanalyse und Vereinbarung der Therapieziele

Auf der Grundlage der zusammenfassenden Beschreibung und Einordnung der psychischen Auffälligkeiten und psychosozialen Kompetenzen, der intellektuellen/kognitiven Kompetenzen und Defizite sowie der psychosozialen Bedingungen und der körperlichen Funktionen auf kategorialer und dimensionaler Ebene (siehe Kap. 2.8) ist eine Analyse jener Bedingungen möglich, die zur Entstehung und Aufrechterhaltung der Problematik beitragen. Diese Bedingungsanalyse erfolgt soweit wie möglich vor dem Hintergrund der empirisch gesicherten Erkenntnisse über die biologischen, intrapsychischen, familiären und soziokulturellen Faktoren der Entstehung und Aufrechterhaltung psychischer Auffälligkeiten.

**Verhaltensanalyse als Rahmen**

Als allgemeiner Rahmen bietet sich die Verhaltensanalyse an, die längst nicht nur lerntheoretische Grundlagen, sondern auch alle anderen empirisch fundierten Kenntnisse anwendet, um für den Einzelfall ein hypothetisches Bedingungsgefüge zur Entstehung und Aufrechterhaltung psychischer Störungen zu entwerfen (Haynes, 1998; Kanfer et al., 2006; Schulte, 1998). Dabei können durchaus auch die Erkenntnisse aus anderen Therapieschulen (systemische Familientherapie, Tiefenpsychologie) integriert werden, soweit sie eine gewisse empirische Grundlage besitzen.

**Integration anderer Ansätze**

Insgesamt sollte sich die Bedingungsanalyse aber an dem Prinzip der Einfachheit und Sparsamkeit hypothetischer Annahmen orientieren. Das Bedingungsmodell hat auch nicht den Anspruch, eine erschöpfende Erklärung der Entstehung und Aufrechterhaltung von Auffälligkeiten zu liefern. Es dient lediglich dazu, die im Einzelfall notwendigen Interventionen abzuleiten und zu planen. Leitlinie 10 fasst die wichtigsten Aspekte der Bedingungsanalyse zusammen.

## L10 Leitlinie 10: Bedingungsanalyse

- In der Bedingungsanalyse werden Hypothesen zur Verursachung und Aufrechterhaltung der Verhaltensprobleme des Kindes zusammengefasst.
- Die Bedingungsanalyse enthält sowohl eine kontextuelle als auch eine situative Verhaltensanalyse.
- In der kontextuellen Analyse werden auf einer Makroebene auslösende und aufrechterhaltende Bedingungen, einschließlich persönliche Pläne, Regeln und generelle Stile des Patienten sowie relevante Systembedingungen analysiert.
- In der situativen Analyse werden konkrete auslösende Bedingungen (S), relevante Organismusvariablen (O), Verhaltensprobleme auf subjektiv-kognitiver, emotional-physiologischer und Verhaltensebene (R) sowie die auf das Verhalten folgenden Konsequenzen (C) einschließlich der Kontingenzverhältnisse (K) analysiert.

Kanfer und Mitarbeiter (2006) unterscheiden zwei Ebenen der Verhaltensanalyse, nämlich die

- kontextuelle Verhaltensanalyse (Makro-Ebene) und die
- situative Verhaltensanalyse (Mikro-Ebene).

**Makro-Ebene**

In der *kontextuellen Verhaltensanalyse* werden sowohl die persönlichen Pläne und Verhaltensregeln von Kindern und vor allem von Jugendlichen als auch die Systembedingungen analysiert, die das Verhalten des Kindes/Jugendlichen beeinflussen. Da nach dynamischen Einflüssen und Wechselwirkungen hinsichtlich des Problemverhaltens gesucht wird, ist es erforderlich, das Kind/den Jugendlichen in seiner netzwerkartigen Einbettung in ein Gefüge unterschiedlicher Faktoren sowie sozialer Beziehungen zu sehen. Abbildung 10 gibt ein Beispiel für ein hypothetisches Bedingungsmodell als Ergebnis einer kontextuellen Verhaltensanalyse bei einem zehnjährigen Jungen mit der Diagnose einer Störung mit Trennungsangst.

**Mikro-Ebene**

In der *situativen Verhaltensanalyse*, die in Tabelle 17 beispielhaft für den zehnjährigen Jungen mit einer Trennungsangst ausgeführt ist, werden auf molekularer Ebene die Bedingungen und Faktoren des Problemverhaltens in konkreten Situationen betrachtet, die unmittelbar zur Entstehung und Aufrechterhaltung der Problematik beitragen (Kanfer et al., 2006). Die wichtigste Informationsquelle für eine situative Bedingungsanalyse ist die Exploration des Kindes/Jugendlichen und seiner Bezugspersonen. Die anderen diagnostischen Befunde fließen jedoch ebenfalls ein. Die Bedingungsanalyse kann in folgenden Schritten durchgeführt werden:

**Denken, Fühlen, Handeln**

- *Beschreibung des Ist-Zustandes (Deskription):* Einzelne, für das Problemverhalten repräsentative Verhaltensepisoden werden ausgewählt. Die Beschreibung des Problemverhaltens erfolgt auf allen Manifestationsebenen (auf der subjektiv-kognitiven [a], verhaltensmäßigen [b] und affektiv-physiologischen [g] Ebene).

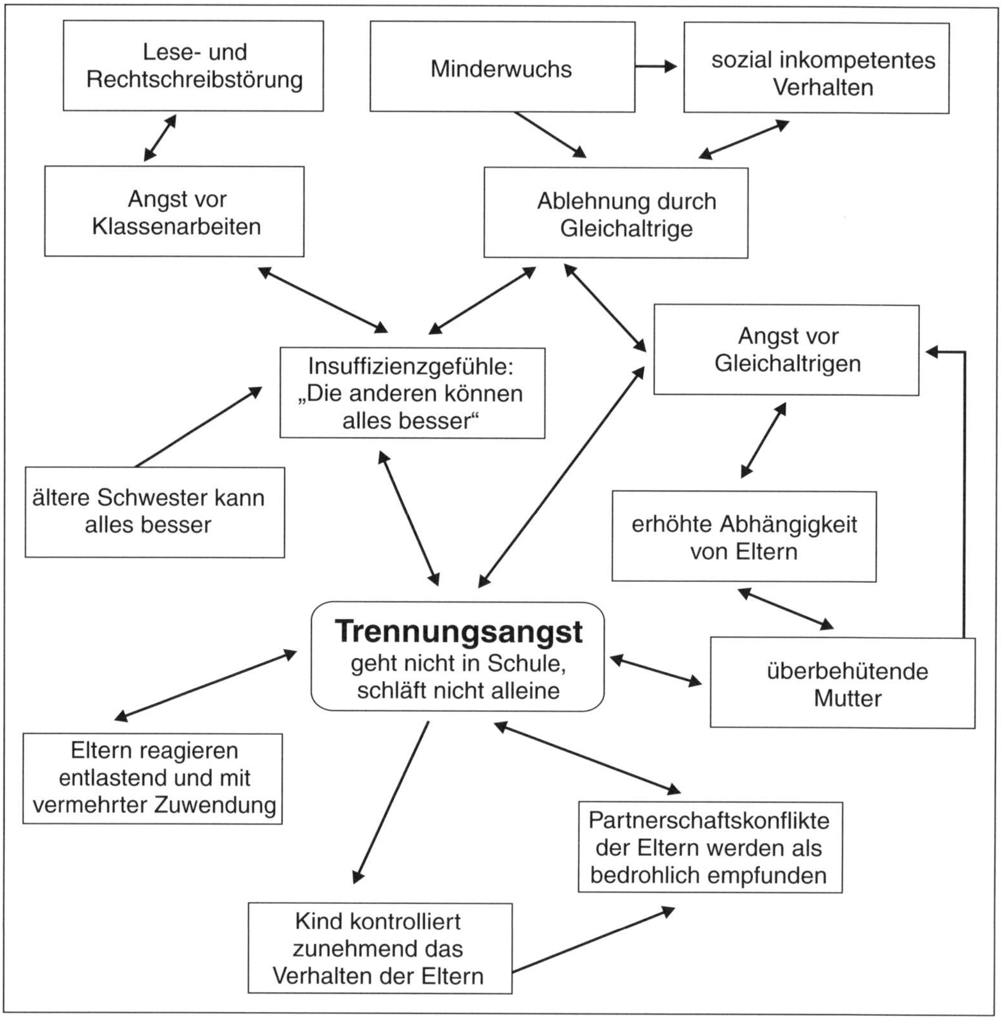


**Abbildung 10:** Hypothetisches Störungsmodell als Ergebnis einer kontextuellen Verhaltensanalyse bei einem zehnjährigen Jungen mit Trennungsangst (aus Döpfner & Görtz-Dorten, 2008, S. 164).

**SORCK-Modell**

– *Horizontale Analyse des Problemverhaltens:* Die dem Problemverhalten vorhergehenden und nachfolgenden Bedingungen werden analysiert. Die horizontale, situative Verhaltensanalyse wird im sogenannten *SORCK-Modell* dargestellt. Diese Verhaltensformel stellt die kleinste Analyseeinheit einer Verhaltensepisode dar:

*S = Stimulus:* Stellt die Situation dar, die das Problemverhalten auslöst.

*O = Organismusvariable:* Beschreibt biologische Bedingungen (z.B. Minderwuchs, Alkoholeinfluss) und relativ überdauernde Merkmale und Einstellungen oder auch intrapsychische Konflikte des Kindes/Jugendlichen (z.B. Intelligenz, impulsives Temperament, perfektionistische Tendenz).

*R = Reaktion:* Stellt die Reaktion der Person auf der subjektiv-kognitiven Ebene, der Verhaltensebene und der emotionalen/physiologischen Ebene dar.

**Ebenen**

*C = Konsequenz:* Beschreibt die Folgen auf ein Verhalten, in Form von positiver Verstärkung (angenehmes Ereignis tritt als Folge eines Verhaltens auf), von negativer Verstärkung (unangenehmes Ereignis wird als Folge eines Verhaltens beendet), von Bestrafung (unangenehmes Ereignis tritt als Folge eines Verhaltens auf) oder von Löschung (angenehmes Ereignis wird als Folge eines Verhaltens beendet).

**Folgen**

*K = Kontingenz:* Bezeichnet die Regelmäßigkeit, mit der die Konsequenz auf das Verhalten in der Situation erfolgt. Ein Verhalten kann beispielsweise kontinuierlich positiv verstärkt werden (d.h. die positive Verstärkung erfolgt immer, wenn das Verhalten auftritt) oder es kann intermittierend verstärkt werden (d.h. die positive Verstärkung erfolgt nur in etwa 50% der Fälle).

**Regelmäßigkeit**

Tabelle 17 gibt ein Beispiel für die Anwendung des SORCK-Modells:

- *Analyse der Entstehung des Problemverhaltens:* Mit Hilfe einer Analyse, die biologische, soziale und verhaltensmäßige Veränderungen berücksichtigt, soll die Entstehung des Problemverhaltens über die Zeit betrachtet werden, sofern sie für die derzeitige Situation und deren Veränderung noch relevant ist.
- *Analyse subjektiver Störungskonzepte:* Die subjektiven Vorstellungen des Kindes/Jugendlichen, seiner Eltern und Erzieher/Lehrer über die Ursachen der Probleme und die notwendigen Maßnahmen zur Veränderung der Probleme beeinflussen die Erwartungen der Beteiligten an die Therapie, ihre Therapiemotivation und ihr Verhalten (siehe Kap. 2.1 bis 2.3).
- *Analyse des bisherigen Umgangs mit Problemen:* Die bisherigen Versuche des Kindes/Jugendlichen und seiner Bezugspersonen, das Problem in den Griff zu bekommen und die Ergebnisse dieser Bemühungen geben Hinweise auf das Bedingungsgefüge, die Therapiemotivation und die Erwartungen aller Beteiligten.

**Zieldefinition mit allen Beteiligten!**

Die *Behandlungsziele* der Eltern, der Erzieher/Lehrer und des Kindes/Jugendlichen sind bereits im Rahmen der Exploration (siehe Kap. 2.1 bis 2.3) erfragt worden. Sie werden zum Abschluss der diagnostischen Phase einander gegenüber gestellt und mit den Beteiligten endgültig vor dem Hintergrund der Bedingungsanalyse vereinbart. Behandlungsziele können durchaus divergieren, dürfen sich aber nicht widersprechen. Die Behandlungsziele beziehen sich meist auf die Verminderung von Problemen des Kindes/Jugendlichen, sie können aber auch beispielsweise die Verbesserung familiärer Beziehungen umfassen. Die Ziele sollten so formuliert werden, dass sie konkret überprüfbar sind. Die Konkretisierung sollte sich auf die Situation und auf die Häufigkeit beziehungsweise Intensität beziehen, mit der das Verhalten in den Situationen auftritt. Zur

**Tabelle 17:** Beispiel einer situativen Verhaltensanalyse bei einem zehnjährigen Jungen mit Trennungsangst (modifiziert nach Döpfner & Görtz-Dorten, 2008).

**1. Beschreibung des Ist-Zustandes**

**Subjektiv-kognitive Ebene ($\alpha$):**
- Sorge, der Mutter könnte etwas passieren.
- Sorge, er selbst könne krank werden.

**Verhaltensebene ($\beta$):**
- Klagt über Beschwerden.
- Bleibt im Bett liegen und weigert sich aufzustehen.

**Physiologisch-emotionale Ebene ($\gamma$):**
- Fühlt sich elend, spürt Angst.
- Hat Bauchschmerzen und Herzklopfen.

**Intensität und Frequenz:**
- Seit vier Wochen an jedem Schultag, besonders heftig montags.

**Oszillation:**
- Symptome sind konstant vorhanden, nehmen eher zu. Vor vier Wochen traten die Angstsymptome ebenfalls schon auf, aber die Schule wurde noch unregelmäßig besucht.

**2. Horizontale Analyse des Problemverhaltens**

**S:** Wecker klingelt an einem Schultag, Mutter weckt das Kind auf.
**O:** Allgemeine Ängstlichkeit.
Minderwuchs.
Allgemeine Insuffizienzgefühle.
**R:** $\alpha$ Gedanke: mir/meiner Mutter könnte etwas passieren.
$\beta$ Vermeidet Schulbesuch.
$\gamma$ Bauchschmerzen, Herzklopfen, Angst.
**C:** Angst vermindert sich wieder (negative Verstäkung).
Vermehrte Zuwendung der Eltern (positive Verstärkung).
**K:** Negative Verstärkung durch Angstminderung erfolgt kontinuierlich.
Positive Verstärkung durch vermehrte Zuwendung der Eltern erfolgt intermittierend.

**3. Analyse der Entstehung des Problemverhaltens**

Überbehütende Tendenz der Mutter seit der Geburt des Sohnes (Modelllernen, Verstärkung von ängstlichem Verhalten). Auslöser waren heftige Auseinandersetzungen zwischen den Eltern vor drei Monaten mit Drohung der Mutter, das Haus zu verlassen (klassische Konditionierung von Angst).

**4. Analyse subjektiver Störungskonzepte**

**Junge:** Hat das Gefühl, die Angst nicht beeinflussen zu können; sieht keinen Zusammenhang zwischen der Symptomatik und anderen eigenen Problemen oder Familienproblemen; möchte am liebsten einen Hauslehrer haben.

**Eltern:** Mutter ist sehr besorgt, dass der Junge nicht doch körperlich krank sei; erkennt eigene überbehütende Tendenz und Eheprobleme als Hintergrund für die Entwicklung der Symptomatik; glaubt, dass der Junge Entlastung brauche; Vater meint, der Junge solle sich nicht so anstellen.

**5. Analyse des bisherigen Umgangs mit Problemen**

Bislang starke Entlastung und Zuwendung durch die Mutter. Eltern streiten sich über den richtigen Weg. Vater meint, die Mutter müsse strenger sein, hält sich aber zurück.

Verlaufskontrolle

Festlegung der Behandlungsziele eignet sich besonders der *Zielbeurteilungsbogen (ZIEBO)* (siehe M05, S. 160), aber auch der *Problembeurteilungsbogen (PROBO)* (siehe M03, S. 159) und der Detektivbogen (siehe M06, S. 161) (siehe auch Kap. 2.4). Diese Verfahren können auch zur kontinuierlichen Verlaufskontrolle eingesetzt werden.

# 3 Verfahren zur Diagnostik

| Verfahren zur Verhaltens- und Psychodiagnostik | |
|---|---|
| CASCAP-D | Psychopathologisches Befund-System für Kinder und Jugendliche |
| DISYPS-II | Diagnostik-System für psychische Störungen im Kindes- und Jugendalter nach ICD-10 und DSM-IV |
| VBV 3-6 | Verhaltensbeurteilungsbogen für Vorschulkinder |
| CBCL | Elternfragebogen über das Verhalten von Kindern und Jugendlichen und davon abgeleitete Verfahren (CBCL 1½-5, CBCL 4-18, C-TRF 1½-5, TRF, YSR, YASR, YABCL) |
| SDQ | Fragebogen zu Stärken und Schwächen |
| LSL | Lehrereinschätzliste für Sozial- und Lernverhalten |
| **Verfahren zur Entwicklungs-, Intelligenz- und Leistungsdiagnostik** | |
| ET 6–6 | Entwicklungstest sechs Monate bis sechs Jahre |
| HAWIK-IV | Hamburg-Wechsler-Intelligenztest für Kinder IV |
| AID 2 | Adaptives Intelligenz Diagnostikum 2 |
| K-ABC | Kaufman Assessment Battery for Children |
| SON-R 2½-7 | Snijders-Omen-Non-verbaler Intelligenztest |

## 3.1 Verfahren zur Verhaltens- und Psychodiagnostik

### 3.1.1 CASCAP-D: Psychopathologisches Befund-System für Kinder und Jugendliche

| Kurzbeschreibung | |
|---|---|
| Beurteiler: | Klinische Beurteilung auf der Basis einer klinischen Exploration |
| Spezifität: | Gesamtes Spektrum psychischer Störungen |
| Altersbereich: | Gesamtes Kindes- und Jugendalter |
| Quelle: | Döpfner et al. (1999) |
| Bezug: | Testzentrale Göttingen |

Das *Psychopathologische Befund-System* ist die deutsche Fassung der *Clinical Assessment Scale for Child and Adolescent Psychopathology (CASCAP)*. CASCAP-D dient der klinischen Beurteilung einzelner psychopathologischer Merkmale (Symptome) auf der Basis einer halbstrukturierten Exploration des Kindes/Jugendlichen und der begleitenden Bezugsperson sowie der Beobachtung des Untersuchers in der Untersuchungssituation.

*CASCAP-D* besteht aus drei Komponenten:
- dem *Befundbogen* zur psychopathologischen Beurteilung,
- dem *Glossar* und
- dem *Explorationsleitfaden.*

CASCAP-D umfasst 98 psychopathologische Merkmale, die in 13 Merkmalsbereichen zusammengefasst sind (siehe Tab. 18). Die Ausprägung der einzelnen Merkmale wird anhand einer vierstufigen Skala (3 = stark, 2 = deutlich, 1 = leicht, 0 = nicht vorhanden) beurteilt oder das Merkmal wird als nicht beurteilbar (9 = nicht bekannt) eingeschätzt. Ganze Merkmalsbereiche können global als unauffällig (0 = nicht vorhanden) oder als nicht beurteilbar (9 = nicht bekannt) dokumentiert werden. In diesem Fall entfällt die Beurteilung der einzelnen Merkmale dieses Moduls.

CASCAP-D kann sowohl zur Erfassung des psychopathologischen Befundes bei der Erstuntersuchung als auch für Verlaufs- und Abschlussuntersuchungen eingesetzt werden. Um eine Vergleichbarkeit von Befunden aus verschiedenen Einrichtungen oder Studien zu gewährleisten, sollte die Erstuntersuchung mit CASCAP-D innerhalb der ersten drei Sitzungen erfolgen. Bei der Beurteilung können Angaben von verschiedenen Informanten berücksichtigt werden. Entsprechend kann die Exploration mit Kind und Begleitperson gemeinsam, mit dem Kind alleine, mit der Begleitperson alleine oder mit anderen Informanten (z.B. Lehrern) erfolgen.

Die Beurteilung der aktuellen Symptomatik *während der Exploration* basiert auf Informationen des Patienten und auf der Beobachtung seines Verhaltens. Die Beurteilung der Merkmale, die in *anderen Kontexten* auftreten, stützt sich auf Informationen des Patienten und seiner Begleitperson. Die Beurteilung der Merkmalsausprägung außerhalb der Untersuchungssituation bezieht sich üblicherweise auf den Zeitraum der letzten sechs Monate. Andere Beurteilungszeiträume sind jedoch möglich und können auf dem Befundbogen eingetragen werden.

**Tabelle 18:** Merkmalsbereiche von CASCAP-D.

| | Merkmalsbereiche | Anzahl der Merkmale |
|---|---|---|
| 1 | Interaktion | 8 |
| 2 | Regelbezogenes Verhalten | 8 |
| 3 | Entwicklungsstörungen | 8 |
| 4 | Aktivität und Aufmerksamkeit | 4 |
| 5 | Psychomotorik | 4 |
| 6 | Angst | 7 |
| 7 | Zwang | 2 |
| 8 | Stimmung und Affekt | 11 |
| 9 | Essverhalten | 6 |
| 10 | Körperliche Beschwerden | 11 |
| 11 | Denken und Wahrnehmung | 13 |
| 12 | Gedächtnis, Orientierung und Bewusstsein | 3 |
| 13 | Andere | 13 |
| | Gesamt | 98 |

**Tabelle 19:** Ausschnitt aus dem Glossar zum Psychopathologischen Befund-System (Döpfner et al., 1999).

**6.1 Trennungsangst (Sf)**

Unrealistische Angst, dass der Hauptbezugsperson etwas zustoßen oder dass sie weggehen und nicht wiederkommen könne oder dass durch unglückliche Ereignisse (Verlorengehen/ Kidnapping etc.) eine dauernde Trennung von der Hauptbezugsperson erfolgen könne. Die Angst vor Trennung behindert den Kindergarten- oder Schulbesuch oder macht das Schlafen alleine unmöglich.

*Beispiel für „Stark ausgeprägte Symptomatik“:*

**EXPLOR**
- Lässt sich auch nach mehreren behutsamen Versuchen nicht von der Begleitperson trennen (gilt etwa ab 5 Jahren).

**KONTEXT**
- P äußert häufig Angst und Besorgnis, dass der Bezugsperson etwas zustoßen könne, dauerndes Rückversichern, dass die Bezugsperson auch wiederkomme.
- P verweigert Kindergarten-/Schulbesuch.
- P kann aus Angst nicht mehr alleine schlafen.

*Exploration:*

***Patient***
- *Hast Du Angst, dass Deiner Mutter oder Deinem Vater etwas zustoßen könnte und Du dann alleine wärst?*
- *Kannst Du deswegen nicht zur Schule gehen?*

***Bezugsp***
- *Kann P aus Angst, allein zu sein, nicht getrennt von Ihnen schlafen?*
- *Kann P sich von Ihnen auch für eine kurze Zeit nicht trennen?*

*Abzugrenzende Merkmale:*
Scheu/unsicher (1.2)
Sozial zurückgezogen/ isoliert (1.3)
Umschriebene Phobie (6.2)
Leistungsangst (6.3)
Soziale Angst (6.4)
Generalisierte Angst (6.7)
Mangelndes Selbstvertrauen (8.4)
Hypochondrie (10.11)

In dem Glossar werden die Merkmale definiert und die maximalen Merkmalsausprägungen (3 = stark ausgeprägt) operationalisiert. Die Operationalisierung der maximalen Ausprägungen jedes einzelnen Merkmals soll als Urteilsanker dienen und damit zu einer Erhöhung der Reliabilität der Beurteilungen beitragen. Außerdem werden im Glossar Explorationsmöglichkeiten beispielhaft aufgeführt. Tabelle 19 zeigt einen Ausschnitt aus dem Glossar „Trennungsangst“.

Das *Psychopathologische Befund-System für Kinder und Jugendliche* erlaubt eine psychopathologische Beurteilung auf zwei Ebenen:

- *Erfassung von Einzelsymptomen:* CASCAP-D ergänzt die kategoriale Diagnostik auf der Basis der internationalen Klassifikationssysteme (ICD-10 oder DSM-IV) durch eine phänomenologische Beschreibung der psychischen Störungen von

Patienten auf der Ebene von Einzelsymptomen. Für die Praxis wird dadurch eine einfache und ökonomische Dokumentation der klinischen Einschätzung aufgrund einer Exploration des Patienten und seiner Bezugsperson ermöglicht. Als ein für die Praxis konzipiertes Instrument kann das System nicht die Reliabilität von hochstrukturierten Interviews erreichen. Es bildet jedoch klinische Urteilsstrukturen ab und ist deshalb vor allem in der klinischen Praxis bei der Verdichtung von Informationen besonders nützlich.

- *Datenaggregation zu Symptomskalen:* Einzelne Items können zu Symptomskalen zusammengefasst werden. Durch diese Datenaggregation kann in der Einzelfalldiagnostik ein individuelles Symptomskalenprofil erstellt werden, das neben der klinischen Diagnose eine differenziertere Beschreibung der psychischen Auffälligkeiten von Patienten auf wesentlichen Dimensionen erlaubt. An einer Erstellung von Referenzwerten wird zur Zeit gearbeitet. In der Einzelfalldiagnostik sollte man jedoch die Skalenwerte immer nur als erste Orientierungshilfe für die weitergehende Betrachtung auf Merkmalsebene nutzen.

Das Befundsystem wurde umfassenden empirischen Überprüfungen unterzogen und auf der Grundlage dieser Ergebnisse mehrfach revidiert (Döpfner et al., 1993b, 1994a, 1997a, 1997d, zusammenfassend in Döpfner et al., 1999). Die Skalenbildung wurde auf der Basis mehrerer Faktoren- und Reliabilitätsanalysen durchgeführt. Bislang konnten allerdings nur die häufigeren Merkmale aus statistischen Gründen in entsprechende Analysen aufgenommen werden. Danach ergeben sich folgende Skalen: 1) aggressive Symptomatik, 2) dissoziale Symptome, 3) hyperkinetische Symptome, 4) sozial-emotionale Impulsivität (zusammengefasst zu der übergeordneten Skala: externale Symptomatik), 6) Sozial- und Leistungsangst 7) depressive Symptome, 8) Sprachauffälligkeiten, 9) Essstörungen.

### 3.1.2 DISYPS-II: Diagnostik-System für psychische Störungen im Kindes- und Jugendalter nach ICD-10 und DSM-IV

| Kurzbeschreibung | |
|---|---|
| Beurteiler: | Klinische Beurteilung auf der Basis einer klinischen Exploration |
| Spezifität: | Sammlung von störungsspezifischen Verfahren |
| Altersbereich: | Gesamtes Kindes- und Jugendalter |
| Quelle: | Döpfner et al. (2008) |
| Bezug: | Testzentrale Göttingen |

DISYPS-II ist ein Diagnostik-System zur Erfassung psychischer Störungen bei Kindern und Jugendlichen entsprechend den Diagnosekriterien von ICD-10 und DSM-IV. Es umfasst die im Kindes- und Jugendalter wichtigsten *Störungsbereiche*. DISYPS-II ist eine überarbeitete und erweiterte Fassung von DISYPS-KJ und kombiniert drei *Beurteilungsebenen* miteinander – das klinische Urteil, das Fremdurteil durch Eltern, Lehrer oder Erzieher und das Selbsturteil des Kindes oder Jugendlichen ab dem Alter von 11 Jahren (siehe Tab. 20).

**Tabelle 20:** Beurteilungsebenen von DISYPS-II.

| Instrumente | Abkürzung | Beurteiler |
|---|---|---|
| Diagnose-Checklisten | DCL | Klinischer Beurteiler |
| Fremdbeurteilungsbogen | FBB | Eltern, Lehrer oder Erzieher |
| Selbstbeurteilungsbogen | SBB | Kinder und Jugendliche im Alter von 11-18 Jahren |

Tabelle 21 gibt einen Überblick über die Störungsbereiche und die einzelnen Verfahren. Zur Erfassung von hyperkinetischen Störungen, Störungen des Sozialverhaltens, Angststörungen und Depressiven Störungen liegen Diagnose-Checklisten, Fremdbeurteilungsbogen und Selbstbeurteilungsbogen vor. Tiefgreifende Entwicklungsstörungen können per Diagnose-Checklisten und Fremdbeurteilungsbogen erfasst werden. Für Tic-Störungen und Störungen sozialer Funktionen (Bindungsstörungen und Mutismus) liegen ausschließlich Diagnose-Checklisten vor.

**Tabelle 21:** Übersicht über die Instrumente von DISYPS-II.

| Diagnose-Bereich | Diagnose-Checkliste | Fremdbeurteilungsbogen | Selbstbeurteilungsbogen |
|---|---|---|---|
| Aufmerksamkeitsdefizit-/ Hyperaktivitätsstörungen (Hyperkinetische Störungen) | DCL-ADHS | FBB-ADHS/ FBB- ADHS-V | SBB-ADHS |
| Störungen des Sozialverhaltens | DCL-SSV | FBB-SSV | SBB-SSV |
| Angst- und Zwangsstörungen | DCL-ANG/ DCL-ZWA | FBB-ANZ | SBB-ANZ |
| Depressive Störungen | DCL-DES | FBB-DES | SBB-DES |
| Tiefgreifende Entwicklungsstörungen | DCL-TES | FBB-TES | |
| Tic-Störungen | DCL-TIC | | |
| Störungen sozialer Funktionen | DCL-SSF | | |

Die Instrumente sind auf der Grundlage der Symptomkriterien von ICD-10 und DSM-IV für die entsprechenden Störungen entwickelt worden. Die entsprechende Diagnose-Checkliste, der Fremdbeurteilungsbogen und der Selbstbeurteilungsbogen sind jeweils aufeinander bezogen und enthalten weitgehend identische Items. Die Diagnose-Checklisten werden in der Exploration des Kindes/Jugendlichen und seiner Bezugsperson(en) eingesetzt. Da sich die Symptomkriterien nach ICD-10 (Forschungskriterien) und nach DSM-IV weitgehend entsprechen, ist zur Ermittlung der Diagnosen in beiden Klassifikationssystemen nur eine Checkliste mit den Symptomkriterien notwendig. Inhaltlich bedeutsame Abweichungen in den Symptomkriterien beider Diagnosesysteme sind entsprechend gekennzeichnet.

Die Auswertung der Diagnose-Checklisten erfolgt erstens kategorial und zweitens dimensional. Zur *dimensionalen Auswertung* werden Kennwerte für einzelne Störungsbereiche (z. B. Aufmerksamkeitsstörungen, Überaktivität und Impulsivität) gebildet, indem die Ausprägungen auf den entsprechenden Items summiert und durch die Anzahl der Beurteilungen dividiert werden. Die *kategoriale Auswertung* erfolgt mit Hilfe von Entscheidungsbäumen nach ICD-10 und DSM-IV.

Durch Fremdbeurteilungsbögen können Eltern, Lehrer und andere Bezugspersonen die entsprechenden Kriterien (in vereinfachter Form) direkt beurteilen. Ab dem Alter von elf Jahren kann auch das Kind/der Jugendliche durch einen entsprechenden Selbstbeurteilungsbogen eine direkte Einschätzung abgeben. Damit ist auf dimensionaler Ebene ein direkter Vergleich zwischen dem klinischen Urteil, dem Elternurteil, dem Urteil von Lehrern oder Erziehern und dem Selbsturteil möglich.

Die Ergebnisse der Instrumente können auf Skalenebene anhand von Kennwerten mit Bezug auf inhaltlich definierte Grenzwerte interpretiert werden. Für die meisten Fremdbeurteilungsbögen liegen Normdaten vor (Elternurteil), ebenso für die Selbstbeurteilungsbögen.

### 3.1.3 VBV 3-6: Verhaltensbeurteilungsbogen für Vorschulkinder

| Kurzbeschreibung | |
|---|---|
| Beurteiler: | Eltern und Erzieher |
| Spezifität: | Gesamtes Spektrum psychischer Störungen |
| Altersbereich: | Kindergartenkinder im Alter von 3 bis 6 Jahren |
| Quelle: | Döpfner et al. (1993) |
| Bezug: | Testzentrale Göttingen |

Der *Verhaltensbeurteilungsbogen für Vorschulkinder (VBV 3-6)* setzt sich aus einem *Elternfragebogen (VBV-EL)* mit 53 Items und einem *Erzieherfragebogen (VBV-ER)* mit 93 Items zusammen, in denen sozial-emotionale Kompetenzen und Verhaltensauffälligkeiten von Kindern im Alter von drei bis sechs Jahren erfasst werden. Die Fragebogen werden durch jeweils eine Symptomliste ergänzt, in der umschriebene Auffälligkeiten (z.B. Einnässen oder Einkoten) erfasst werden. Für beide Fragebögen wurden weitgehend parallele, faktoriell gesicherte und intern konsistente Skalen konstruiert:

- *Sozial-emotionale Kompetenzen:* Kinder mit hoher Ausprägung auf dieser Dimension beachten gesetzte Grenzen, können Konfliktsituationen lösen, sind mitteilsam, verhalten sich anderen Kindern gegenüber kooperativ und zeigen ein intensives Spielverhalten.
- *Oppositionell-aggressives Verhalten:* Kinder mit hoher Ausprägung auf dieser Dimension werden als verbal und körperlich aggressiv gegenüber Geschwistern oder anderen Kindern beschrieben, sie verletzen Grenzen, missachten Anweisungen der Eltern und zeigen emotional impulsives Verhalten. Sie neigen zu Wutausbrüchen und können Bedürfnisbefriedigungen schlecht aufschieben.
- *Aufmerksamkeitsdefizite und Hyperaktivität versus Spielausdauer:* Kinder mit hoher Ausprägung auf dieser Dimension wechseln häufig Spiele, verlieren schnell das Spielinteresse, wirken beim Spiel wenig interessiert, sind motorisch unruhig und geben bei Schwierigkeiten schnell auf. Kinder mit geringen Ausprägungen zeigen Ausdauer beim Spiel, setzen Spiele nach Unterbrechungen fort und können sich selbstständig beschäftigen.

– *Emotionale Auffälligkeiten:* Kinder mit hoher Ausprägung auf dieser Dimension werden als sozial ängstlich und unsicher gegenüber Kindern und Erwachsenen beurteilt. Sie wirken ernst oder traurig und sind insgesamt empfindsam.

Die Auswertung erfolgt einerseits auf Skalenebene durch die Aufsummierung zu Skalenwerten und die Bestimmung der relativen Position in der Vergleichsgruppe sowie auf Item-Ebene anhand eines Item-Auswertungsbogens, der eine weitergehende Exploration erleichtert.

### 3.1.4 CBCL: Elternfragebogen über das Verhalten von Kindern und Jugendlichen und davon abgeleitete Verfahren (CBCL 1½-5, CBCL 4-18, C-TRF 1½-5, TRF, YSR, YASR, YABCL)

| Kurzbeschreibung | |
|---|---|
| Beurteiler: | Eltern, Erzieher, Lehrer, Kinder ab 11 Jahren |
| Spezifität: | Gesamtes Spektrum psychischer Störungen |
| Altersbereich: | 1 ½ bis 30 Jahre |
| Quelle: | Arbeitsgruppe Deutsche Child Behavior Checklist (1993a; b; 1998a; b; c; d; 2000a; b) |
| Bezug: | – Testzentrale Göttingen<br>– Arbeitsgruppe Kinder-, Jugend- und Familiendiagnostik (KJFD), c/o Klinik und Poliklinik für Psychiatrie und Psychotherapie des Kindes- und Jugendalters der Universität zu Köln, Robert-Koch-Straße 10, 50931 Köln |

Das von Achenbach entwickelte Fragebogensystem, das von der Arbeitsgruppe Deutsche Child Behavior Checklist für den deutschen Sprachraum adaptiert und überprüft worden ist, besteht aus insgesamt sieben Fragebogen, die in Tabelle 22 zusammenfassend dargestellt sind.

Der *Elternfragebogen für Klein- und Vorschulkinder, CBCL 1½-5* (Arbeitsgruppe Deutsche Child Behavior Checklist, 2000a), ist die aktualisierte Fassung des Elternfragebogen über das Verhalten von Kleinkindern, CBCL 2-3 (Arbeitsgruppe Deutsche Child Behavior Checklist, 1993b), die eine Übersetzung der Child Behavior Checklist 2-3 von Achenbach (1992) darstellt. Sie umfasst 99 Problem-Items, von denen 59 Entsprechungen der CBCL für ältere Kinder darstellen. In der CBCL 2-3 werden aus den Items sechs Problemskalen (*Sozialer Rückzug; Körperliche Beschwerden; Ängstlich/ Depressiv; Destruktives Verhalten; Aggressives Verhalten und Schlafprobleme)* sowie drei übergeordnete Skalen gebildet, die *Externalisierende Auffälligkeiten, Internalisierende Auffälligkeiten* und *Gesamtauffälligkeit* abbilden. Diese Skalenbildung basiert auf faktorenanalytischen Untersuchungen an einer Stichprobe von 546 Kindern, die amerikanische Normierung stützt sich auf eine nichtklinische Stichprobe von 368 Kindern. In Untersuchungen mit der deutschsprachigen Fassung konnte die Itemzu-

**Tabelle 22:** Übersicht über die von der Arbeitsgruppe Deutsche Child Behavior Checklist publizierten Verfahren.

| Verfahren | | Alter (Jahre) | Beurteiler |
|---|---|---|---|
| CBCL 1½-5 | Elternfragebogen für Klein- und Vorschulkinder | 1½ – 5 | Elternurteil |
| CBCL 4-18 | Elternfragebogen über das Verhalten von Kindern und Jugendlichen | 4 – 18 | Elternurteil |
| C-TRF 1½-5 | Fragebogen für ErzieherInnen von Klein- und Vorschulkindern | 1½ – 5 | Erzieherurteil |
| TRF | Lehrerfragebogen über das Verhalten von Kindern und Jugendlichen | 6 – 18 | Lehrerurteil |
| YSR | Fragebogen für Jugendliche | 11 – 18 | Selbsturteil |
| YASR | Fragebogen für junge Erwachsene | 18 – 30 | Selbsturteil |
| YABCL | Fragebogen über das Verhalten junger Erwachsener | 18 – 30 | Fremdurteil |

ordnung zu den Skalen faktorenanalytisch überwiegend repliziert werden, und die Skalen erwiesen sich als intern konsistent. Kulturvergleichende Analysen zeigen keine bedeutsamen Unterschiede in den Skalenmittelwerten zwischen den Niederlanden, den USA, Kanada und Deutschland (Fegert, 1996). Die amerikanische Normierung ist daher auch für den deutschen Sprachraum verwendbar. Die Skalenbildung für die aktualisierte Fassung, die sich in der Itemformulierung geringfügig von der älteren Fassung unterscheidet, aber ein größeres Altersspektrum umfasst, wird sich in einigen Facetten von der hier beschriebenen Skalenbildung unterscheiden. Deutsche Untersuchungen sind in Vorbereitung.

Der *Fragebogen für ErzieherInnen von Klein- und Vorschulkindern, CRF 1½-5* (Arbeitsgruppe Deutsche Child Behavior Checklist, 2000b), ist die aktualisierte Übersetzung der Caregiver-Teacher Report Form for ages 2-5 (CTRF 2-5) Achenbach (1997a). Er umfasst ebenfalls 99 Problem-Items, von denen 82 Entsprechungen in der CBCL 2-3 haben. In der C-TRF 2-5 werden die Items zu sieben Problemskalen *(Ängstlich/zwanghaft, Depressiv/sozialer Rückzug, Umschriebene Ängste, Körperliche Beschwerden, Unreifes Verhalten, Aufmerksamkeitsprobleme und Aggressives Verhalten)* sowie drei übergeordneten Skalen zusammengefasst, die *Externalisierende Auffälligkeiten, Internalisierende Auffälligkeiten* und *Gesamtauffälligkeit* abbilden. Diese Skalenbildung basiert auf faktorenanalytischen Untersuchungen an einer Stichprobe von 1001 Kindern, die amerikanische Normierung stützt sich auf eine nichtklinische Stichprobe von 1075 Kindern. Die Skalenbildung für die aktualisierte Fassung, die sich in der Itemformulierung geringfügig von der älteren Fassung unterscheidet, aber ein größeres Altersspektrum umfasst, wird sich in einigen Facetten von der hier beschriebenen Skalenbildung unterscheiden. Deutsche Untersuchungen sind in Vorbereitung.

Der *Elternfragebogen über das Verhalten von Kindern und Jugendlichen, CBCL 4-18* (Arbeitsgruppe Deutsche Child Behavior Checklist, 1998a), stellt den Kern des Fragebogensystems dar. Er ist die deutsche Fassung der Child Behavior Checklist for ages 4-18 (Achenbach, 1991a). Der Fragebogen erfasst im ersten Teil das Urteil von Eltern über psychosoziale Kompetenzen und im zweiten Teil das Urteil über Verhaltensauffälligkeiten, emotionale Auffälligkeiten und somatische Beschwerden von Kindern und Jugendlichen im Alter von 4 bis 18 Jahren. Die Items des ersten Teils werden zu drei Kompetenzskalen (Aktivitäten, soziale Kompetenz und Schule) zusammengefasst. Aus den Items des zweiten Teils des Fragebogens werden acht Problemskalen sowie die übergeordneten Skalen Internalisierende Auffälligkeiten, Externalisierende Auffälligkeiten und Gesamtauffälligkeit gebildet (siehe Tab. 23). Der Gesamtauffälligkeitswert umfasst 118 Items. Die faktorielle Validität und die Reliabilität der Problemskalen und der übergeordneten Skalen konnte auch für deutsche Stichproben weitgehend bestätigt werden (Döpfner et al., 1994c, 1995b, c). Kulturvergleichende Analysen zeigen überwiegend geringe Unterschiede in den Skalenwerten zwischen Deutschland, USA und den Niederlanden. Auf einigen Skalen werden deutsche Kinder und Jugendliche weniger auffällig beurteilt als US-amerikanische (Döpfner et al., 1996). Hinsichtlich der Gesamtauffälligkeit und den Problemskalen zeigen die Werte in der deutschen Stichprobe im Vergleich zu anderen Ländern und Kulturen ebenfalls relativ geringe Unterschiede, tendenziell liegen die deutschen Werte ebenfalls im unteren Bereich (Crijnen et al., 1997, 1999; Rescorla et al., 2007b). Die Faktorenstruktur hat sich in kulturvergleichenden Analysen in 30 Nationen bestätigt (Ivanova et al., 2007b). In Deutschland erfolgte die Normierung anhand einer

**Tabelle 23:** Skalen des Eltern- und Lehrerfragebogens über das Verhalten von Kindern und Jugendlichen (CBCL 4-18 bzw. TRF) sowie des Fragebogens für Jugendliche (YSR).

**Internale Störungen**

- *Sozialer Rückzug:* Kinder mit hoher Ausprägung auf der Skala möchten lieber alleine sein, sind verschlossen, weigern sich zu sprechen, sind eher schüchtern, wenig aktiv und häufiger traurig verstimmt.
- *Körperliche Beschwerden:* Die Skala setzt sich aus Items zusammen, die verschiedene somatische Symptome beschreiben (Schwindelgefühle, Müdigkeit, Schmerzzustände und Erbrechen).
- Angst/Depressivität: Die Skala erfasst neben einer allgemeinen Ängstlichkeit und Nervosität auch Klagen über Einsamkeit und soziale Ablehnung, Minderwertigkeits- und Schuldgefühle sowie traurige Verstimmung.

**Externale Störungen**

- *Dissoziales Verhalten:* Die Skala erfasst dissoziale Verhaltensweisen, wie lügen, stehlen, Schule schwänzen sowie Verhaltensweisen, die häufig in Verbindung mit Dissozialität auftreten (z. B. ist lieber mit Älteren zusammen).
- *Aggressives Verhalten:* Die Skala erfasst verbale und körperlich aggressive Verhaltensweisen sowie Verhaltensweisen, die häufig in Verbindung mit aggressivem Verhalten auftreten (spielt den Clown, redet viel, sehr laut).

**Gemischte Störungen**

- *Soziale Probleme:* Die Skala umfasst vor allem Ablehnung durch Gleichaltrige sowie unreifes und erwachsenenabhängiges Sozialverhalten.
- *Schizoid/zwanghaft:* Die Skala erfasst neben den Tendenzen zu zwanghaftem Denken und Handeln auch psychotisch anmutende Verhaltensweisen (Halluzinationen) und eigenartiges, bizarres Denken und Verhalten. Achenbach gibt dieser Skala die Bezeichnung „Thought Problems".
- *Aufmerksamkeitsstörungen:* Die Skala setzt sich aus Items zur motorischen Unruhe, Impulsivität, zu Konzentrationsstörungen und aus Items zusammen, die häufig in Verbindung mit hyperkinetischem Verhalten auftreten (z. B. verhält sich zu jung, tapsig).

umfangreichen bundesweit repräsentativen Stichprobe von annähernd 2900 Kindern und Jugendlichen (Döpfner et al., 1997b, 1998; Lehmkuhl et al., 1998; Plück et al., 1997, 2000). Für Jungen und Mädchen im Alter von 4 bis 11 und von 12 bis 18 Jahren liegen getrennte Normen (Prozentränge und T-Werte) vor. Die Ergebnisse können mit den gleichartig aufgebauten Lehrerfragebogen über das Verhalten von Kindern und Jugendlichen (TRF) und dem Fragebogen für Jugendliche (YSR) verglichen werden, wodurch eine Erfassung von Verhaltensauffälligkeiten und Verhaltenskompetenzen aus mehreren Perspektiven ermöglicht wird.

Der *Fragebogen für Jugendliche, YSR* (Arbeitsgruppe Deutsche Child Behavior Checklist, 1999b), bildet die deutsche Fassung des Youth Self-Report der Child Behavior Checklist (Achenbach, 1991c). Der Fragebogen kann von Kindern und Jugendlichen im Alter von 11 bis 18 Jahren beantwortet werden und ist analog zum Elternfragebogen aufgebaut. Der erste Teil ist mit dem Elternfragebogen über das Verhalten von Kindern und Jugendlichen (CBCL 4-18) weitgehend identisch. Im zweiten Teil wurden bis auf 16 alle Items des Elternfragebogens übernommen. Wie beim Elternfragebogen werden die Items des ersten Teils zu drei Kompetenzskalen zusammengefasst und aus den Items des zweiten Teils des Fragebogens werden acht mit dem Elternfragebogen weitgehend identische Problemskalen gebildet.

Für deutsche Stichproben wurde die faktorielle Validität und die Reliabilität der Problemskalen und der übergeordneten Skalen weitgehend bestätigt (Döpfner et al., 1995a). Zwischen Elternbeurteilungen und den Selbstbeurteilungen von Jugendlichen lassen sich Korrelationen finden, die bestenfalls im mittleren Bereich liegen (Plück et al., 1997). Die Faktorenstruktur konnte in kulturvergleichenden Analysen in 23 Gesellschaften bestätigt werden (Ivanova et al., 2007a). Im Vergleich von 24 Ländern beschreiben sich deutsche Jugendliche am wenigsten auffällig (Rescorla, 2007b). Die Normierung erfolgte anhand einer umfangreichen bundesweit repräsentativen Stichprobe von annähernd 1800 Kindern und Jugendlichen. Es liegen getrennte Normen (Prozentränge und T-Werte) für Jungen und Mädchen vor. Die Ergebnisse können mit den gleichartig aufgebauten Elternfragebogen über das Verhalten von Kindern und Jugendlichen (CBCL 4-18) und dem Lehrerfragebogen über das Verhalten von Kindern und Jugendlichen (TRF) verglichen werden.

Der *Lehrerfragebogen über das Verhalten von Kindern und Jugendlichen, TRF* (Arbeitsgruppe Deutsche Child Behavior Checklist, 1993a) ist die deutsche Fassung der Teacher's Report Form der Child Behavior Checklist (Achenbach, 1991b) und ist ebenfalls analog zum Elternfragebogen aufgebaut. Der erste Teil erfasst soziale Kompetenzen und schulische Leistungen. Im zweiten Teil sind 95 Items des Lehrerfragebogens mit dem Elternfragebogen über das Verhalten von Kindern und Jugendlichen (CBCL 4-18) völlig identisch. Die Items des ersten Teils werden zu zwei Kompetenzskalen (*Schulische Leistungen* und *Verhaltenskompetenzen*) zusammengefasst. Aus den Items des zweiten Teils des Fragebogens werden acht mit dem Elternfragebogen weitgehend identische Problemskalen gebildet.

Die faktorielle Validität und die Reliabilität der Problemskalen konnte auch für deutsche Stichproben weitgehend bestätigt werden (Döpfner & Lehmkuhl, 1994; Döpfner et al., 1997c). Eine deutsche Normierung liegt noch nicht vor. Hilfsweise kann die Auswertung auf einem deutschsprachigen Auswertungsbogen anhand der amerikanischen Normen erfolgen.

Der *Fragebogen für junge Erwachsene, YASR* (Arbeitsgruppe Deutsche Child Behavior Checklist, 1998d), ist die deutsche Fassung des Young Adult Self-Report (Achenbach, 1997b) und kann von Erwachsenen im Alter von 18 bis 30 Jahren bearbeitet werden. Der Fragebogen erfasst im ersten Teil psychosoziale Kompetenzen und im zweiten Teil Verhaltensauffälligkeiten, emotionale Auffälligkeiten und somatische Beschwerden.

Der *Fragebogen über das Verhalten junger Erwachsener, YABCL* (Arbeitsgruppe Deutsche Child Behavior Checklist, 1998c), ist die deutsche Fassung der Young Adult Behavior Checklist (Achenbach, 1997b) und kann von den Eltern oder anderen wichtigen Bezugspersonen von jungen Erwachsenen bearbeitet werden. Der Fragebogen erfasst Verhaltensauffälligkeiten, emotionale Auffälligkeiten und somatische Beschwerden.

### 3.1.5 SDQ: Fragebogen zu Stärken und Schwächen

| Kurzbeschreibung | |
|---|---|
| Beurteiler: | Eltern, Erzieher, Lehrer, Kinder ab 11 Jahren |
| Spezifität: | Screening für gesamtes Spektrum psychischer Störungen |
| Altersbereich: | 3 bis 16 Jahre |
| Quelle: | Woerner et al. (2002, 2004), Klaasen et al. (2000, 2003), Koglin et al. (2007) |
| Bezug: | http://www.sdqinfo.com |

Der *Fragebogen zu Stärken und Schwächen (SDQ)* ist ein kurzer Fragebogen zum Screening von Verhaltensauffälligkeiten bei 4 bis 16 Jahre alten Kindern. Er besteht aus 25 Merkmalen, die sich auf fünf Subskalen verteilen. Es liegt eine Elternversion für 3- bis 4-Jährige und für 4- bis 16-Jährige, eine Erzieher-/Lehrerversion und eine Version für Jugendliche vor. In allen Versionen werden vier Problemskalen gebildet, die emotionale Probleme, externalisierende Verhaltensauffälligkeiten, Hyperaktivität/ Unaufmerksamkeit sowie Probleme mit Gleichaltrigen erfassen, während eine weitere Skala prosoziales Verhalten abfragt.

Der SDQ ist in mehr als 40 Sprachen verfügbar und kann kostenlos über die Internetadresse www.sdqinfo.com heruntergeladen und zu nicht kommerziellen Zwecken kostenfrei benutzt werden. Eltern, Lehrer und Jugendliche können den Fragebogen innerhalb von fünf Minuten beantworten und Fachleute können mit Hilfe von Schablonen eine Auswertung innerhalb weniger Minuten leisten.

Die Subskalen des Elternfragebogens konnten auch in einer deutschen Feldstichprobe bestätigt werden (Woerner et al., 2002), während die internen Konsistenzen überwiegend nicht befriedigend waren. Bei den Subskalen erreichte lediglich die Skala Hyperaktivität Werte über r = .70. Woerner et al. (2002) legten eine Normierung vor.

In weiteren Studien konnte eine gute diskriminative Validität bei der Differenzierung von Inanspruchnahme und Feldstichproben sowie hohe Korrelationen mit Skalen der CBCL belegt werden (Klasen et al., 2000).

Die dimensionale Struktur der Erzieher-/Lehrerversion konnte mittels Faktorenanalysen in einer deutschen Feldstichprobe (n = 654) bestätigt werden (Koglin et al., 2007). Die interne Konsistenz (Cronbachs Alpha) ist zufriedenstellend und variiert zwischen r =.73 und r = .86. Koglin et al. (2007) legten eine deutsche Normierung vor.

Der SDQ kann insgesamt als ein hilfreiches Screening-Instrument eingeschätzt werden. Die Vorteile des Verfahrens – vor allem seine Kürze – sind auch mit Nachteilen verbunden. Für klinische Zwecke liegen die Grenzen in den relativ kurzen Skalen, in denen nur begrenzte Informationen erhoben werden können; diese bringen zumindest im Elternurteil teilweise unzureichende Reliabilitäten mit sich. Zum Selbsturteil liegen noch keine ausführlichen Untersuchungen vor, während die deutsche Normierung der Erzieher-/Lehrerversion einen deutlichen Vorteil darstellt (vgl. Koglin et al., 2007).

### 3.1.6 LSL: Lehrereinschätzliste für Sozial- und Lernverhalten

| **Kurzbeschreibung** | |
|---|---|
| Beurteiler: | Lehrer |
| Spezifität: | Ressourcenorientierte Erfassung von Arbeits- und Sozialverhalten |
| Altersbereich: | Schulkinder im Alter von 6 bis 19 Jahren |
| Quelle: | Petermann & Petermann (2006) |
| Bezug: | Testzentrale Göttingen |

Die *Lehrereinschätzliste für Sozial- und Lernverhalten (LSL)* stellt ein Screeningverfahren für Lehrkräfte dar, das zur Beurteilung einzelner Schüler oder einer ganzen Lerngruppe eingesetzt werden kann. Die LSL besteht aus einem Lehrerfragebogen mit 50 Items. Die Lehrkraft beurteilt jedes Item auf einer vierstufigen Antwortskala. Der Beurteilung wird ein Beobachtungszeitraum von vier Wochen zugrunde gelegt. Die Einschätzliste erfasst das Arbeits- und Sozialverhalten von 6- bis 19-jährigen Schülern. Es liegen alters- und geschlechtsspezifische, aktuelle Normwerte vor. Der Fragebogen setzt sich aus zwei Aussagebereichen zusammen:

*Sozialverhalten*: Schüler mit hohen Werten in diesem Bereich können zum Beispiel Kompromisse finden und schließen, gemeinsame Ziele akzeptieren, Konsequenzen von Verhalten richtig einschätzen, eigene Fehler wieder gut machen, Bedürfnisse aufschieben, Hilfe anbieten, angemessen Kontakt aufnehmen und ihre eigenen und fremde Gefühle angemessen wahrnehmen.

*Lernverhalten*: Schüler mit hohen Werten in diesem Bereich strengen sich an, eine Aufgabe zu lösen, bearbeiten Aufgaben über die Pflichtaufgaben hinaus, sehen und hören bei Anforderungen genau hin, setzen sich erreichbare Ziele und erledigen Hausaufgaben sorgfältig.

Den beiden Aussagebereichen sind zehn faktoriell gesicherte und intern konsistente Skalen zugeordnet, die jeweils aus fünf Items bestehen (siehe Tab. 24).

**Tabelle 24:** Übersicht über die Aussagebereiche und Skalen der LSL.

| Aussagebereich | Skala |
|---|---|
| Sozialverhalten | – Kooperation<br>– Selbstwahrnehmung<br>– Selbstkontrolle<br>– Einfühlungsvermögen und Hilfsbereitschaft<br>– angemessene Selbstbehauptung<br>– Sozialkontakt |
| Lernverhalten | – Anstrengungsbereitschaft und Ausdauer<br>– Konzentration<br>– Selbstständigkeit beim Lernen<br>– Sorgfalt beim Lernen |

Die Auswertung erfolgt getrennt für jede der zehn Skalen, indem jeweils ein Summenwert gebildet wird. Anhand der Summenwerte können dann unter Verwendung der im Handbuch der LSL enthaltenen Normtabellen geschlechts- und alterspezifische Kennwerte abgelesen werden. Die Kennwerte ermöglichen unter anderem eine Aussage über die beobachteten Fähigkeiten eines Schülers im Vergleich zu seiner Altersgruppe.

Für die Interpretation der Kennwerte enthält das Handbuch Angaben, ab wann ein risikohaftes Verhalten besteht oder starke Verhaltensabweichungen in den einzelnen Teilbereichen vorliegen.

## 3.2 Verfahren zur Entwicklungs-, Intelligenz- und Leistungsdiagnostik

### 3.2.1 ET 6-6: Entwicklungstest sechs Monate bis sechs Jahre

| Kurzbeschreibung | |
|---|---|
| Testart: | Allgemeiner Entwicklungstest |
| Altersbereich: | 6 Monate bis 6 Jahre |
| Quelle: | Petermann, Macha & Stein (2008) |
| Bezug: | Frankfurt: Harcourt Test Services |

Der *ET 6-6* stellt ein umfassendes Inventar verschiedener Entwicklungsbereiche mit Altersnormen für Kinder vom Säuglingsalter bis hin zur Schulreife zur Verfügung. Die Testkonstruktion erfolgte in Anlehnung an moderne Konzepte der Entwicklungspsychopathologie und Entwicklungsneuropädiatrie. Der ET 6-6 greift ein modernes Entwicklungsverständnis und daraus resultierend einen erweiterten Normalitätsbegriff auf. Das Verfahren erfasst die kindliche Entwicklung in sechs Beschreibungsdimensionen (vgl. Tab. 25), welche insgesamt durch zehn Skalen (empirische Entwicklungsdimensionen) repräsentiert sind.

**Tabelle 25:** Dimensionen des ET 6-6.

| Entwicklungsdimensionen | Repräsentierte Fähigkeitskomplexe |
|---|---|
| **Körpermotorik** | Kopf- und Rumpfkontrolle; Entwicklung zum freien Gehen, fortschreitende Differenzierung und Integration dieser basalen Elemente der Körperkontrolle beim Erwerb typischer Alltags- und Spielfertigkeiten, z.B. Treppen steigen, Springen, Balancieren, Klettern, Fangen, Werfen, Umgang mit Dreirad oder Fahrrad. |
| **Handmotorik** | Gezieltes Greifen und Loslassen, Manipulation und Gebrauch von Gegenständen, Entwicklung der Stifthaltung; beinhaltet Aspekte der Visuomotorik (Bewertung häufig in Bezug zum Subtest Nachzeichnen sinnvoll). |
| **Kognitive Entwicklung**<br>– Gedächtnis<br>– Handlungsstrategien<br>– Kategorisieren<br>– Körperbewusstsein | Verschiedene Aspekte des Gedächtnisses (visuelles sowie phonetisches Wiedererkennen, visuelle und phonetische Reproduktion); Wahrnehmungssteuerung, Objektbegriff, Kausalitätsverständnis, räumliche Perspektivübernahme, Handlungsplanung; Kategorienbildung, Differenzierung und Spezifikation innerhalb und zwischen Kategorien, Berücksichtigung mehrerer kategorialer Aspekte, Klasseninklusion; Aspekte von Vorstellungen über-, Wissen um- und Orientierung an dem eigenen und fremden Körpern; Rechts-links-Unterscheidung. |
| **Sprachentwicklung**<br>– rezeptive Sprache<br>– expressive Sprache | Verschiedene Aspekte der Laut-, Wort- und Satzproduktion; Wort- und Satzverständnis. |
| **Sozialentwicklung** | Altersgemäße Aufnahme und Gestaltung von Beziehungen zu Hauptbezugspersonen und Gleichaltrigen; Verhalten innerhalb von Gruppen; Fähigkeit der Abgrenzung (als Aspekt der Entwicklung des Selbst); Anzeichen für Vorläufer- und Begleitsymptome klassifizierter Verhaltensstörungen. |
| **Emotionale Entwicklung** | Aspekte des Interaktionsverhaltens; emotionale Regulation; Explorationsverhalten; Verhalten in spezifischen Alltagssituationen (Begegnung, Trennung, Ärger); Qualitäten kindlichen Spiels. |
| **Subtest Nachzeichnen** | Erfasst neben handmotorischen Fertigkeiten Aspekte visueller Wahrnehmung, visueller Analyse, mehrdimensional konstruktiver Fähigkeiten sowie weitere Aspekte der Wahrnehmungsorganisation (ganzheitliche Erfassung, Gestaltaspekte) und liefert somit besondere Hinweise auf spezifische neurologische/feinneurologische Beeinträchtigungen. |

Die Messbereiche werden dabei nicht als Skalen im testtheoretischen Sinne verstanden, sondern als Ordnungskategorien, innerhalb derer jeweils eine Auswahl altersrelevanter *Entwicklungsqualitäten* aus insgesamt 113 Test- und 67 Fragebogenitems den Entwicklungsstand hochdifferenziert beschreiben. Durch die Überprüfung notwendiger Knotenpunkte der Entwicklung wird auch bei einmaliger Testdurchführung der Prozesscharakter von Entwicklung besonders berücksichtigt. Die in 12 Altersgruppen vorgenommenen Aufgabenzusammenstellungen basieren auf empirischen Befunden. Tabelle 26 zeigt ausgewählte Items zur Körpermotorik. Neben der globalen Entwicklungsbeschreibung sollen dabei auch Vorläufer- und Begleitsymptome klassifizierter Entwicklungs- und Verhaltensstörungen sowie neurophysiologischer und neuropsychologischer Beeinträchtigungen erfasst werden. Das Ergebnis wird in Form eines Entwicklungsprofils dargestellt, das in Anlehnung an Vergleichswerte von 950 Kindern aus drei deutschen Regionen erstellt wird. Eine weiter differenzierende normorientierte Betrachtung auf Skalen- und Itemebene kann bereits ohne Zuhilfenahme des umfangreichen Tabellenteils direkt auf dem Protokollbogen erfolgen.

**Tabelle 26:** Ausgewählte Items zur Körpermotorik aus dem ET 6-6.

| Items | Altersbereich |
|---|---|
| T5 (Kopfbewegungen):<br>Den Kopf seitwärts drehen und nach oben und unten neigen. | 6-9 Monate |
| T 11 (Selber hinsetzen):<br>Selbstständig aus der Rücken-, Bauch- oder Seitenlage in die Sitzposition gelangen. | 6-15 Monate |
| T 15 (Hebt Gegenstand auf):<br>Einen Gegenstand vom Boden aufheben, ohne Festhalten oder Abstützen. | 9-21 Monate |
| T 17 (Umdrehen im Stand):<br>Rotation von Rumpf und Kopf unter Beibehaltung des Gleichgewichts. | 12-36 Monate |
| T 23 (Flüssiger Wurf):<br>Sicherer, richtungsbestimmter, kräftiger, einhändiger Wurf. | 36-72 Monate |
| T 27 (Erwachsen Aufstehen):<br>Aufstehen aus der Rückenlage, ohne dabei in den Vierfüßlerstand übergehen zu müssen. | 42-72 Monate |

Die Testdurchführung erhält den Charakter einer Spielsituation. Die ansprechenden Materialien, das hohe Maß an Abwechslung sowie die in Anlehnung an Erkenntnisse der Säuglings-, Kleinkind- und Vorschulkindforschung vorgenommenen Aufgabenreihenfolgen gewährleisten eine hohe Testmotivation und somit eine erfolgreiche Testdurchführung. Die durchschnittliche Testdauer beträgt je nach Alter zwischen ca. 15 Minuten (Säuglinge) bis ca. 45 Minuten (ab dem 3. Lebensjahr).

## 3.2.2 HAWIK-IV: Hamburg-Wechsler-Intelligenztest für Kinder IV

| Kurzbeschreibung | |
|---|---|
| Testart: | Allgemeine Intelligenztestbatterie |
| Altersbereich: | 6 bis 16 Jahre |
| Quelle: | Petermann & Petermann (2007) |
| Bezug: | Testzentrale Göttingen |

Der *HAWIK-IV* ist die deutschsprachige Version der amerikanischen Testbatterie *Wechsler Intelligence Scale for Children IV* (WISC-IV) und stellt gegenüber dem HAWIK-III eine in mehrfacher Hinsicht erweiterte und veränderte Neuauflage dar, die auf den neuesten Erkenntnissen kognitionspsychologischer wie auch klinischer

Forschung basiert (Petermann & Petermann, 2007). Es handelt sich um ein Intelligenztestverfahren für die diagnostische Einzelfalluntersuchung zur Erfassung allgemeiner und spezifischer intellektueller Fähigkeiten bei Kindern von 6;0 bis 16;11 Jahren. Neben einer repräsentativen und umfassenden Neunormierung sowie aktualisierten Testmaterialien steht eine veränderte Gesamtstruktur im Vordergrund des neu entwickelten Tests. Der HAWIK-IV enthält insgesamt 15 Untertests (vgl. Tab. 27); zehn Untertests wurden dabei aus dem HAWIK-III übernommen, fünf Untertests wurden neu entwickelt. Die Aufteilung des Tests in Verbal- und Handlungsteil, wie sie aus dem HAWIK-III bekannt war, entfällt. Mit dem HAWIK-IV kann ein Gesamt-IQ als Maß für den kognitiven Entwicklungsstand eines Kindes bestimmt werden. Außerdem können für folgende vier Indizes entsprechende IQ-Werte berechnet werden:

- Sprachverständnis,
- Wahrnehmungsgebundenes Logisches Denken,
- Arbeitsgedächtnis und
- Verarbeitungsgeschwindigkeit.

Die Erfassung dieser fünf Intelligenzwerte ermöglicht dem Anwender ein fundiertes und differenziertes Bild über den kognitiven Entwicklungsstand eines Kindes.

Auf Untertestebene ermöglicht die Profilanalyse differenzierte Aussagen über spezifische Stärken und Schwächen eines Kindes. Prozessanalysen können darüber hinaus wertvolle Hinweise für eine gezielte Therapieplanung liefern.

**Tabelle 27:** Subtests des HAWIK-IV (neu = neu gegenüber HAWIK-III).

| | Abkürzung | Name | Inhaltliche Beschreibung |
|---|---|---|---|
| **Kerntests** | MT | Mosaik-Test | Komplexe Mustervorlagen nachbauen |
| | GF | Gemeinsamkeiten finden | Gemeinsamkeiten benennen |
| | ZN | Zahlen nachsprechen | Wiederholen von Zahlenreihen |
| | BK | Bildkonzepte (neu) | Gruppierungen bilden |
| | ZST | Zahlen-Symbol-Test | Abstrakte Symbole zuordnen |
| | WT | Wortschatz-Test | Objekte benennen, bzw. definieren |
| | BZF | Buchstaben-Zahlen-Folgen (neu) | Zahlen und Buchstaben wiedergeben |
| | MZ | Matrizen-Test (neu) | Fehlende Teile auswählen |
| | AV | Allgemeines Verständnis | Verständnis von allgemeinen Prinzipien |
| | SYS | Symbol-Suche | Abstrakte Symbole vergleichen |
| **Optionale Untertests** | BE | Bilder ergänzen | Fehlende Details benennen |
| | DT | Durchstreichtest (neu) | Zielbilder markieren |
| | AW | Allgemeines Wissen | Fragen über allgemein bekannte Ereignisse |
| | RD | Rechnerisches Denken (modifiziert) | Mündlich vorgegebene Rechenaufgaben lösen |
| | BEN | Begriffe erkennen (neu) | Allgemeine Begriffe entschlüsseln |

Die Reliabilität der Untertests variiert zwischen $r = .76$ und $r = .91$; auf Indexebene zwischen $r = .87$ und $r = .94$. Für den Gesamttest beträgt sie $r = .97$. Es liegen für Jungen und Mädchen im Alter von 6;0 bis 16;11 Jahren getrennte Viermonatsnormen für die fünf Indizes vor, die an einer Stichprobe von 1650 Kindern in Deutschland,

Österreich und der deutschsprachigen Schweiz erhoben wurden. Die Bearbeitungsdauer des HAWIK-IV beträgt 60 bis 90 Minuten.

### 3.2.3 AID 2: Adaptives Intelligenz Diagnostikum 2

| Kurzbeschreibung | |
|---|---|
| Testart: | Mehrdimensionaler Intelligenztest |
| Altersbereich: | 6 bis 15 Jahre |
| Quelle: | Kubinger & Wurst (2000) |
| Bezug: | Testzentrale Göttingen |

Der adaptive Test *AID 2* ist die Revision und Neunormierung der Intelligenztestbatterie AID, die der Erfassung basaler und komplexer Kognitionen bei Kindern und Jugendlichen im Alter zwischen 6;0 und 15;11 Jahren dient (Kubinger & Wurst, 2000). Der neu normierte Test besteht aus den 11 Untertests des AID, die thematisch an die Untertests des Hamburg-Wechsler Intelligenztests für Kinder (HAWIK-III) angelehnt sind, sowie drei neuen Zusatztests (vgl. Tab. 28).

**Tabelle 28:** Subtests des AID 2.

| **Untertests** | **Aufgabe** |
|---|---|
| 1. Alltagswissen | Fragen zu Kenntnissen über alltägliche Inhalte |
| 2. Realitätssicherheit | Fehlende Details in Zeichnungen erkennen |
| 3. Angewandtes Rechnen | Textaufgaben |
| 4. Soziale und Sachliche Folgerichtigkeit | Ordnen von Bildergeschichten |
| 5. Unmittelbares Reproduzieren – numerisch | Wiederholen von Zahlenreihen |
| 6. Synonyme finden | Nennen eines Synonyms |
| 7. Kodieren und Assoziieren | Grafische Symbole zuordnen und zeichnen |
| 8. Antizipieren und Kombinieren – figural | Puzzle-Teile zusammensetzen |
| 9. Funktionen Abstrahieren | Oberbegriffe oder Gemeinsamkeiten finden |
| 10. Analysieren und Synthetisieren – abstrakt | Würfelmuster nach Vorlage zusammensetzen |
| 11. Soziales Erfassen und Sachliches Reflektieren | Fragen zu sozialem Verhalten |
| **Zusatztests** | |
| 12. Unmittelbares Reproduzieren – figural/abstrakt | Vorgetippte Bilderserie nachtippen |
| 13. Merken und Einprägen | Wortlisten von sinnfreien Silben reproduzieren |
| 14. Strukturieren – visumotorisch | Geometrisches Muster zerlegen |

Ein besonderes Merkmal des AID 2, wie auch schon des AID, ist das realisierte Konzept adaptiven Testens mit den Vorzügen einer höheren Testökonomie und einer besseren Motivation der Patienten, da jedem Kind nur solche Aufgabengruppen vorgegeben werden, die – jeweils gemessen an den zuvor gezeigten Leistungen – nachfolgend den größten Zugewinn an Information liefern. Wie bei anderen Intelligenztestbatterien ist auch beim AID 2 die Bestimmung eines Gesamt-IQ (als untere Grenze der Intelligenzquantität) möglich. Die Testautoren messen diesem jedoch in der praktischen Anwendung eine geringere Bedeutung bei und schlagen stattdessen eine altersunabhängige Beurteilung der Leistungsfähigkeit vor. Hierzu ist eine differenzierte Interpretation der Testergebnisse in Form des jeweils geringsten T-Wertes innerhalb des Gesamttests (Intelligenz-Quantität = kognitive Mindestfähigkeit) und die Bestimmung eines Streuungsmaßes aller T-transformierten Untertestleistungen (Range) vorgesehen. Da das AID 2 vor allem zur Diagnostik von Teilleistungsstörungen eingesetzt werden soll, steht die Profilinterpretation im Mittelpunkt der Auswertung. Hierbei werden die T-Werte pro Untertest sowie ihr Verhältnis zueinander interpretiert. Ein entsprechendes Diagramm ermöglicht ein Screening in Bezug auf ausgewählte Teilleistungsfähigkeiten. Ein Beiblatt für Beobachtungen dient der qualitativen Beurteilung des Arbeits- und Kontaktverhaltens bei Leistungsanforderungen.

Bei fünf Untertests ist die adaptive Vorgabe von Kurzformen und bei sieben Untertests die Anwendung individuell angepasster Parallelformen möglich. Außerdem liegen zu fünf Untertests und zu zwei der neuen Zusatztests sprachfreie Instruktionen vor. Neben der manuellen Auswertung besteht auch die Möglichkeit einer computergestützten Auswertung (Programm AIDScore) möglich.

Die innere Konsistenz ist aufgrund der Gültigkeit des Rasch-Modells für neun der Untertests des ursprünglichen AID und für alle drei Zusatztests gegeben, Tabellen für die modellgemäßen (minimalen und maximalen) Standardmessfehler liegen vor. Die entsprechend der Klassischen Testtheorie berechneten Split-half-Reliabilitäten für die neun Untertests des ursprünglichen AID liegen zwischen r = .91 und r. = 95. Die Retest-Reliabilitäten für die einzelnen Untertests liegen nach vier Wochen zwischen r = .83 und r = .95 und nach einem Jahr zwischen r = .60 bis r = .80. Für einige Untertests konnten bei Testwiederholung deutliche Übungseffekte (bis zu 10% Leistungssteigerung) ausgemacht werden.

Die inhaltliche Gültigkeit wurde durch Expertenratings bestätigt. Ergebnisse zur konvergenten Konstruktvalidität zeigen in Bezug auf ausgewählte spezielle Leistungstests sowie für andere Intelligenztests (z.B. CFT 20 und SPM) mittelmäßige bis niedrige Zusammenhänge. Eine gute diskriminante Validität des Verfahrens findet sich bezüglich mehrerer Leistungs- und Persönlichkeitstests.

Die Neunormierung (im Zeitraum 1995-1997) erfolgte an 977 Kindern und Jugendlichen aus Österreich und Deutschland. Diese wird durch eine frühere (im Zeitraum 1982-1983) repräsentative Erhebung an 2144 Kindern aus beiden Ländern ergänzt. Eine getrennte Normierung für Jungen und Mädchen wurde nicht vorgenommen. Es liegen Jahresnormen für den Intelligenz-Quotienten (IQ), die Intelligenzquantität (T-Wert), die Subtestleistungen in T-Werten und den Range in Prozenträngen (PR) vor.

Die Bearbeitungsdauer ist durch die adaptive Testanwendung variabel und beträgt für die elf Untertests aus der ursprünglichen AID-Form 30 bis 70 Minuten und für die drei Zusatztests weitere 10 bis 16 Minuten.

### 3.2.4 K-ABC: Kaufman Assessment Battery for Children

| Kurzbeschreibung | |
|---|---|
| Testart: | Mehrdimensionaler Intelligenztest |
| Altersbereich: | 2;6 bis 12;5 Jahre |
| Quelle: | Melchers & Preuß (2001) |
| Bezug: | Testzentrale Göttingen |

Die *K-ABC* ist ein Testverfahren, das Intelligenz und Fertigkeiten von Kindern ab einem Alter von 2;6 Jahren erfasst. Das zugrunde liegende Intelligenzkonzept definiert Intelligenz als Fähigkeit, Probleme durch mentales Verarbeiten zu lösen, so dass bei der Diagnostik der Prozess der Lösungsfindung und nicht der Inhalt der Aufgabe im Vordergrund steht. Intellektuelle Fähigkeiten werden von erworbenen Fertigkeiten, zu denen Lernen und Wissen gezählt werden, getrennt erfasst. Eine weitere Besonderheit der K-ABC besteht auch darin, dass theoretische und klinische Erkenntnisse der Neuropsychologie, im Sinne einer hirnlokalisatorischen Zuordnung einzelheitlicher und ganzheitlicher Verarbeitungsstile, in die Konstruktion eingeflossen sind. Daraus resultiert eine Unterteilung in vier Skalen:
- einzelheitliches Denken,
- ganzheitliches Denken,
- intellektuelle Fähigkeiten und
- Fertigkeiten.

Eine zusätzliche sprachfreie Skala ermöglicht auch die Überprüfung kognitiver Leistungen von hörgeschädigten und sprach- und sprechgestörten Kindern sowie von Kindern mit einer anderen als der deutschen Muttersprache. Insgesamt besteht der Test aus 16 Subtests (vgl. Tab. 29).

Ein für die Differenzialdiagnostik umschriebener Entwicklungsstörungen nützlicher Vorteil der K-ABC besteht darin, dass zu ihrer amerikanischen Originalfassung zahlreiche empirische Arbeiten über typische Teilleistungsprofile bei verschiedenen Gruppen auffälliger (z.B. lernbehinderter, geistig retardierter oder verhaltensgestörter) Kinder vorliegen (vgl. Melchers & Preuß, 2001).

Die Testhalbierungs-Reliabilität, korrigiert nach Spearman-Brown, liegt für die vier Skalen über alle elf Altersstufen im Bereich zwischen r = .83 und r = .98. Es liegen Angaben zur Konstruktvalidität mit den Komponenten Entwicklungsschritte (Altersdifferenzierung), interne Konsistenz (Untertests im Vergleich zu den Gesamtskalen), Faktorenanalyse, Übereinstimmungs- und Unterscheidungsvalidität (einzelheitliches/ganzheitliches Denken) und Korrelation mit anderen Tests vor. Die Korrelationen der einzelnen Gesamtskalen mit den Gesamtleistungen im HAWIK-R liegen zwischen r = .57 und r = .79 und mit dem AID zwischen r = .50 und r = .86.

Es liegen veraltete Normen für Jungen und Mädchen im Alter von 2;6 bis 12;5 Jahren vor, die zwischen 1986-1989 an einer Stichprobe von 3098 Kindern in Deutschland, Österreich, der Schweiz und Südtirol erhoben wurden. Die Bearbeitungsdauer beträgt je nach Alterstufe zwischen 30 und 90 Minuten.

**Tabelle 29:** Subtests der K-ABC.

| Untertest | Altersbereich | Aufgabe |
|---|---|---|
| 1. Zauberfenster | 2,6–4;11 | Benennen eines nur teilweise sichtbaren Objektes |
| 2. Wiedererkennen von Gesichtern | 2,6–4;11 | Wiederkennen von Gesichtern auf Gruppenfotos |
| 3. Handbewegungen | 2;6–12;5 | Wiederholen von Handbewegungen |
| 4. Gestaltschließen | 2;6–12;5 | Benennen von unvollständigen Abbildungen |
| 5. Zahlen nachsprechen | 2;6–12;5 | Wiederholen von Zahlenfolgen |
| 6. Dreiecke | 4;0–12;5 | Nachbauen von Vorlagen |
| 7. Wortreihe | 4;0–12;5 | Vorgesprochene Gegenstände wiedergeben |
| 8. Bildhaftes Ergänzen | 5;0–12;5 | Analogien herstellen |
| 9. Räumliches Gedächtnis | 5;0–12;5 | Bildhafte Anordnungen erinnern |
| 10. Fotoserie | 6;0–12;5 | Handlungsfolgen auf Fotos richtig ordnen |
| 11. Wortschatz | 2;6–4;11 | Abgebildete Gegenstände benennen |
| 12. Gesichter und Orte | 2;6–12;5 | Bilder von Menschen und Orten lernen |
| 13. Rechnen | 3;0–12;5 | Eingekleidete Rechenaufgaben |
| 14. Rätsel | 3;0–12;5 | Fragen zum Allgemeinwissen |
| 15. Lesen/Buchstabieren | 7;0–12;5 | Lautes Lesen von Buchstaben und Wörtern |
| 16. Lesen/Verstehen | 7;0–12;5 | Instruktionen lesen und gestisch darstellen |

## 3.2.5 SON-R 2½-7: Snijders-Omen-Non-verbaler Intelligenztest

| Kurzbeschreibung | |
|---|---|
| Testart: | Sprachfreier Intelligenztest |
| Altersbereich: | 2;6 bis 7;11 Jahre |
| Quelle: | Tellegen, Laros & Petermann (2007) |
| Bezug: | Testzentrale Göttingen |

Die vom *SON-R 2½-7* erfasste Intelligenz kann im Wesentlichen der fluiden allgemeinen Intelligenz zugeordnet werden. Die Aufgaben erfassen Fähigkeiten wie Analyse und Synthetisierung abstrakter visueller Reize, kategoriales Denken und Konzeptbildung sowie visuelle Wahrnehmung und Organisation. Das Verfahren eignet sich in der Anwendung für Kinder zwischen 2;6 und 7;11 Jahren. Unterschiede zu anderen Intelligenztestverfahren bestehen vor allem in der sprachfreien Erhebung der allgemeinen Intelligenz, einem Feedback nach jeder Aufgabe, der Demonstration richtiger Lösungen und dem adaptiven Vorgehen in der Durchführung. Diese Merkmale machen den SON-R 2½-7 für die Diagnostik spezifischer Gruppen von Kindern interessant, beispielsweise von Kindern mit anderer Muttersprache als Deutsch, Kinder mit Sprach(entwicklungs)störungen, Hörbeeinträchtigungen oder Intelligenzminderungen (vgl. Janke & Petermann, 2006).

Der SON-R 2½-7 umfasst die sechs Subtests Mosaike, Kategorien, Puzzles, Analogien, Situationen und Zeichenmuster. Als Ergebnisse resultieren der Gesamt-Intelligenzquotient (SON-IQ) sowie Intelligenztestwerte für die beiden Skalen, die Denkskala (DS) und die Handlungsskala (HS). Außerdem kann im Sinne eines Entwicklungsalters, das Referenzalter eines Kindes bestimmt werden.

Die Dauer der Testdurchführung richtet sich aufgrund des adaptiven Vorgehens nach dem Alter und Können der Kinder und beträgt zwischen 30 und 60 Minuten. Die Auswertung kann anhand der im Manual aufgeführten Normtabellen erfolgen, es wird jedoch die computergestützte Auswertung empfohlen.

Die internen Konsistenzen liegen nach der Formel für stratifizierte Alpha-Werte für den Gesamt-IQ bei r = .90, die Reliabilität für die Denkskala beträgt r = .83, für die Handlungsskala liegt sie bei r = .84. Angaben zur Validität finden sich hinsichtlich verschiedener mit dem IQ korrelierender Merkmale wie soziodemographischer Daten innerhalb der Normierungsstichprobe, Testergebnisse spezifischer Gruppen von Kindern sowie Korrelationen mit anderen Testverfahren. Für die aktuellen Normen liegt die Korrelation des SON-IQ mit der Skala intellektueller Fähigkeiten der K-ABC bei r = .62. Die Zusammenhänge mit allgemeinen Intelligenz- und Entwicklungstests liegen bei r = .54 bis r = .87, mit nonverbalen Tests bei r = .45 bis r = .83 und verbalen Tests bei r =.20 bis r = .71.

Es liegen aktuelle Normen für in Deutschland lebende Kinder im Alter zwischen 2;4 und 7;11 Jahren aus dem Jahr 2005 vor. Die Normierung erfolgte an einer Stichprobe von 1.027 Kindern und ist hinsichtlich soziodemographischer Merkmale sowie Alters- und Geschlechterverteilung als repräsentativ anzusehen. Die Korrelation mit der niederländischen Stichprobe liegt hinsichtlich der SON-IQ Standardwerte bei r =.995. Die Bearbeitungsdauer beträgt je nach Alter der Kinder zwischen 30 und 60 Minuten.

# 4 Materialien

| Übersicht | |
|---|---|
| M01 | Explorationsschema für Psychische Störungen bei Kindern und Jugendlichen (EPSKI) |
| M02 | Verhaltensbeobachtung während der Untersuchung (VEWU) |
| M03 | Problembeurteilungsbogen (PROBO) |
| M04 | Problemtagebuch (PROTA) |
| M05 | Zielbeurteilungsbogen (ZIEBO) |
| M06 | Detektivbogen |
| M07 | Satzergänzungstest |
| M08 | Genogramm |
| M09 | Normtabelle zur Beurteilung umschriebener Entwicklungsstörungen |
| M10 | Multiaxiale Diagnosedokumentation |

## M01 Explorationsschema für Psychische Störungen bei Kindern und Jugendlichen (EPSKI)

**Beurteilungsbasis:** O Patient O Eltern/Bezugspersonen O Erzieher/Lehrer O Beobachtung

**Patient:** **Untersucher:** **Datum:**

**Adresse:**

**versichert bei:**
**Krankenkasse:**

### 1 Familienzusammensetzung

| | Vor- und Nachname | geb. | Alter | Schule/Beruf | Anmerkung |
|---|---|---|---|---|---|
| Patient | | | | | |
| Mutter (leiblich/andere) | | | | | Sorgerecht |
| Vater (leiblich/anderer) | | | | | Sorgerecht |
| Geschwister (leiblich/andere) | | | | | |
| Geschwister (leiblich/andere) | | | | | |
| Geschwister (leiblich/andere) | | | | | |
| andere | | | | | |
| andere | | | | | |
| Andere wichtige Personen außerhalb der Familie (z. B. getrennt lebende Elternteile, Halbgeschwister, Großeltern) | | | | | |
| | | | | | |
| | | | | | |
| | | | | | |

### 2 Kindergarten/Schule/Beruf

| Kindergarten/Schule: | Klasse | Erzieher(in)/Lehrer(in): |
|---|---|---|

Adresse:

Zustimmung der Eltern zu Kontaktaufnahme? ja / nein

| 3 Vorstellungsanlass und spontan berichtete Probleme |
| --- |
| Vorstellung veranlasst durch: |
| Problem 1: |
| Problem 2: |
| Problem 3: |
| Problem 4: |
| Wer ist besorgt und warum? Warum wird das Kind zu diesem Zeitpunkt vorgestellt? |

| 4 Erwartungen der Eltern an die Untersuchung |
| --- |
| |

| 5 Weitergabe und Einholung von Informationen |
| --- |
| Einverständnis der Sorgeberechtigten, dass der Untersucher |
| • Informationen über das Kind mündlich/schriftlich weitergibt an (Art der Information spezifizieren):<br><br>• Informationen über das Kind mündlich/schriftlich einholt von (Art der Information spezifizieren): |
| **Art des Einverständnis** (mündlich/schriftlich): |

| **6 Beschreibung der aktuellen psychische Auffälligkeiten des Kindes/Jugendlichen**<br>**Problem-Nr.:** ☐ |
|---|
| Problembeschreibung (Was genau macht das Kind?): |
| Unmittelbare Auslöser/Bedingungen, unter denen das Problem auftritt (bzw. nicht auftritt): |
| Auftretenshäufigkeit (pro Tag/Woche/immer oder manchmal in der genannten Situation) und Intensität: |
| Konsequenzen, wenn das Problem auftritt (bzw. nicht auftritt): |
| Entwicklung des Problems (Bedingungen der Problementstehung, damalige Konsequenzen): |
| Verlauf des Problems und Zusammenhang mit psychosozialen Be- und Entlastungen (Ab-/Zunahme der Häufigkeit/Intensität; Veränderung der Auslöser/Konsequenzen): |
| Vorausgegangene (professionelle und Selbsthillfe-)Versuche, das Problem zu bewältigen, und ihr Erfolg: |
| Ausmaß der mit dem Problem verbundenen Belastungen und Beeinträchtigungen (soziale, kognitive, schulische, familiäre Funktionen, ungünstige Einflüsse auf die Entwicklung): |
| Einstellungen der Eltern, des Kindes und anderer Bezugspersonen zum Problem: |

| 7 Beziehungen der Probleme zueinander | | |
|---|---|---|
| | | |
| **8 Andere psychische Auffälligkeiten**<br>Problemstärke: 0 = nicht vorhanden; 1 = leicht; 2 = deutlich; 3 = stark ausgeprägt<br>(genauere Exploration siehe Psychopathologisches Befund-System, CASCAP-D) | Stärke | Alter<br>(bei Beginn) |
| Interaktionsverhalten (z. B. überangepasst, scheu, sozial unsicher, demonstrativ, distanzgemindert): | | |
| Aggressiv-dissoziales Verhalten (z. B. dominant, oppositionell, aggressiv, Lügen, Stehlen): | | |
| Intelligenz, Entwicklungsstörungen (z. B. Artikulation, expressive Sprache, Motorik), schulische Fertigkeiten: | | |
| Aktivität und Aufmerksamkeit (z. B. verminderte/gesteigerte Aktivität, Impulsivität, Unaufmerksamkeit): | | |
| Psychomotorik (z. B. Tics, Stereotypien, abnorme Gewohnheiten wie Nägelbeißen): | | |
| Angst und Zwang (z. B. Trennungsangst, umschriebene Phobie, soziale Angst, Zwang): | | |
| Stimmung und Affekt (z. B. depressiv, reizbar, mangelndes Selbstvertrauen, interesselos, innere Unruhe, euphorisch): | | |
| Essverhalten (z. B. verminderte oder erhöhte Nahrungsaufnahme, Heißhungerattacken): | | |
| Körperliche Beschwerden (z. B. Appetitverlust, Erbrechen, Einnässen, Einkoten, Schlafstörungen): | | |
| Denken und Wahrnehmung (z. B. gehemmt/verlangsamt, umständlich/weitschweifig, inkohärent, Halluzination, Wahn): | | |
| Gedächtnis, Orientierung und Bewusstsein: | | |
| Andere Störungen (z. B. selbstverletzendes Verhalten, Suizidgedanken, Alkohol-/Drogenmissbrauch): | | |

| **9 Interessen, Aktivitäten, Kompetenzen und positive Eigenschaften des Kindes** |
|---|
| Spielvorlieben, Freizeitaktivitäten (inkl. Fernseh-/Computerkonsum und Kontrolle darüber): |
| Talente und Interessen: |
| Andere positive Eigenschaften und Kompetenzen (z.B. Humor, Charme, Begeisterungsfähigkeit): |
| Religiöse und weltanschauliche Orientierung (Jugendliche): |
| Auswirkungen der Probleme auf diese Aktivitäten, Kompetenzen, Interessen (z.B. Einschränkungen): |

| **10 Entwicklungsstand und schulische Leistungen** |
|---|
| Betreuung in einer Förder-/Sondereinrichtung, Förder-/Sonderbeschulung oder spezielle Förderung (z.B. als Integrationsmaßnahme): |
| Vor Einschulung: Sprache (Sprachverständnis, Artikulation, Wortschatz, Satzbildung), Grobmotorik (Laufen, Ballspiele, Radfahren), Feinmotorik und visuelle Wahrnehmung (Zeichnen), Spielen (Ausdauer, Kreativität, Differenziertheit), praktische und soziale Selbstständigkeit und die Entwicklung der Sauberkeit (Einnässen/ Einkoten): |
| Schulkinder: Schullaufbahn (Schulwechsel, Klassenwiederholungen), schulische Stärken und Schwächen: |
| Schulkinder: schulische Lern- und Leistungsmotivation, Leistungsängste, Lernstrategien: |

| 11 Familiärer und sozialer Hintergrund<br>11.1 Haushalt und Familie |
|---|
| Familienzusammensetzung (siehe 1) und Veränderungen der Zusammensetzung: |
| Berufliche, finanzielle und Wohnsituation (einschließlich Privat- und Intimsphären, Schlafbedingungen): |
| Aufgabenverteilung in der Familie und familiäre Aktivitäten (Alltagsleben, Freizeit- und Erholungsaktivitäten) und Zufriedenheit damit: |
| Familienregeln, Grenzen und ihre Beachtung durch Familienmitglieder: |
| Beziehungen des Kindes/Jugendlichen zu Geschwistern und anderen Familienmitgliedern (Wärme, Konflikte, Vertrauen, Abhängigkeit, Unabhängigkeit, Rivalität): |
| Vorherrschende emotionale Stimmung in der Familie (unterstützend, kritisierend oder feindselig, übermäßige oder zu geringe Kontrolle): |
| Allianzen innerhalb der Familie und Rolle des Kindes dabei; Position des Kindes im Familiensystem: |
| Problemlöse- und Kommunikationsstil der Familie: |
| Vergangene und gegenwärtige Belastungen und Krisen in der Familie (z.B. durch Krankheiten, Unfälle, Trennungen): |
| **11.2 Eltern** |
| Stärken, Schwächen und Konfliktbereiche als Person, als Paar und als Eltern: |
| Einstellungen der Eltern zum Kind, einschließlich Hoffnungen, Ängste, Erwartungen oder Bereiche fehlender Übereinstimmung hinsichtlich des Kindes: |

| |
|---|
| Art der Bindung der Eltern an das Kind im Verlauf der Entwicklung; Qualität der Eltern-Kind-Beziehung. Wie gut passen Eltern und Kind hinsichtlich ihres Temperamentes zusammen? |
| Erfahrungen in den Herkunftsfamilien der Eltern, welche die Einstellungen oder das Verhalten dem Kind gegenüber beeinflusst haben: |
| **11.3 Psychische Störungen und körperliche Erkrankungen bei Familienmitgliedern/erstgradig Verwandten** |
| Art der Störungen/Erkrankungen und Auswirkungen auf die Familie: |
| **11.4 Bedingungen im Kindergarten/in der Schule und in der Gleichaltrigengruppe** |
| Integration des Kindes in Gruppen (im Kindergarten/Schule) Teilnahme an spontanen oder organisierten Gleichaltrigen-Aktivitäten: |
| Anzahl und Art der Freunde (Präferenzen bezüglich Alter und Geschlecht), soziale Kompetenzen und Defizite. Bei Jugendlichen: Fähigkeit, intime Beziehungen einzugehen; sexuelle Aktivität und Orientierung: |
| Ressourcen (z.B. Kleingruppenunterricht, Kleingruppenbeschäftigung, Integrationsmaßnahmen, Förderunterricht) und belastende Bedingungen (z.B. Gruppen-/Klassengröße, Anteil verhaltensauffälliger Kinder); im Kindergarten/in der Schule: |
| Erzieher- bzw. Lehrer-Kind-Beziehung und Erzieher- bzw. Lehrer-Eltern-Beziehung: |
| **11.5 Bedingungen des psychosozialen und kulturellen Umfeldes, einschließlich schädigender Einflüsse** |
| Soziale Unterstützung und Abgrenzung durch Verwandte und Freude: |
| psychische Belastungen der Eltern am Arbeitsplatz: |
| Ethnischer, kultureller und religiöser Hintergrund: |
| **11.6 Ungewöhnliche oder traumatische Lebensbedingungen** (Art der Exposition, Reaktionen des Kindes und der Familie, Gefahr der fortgesetzten Exposition) |
| Gewalt (Misshandlung) in der Familie oder am Wohnort: |
| Sexueller Missbrauch, Vernachlässigung oder Überstimulation: |

| 12 Entwicklungsgeschichte des Patienten |
|---|
| Schwangerschaftswunsch, Schwangerschafts-/Geburtskomplikationen, Komplikationen in der Neugeborenenperiode: |
| Verzögerungen der frühkindlichen Entwicklung (Sitzen, Krabbeln, Laufen, erste Worte, Sauberkeit): |
| Temperamentsmerkmale im Säuglings- und Kleinkindalter (z.B. Schlafprobleme, Störungen der Nahrungsaufnahme, häufiges Schreien, Koliken, Unruhe; Belastungen der Eltern dadurch): |
| Bei Schulkindern: Verhalten/Probleme im Kindergartenalter (u.a. Reaktion auf Kindergartenbesuch, Grenzsetzungen; Entwicklungsverzögerungen): |
| Bei Kindern > 10 Jahre: Verhalten/Probleme im Grundschulalter (u.a. Reaktion auf Einschulung, Lernprobleme, Gleichaltrigenbeziehungen): |
| Bei Adoleszenten: Verhalten/Probleme in Pubertät und Adoleszenz (u.a. Reaktion auf Schulwechsel, Pubertätsentwicklung, Ablösungskonflikte, Gleichaltrigenbeziehungen, intime Beziehungen): |

| 13 Einstellungen zur Therapie |
|---|
| Bewältigungsversuche durch den Patienten, durch die Familie, den Kindergarten/die Schule und ihre Ergebnisse: |

Vorbehandlung

| Alter (bei Beginn) | Behandlung (bei Medikation: Dosierung) | Dauer (Monate) | Verlauf |
|---|---|---|---|
| | | | |
| | | | |
| | | | |

| |
|---|
| Ursachen der Probleme (organische, psychische, familiäre Ursachen) nach Meinung des Patienten: |
| ... der Eltern: |
| ... der Erzieher/Lehrer: |

| |
|---|
| Therapieerwartungen (z.B.: Kind muss sich ändern, Medikament, emotionale Probleme vermindern, Veränderung in der Familie) des Patienten: |
| ... der Eltern: |
| ... der Erzieher/Lehrer: |
| Therapieziele (Zielsymptome und konkrete Ziele) des Patienten:<br>1<br>2<br>3 |
| ... der Eltern:<br>1<br>2<br>3 |
| ... der Erzieher/Lehrer:<br>1<br>2<br>3 |
| Therapieplanung und -motivation für einzelne Interventionen<br>Interventionen mit dem Patienten (einschließlich Pharmakotherapie) und Motivation des Patienten: |
| Elternberatung und Interventionen in der Familie und Motivation der Beteiligten: |
| Beratung der Erzieher/Lehrer und Interventionen im Kindergarten/in der Schule und Motivation der Beteiligten |

| **14 Verhaltens- und Interaktionsauffälligkeiten während der Exploration/Untersuchung und psychopathologische Beurteilung** (0 = nicht vorhanden; 1 = leicht; 2 = deutlich; 3 = stark ausgeprägt) differenzierte Beurteilung durch: Psychopathologisches Befund-System für Kinder und Jugendliche (CASCAP-D) | |
|---|---|
| Erscheinungsbild | |
| Problembereich | Stärke |
| Interaktionsverhalten mit Untersucher/Bezugsperson (z. B. überangepasst, scheu, sozial unsicher, demonstrativ, distanzgemindert): | |
| Aggressiv-dissoziales Verhalten (z. B. dominant, oppositionell, aggressiv, lügen, stehlen): | |
| Hinweise auf Intelligenz, Entwicklungsstörungen (z. B. Artikulation, expressive Sprache, Motorik), Störungen schulischer Fertigkeiten: | |
| Aktivität und Aufmerksamkeit (z. B. verminderte/gesteigerte Aktivität, Impulsivität, Unaufmerksamkeit): | |
| Psychomotorik (z. B. Tics, Stereotypien, abnorme Gewohnheiten wie Nägelbeißen): | |
| Angst und Zwang (z. B. Trennungsangst, umschriebene Phobie, soziale Angst, Zwang): | |
| Stimmung und Affekt (z. B. depressiv, reizbar, mangelndes Selbstvertrauen, interesselos, innere Unruhe, euphorisch):<br><br>Akute Suizidalität: | |
| Essverhalten (z. B. verminderte oder erhöhte Nahrungsaufnahme, Heißhungerattacken): | |
| Körperliche Beschwerden (z. B. Appetitverlust, Erbrechen, Einnässen, Einkoten, Schlafstörungen): | |
| Denken und Wahrnehmung (z. B. gehemmt/verlangsamt, umständlich/weitschweifig, inkohärent, Halluzination, Wahn): | |
| Gedächtnis, Orientierung und Bewusstsein: | |
| Andere Störungen (z. B. selbstverletzendes Verhalten, Suizidgedanken, Alkohol-/Drogenmissbrauch): | |

## M02 Verhaltensbeobachtung während der Untersuchung (VEWU)

Kind: Alter:

Untersucher: Untersuchungsdatum:

durchgeführte Tests:

| **1. Instruktionsverständnis** | |
|---|---|
| 1 | Versteht Instruktion sofort. |
| 2 | Versteht Instruktion nach einmaliger Wiederholung. |
| 3 | Versteht Instruktion nach mehrfacher Wiederholung. |
| 4 | Versteht Instruktion nicht vollständig, erst nach Demonstration. |
| 5 | Versteht Instruktion auch nach mehrfacher Wiederholung und Demonstration nicht; Test muss abgebrochen werden. |

| **2. Kooperation** | |
|---|---|
| 1 | Befolgt gut und leicht Anweisungen; hält sich daran, ohne dazu gedrängt werden zu müssen. |
| 2 | Hält sich an Anweisungen, wenn noch einmal darauf hingewiesen/vorsichtig gedrängt wird. |
| 3 | Befolgt Anweisungen erst nach deutlicher Intervention durch den Untersucher. |
| 4 | Führt Anweisungen nur teilweise nach erheblicher Intervention aus. |
| 5 | Hält sich nicht an Anweisungen, egal wie stark der Untersucher darauf besteht. |

| **3. Interesse an den Aufgaben** | |
|---|---|
| 1 | Ist darauf erpicht, die Aufgaben anzugehen; ist leicht zu stimulieren. |
| 2 | Ist meist eifrig dabei, die Aufgaben anzugehen; verliert gelegentlich das Interesse. |
| 3 | Ist nur gelegentlich interessiert. |
| 4 | Zeigt selten Interesse an den Aufgaben. |
| 5 | Zeigt keinerlei Interesse an den Aufgaben. |

| **4. Unsicherheit/Ängstlichkeit** | |
|---|---|
| 1 | Keine Anzeichen von Unsicherheit oder Testängstlichkeit. |
| 2 | Anfangs leichte Unsicherheit/Trennungsängstlichkeit; nach Eingewöhnung aber gelöst. |
| 3 | Wird bei manchen Aufgaben unsicher oder hat Angst vor Misserfolg; fragt nach, möchte Bestätigung, braucht leichte Unterstützung. |
| 4 | Wirkt die ganze Zeit über sehr unsicher, sozial ängstlich oder misserfolgsängstlich; muss ständig gestützt und ermuntert werden. |
| 5 | Ist sehr stark verunsichert/ängstlich; Testdurchführung nur in Anwesenheit der Mutter oder gar nicht möglich. |

| **5. Frustrationstoleranz** | |
|---|---|
| 1 | Übliche Reaktion auf Misserfolg; kann akzeptieren, dass Grenzen gesetzt werden. |
| 2 | Hat Schwierigkeiten, Misserfolge hinzunehmen, wirkt missmutig oder gedrückt, aber erregt sich nicht übermäßig. |
| 3 | Stärkere Reaktion auf Frustration weint oder schreit; hört jedoch nach kurzer Zeit damit auf. |
| 4 | Übertriebene Reaktion, die über längere Zeit anhält; brüllt, schreit, hat Wutanfälle. |
| 5 | Katastrophenreaktion selbst auf leichte Frustration; verweigert völlig. |

| **6. Motorische Unruhe** | |
|---|---|
| 1 | Keine motorische Unruhe. |
| 2 | Etwas unruhig; bewegt Hände, Finger und Arme; keine exzessive motorische Aktivität. |
| 3 | Unruhig und zappelig; bleibt für eine angemessene Zeit sitzen; windet sich auf dem Stuhl. |
| 4 | Hyperaktiv, jedoch zu kontrollieren; hat Probleme, sich hinzusetzen; steht auf; kann jedoch dazu gebracht werden, sich wieder zu setzen. |
| 5 | Sehr hyperaktiv; sehr schwer zu kontrollieren; schwer zurückzubringen. |

| **7. Ablenkbarkeit und Konzentration** | |
|---|---|
| 1 | Ist zielgerichtet; kann Interesse an Aufgaben aufrecht halten. |
| 2 | Etwas ablenkbar, jedoch zielorientiert; kann Aufgaben bei leichter Steuerung beenden. |
| 3 | Ziemlich ablenkbar; beendet Aufgaben nur bei beträchtlicher Steuerung. |
| 4 | Außerordentlich ablenkbar; kann nur wenige Sekunden aufmerksam bleiben; unabhängig von der Außensteuerung. |
| 5 | Fängt gar nicht erst an oder lässt sich nicht auf etwas ein, daher nicht beurteilbar. |

| **8. Impulsivität** | |
|---|---|
| 1 | Kann Impulse gut kontrollieren; handelt nie impulsiv. |
| 2 | Kann Impulse etwas kontrollieren; handelt zeitweise impulsiv (z.B. hört sich Instruktionen nicht zu Ende an). |
| 3 | Kann Impulse mäßig kontrollieren; handelt impulsiv (z.B. bei schwereren Aufgaben). |
| 4 | Kann Impulse schlecht kontrollieren; handelt oft impulsiv (schaut auch leichte Aufgaben nicht genau an und macht viele Fehler). |
| 5 | Ist extrem impulsiv, lässt sich kaum steuern. |

| **9. Arbeitsgeschwindigkeit** | |
|---|---|
| 1 | Langsames Arbeitstempo. |
| 2 | Mäßiges Arbeitstempo. |
| 3 | Angemessenes Arbeitstempo. |
| 4 | Schnelles Arbeitstempo. |
| 5 | Überhastetes Arbeitstempo. |

| **10.** | **Aufmerksamkeitsuchendes oder demonstratives Verhalten** (z.B. albernes Verhalten, Clownerie, Angeben, Verstecken, provokatives Verhalten) |
|---|---|
| 1 | Versucht nie, die Aufmerksamkeit mit Hilfe dieser Verhaltensweisen auf sich zu ziehen. |
| 2 | Versucht selten, die Aufmerksamkeit mit Hilfe dieser Verhaltensweisen auf sich zu ziehen. |
| 3 | Zeigt gelegentlich solche Verhaltensweisen |
| 4 | Greift oft auf solche Verhaltensweisen zurück. |
| 5 | Diese Verhaltensweisen treten beinahe ständig auf; sie sind charakteristisch für das Kind. |

**Freie Beurteilung auf leerer Seite**

## M03 Problembeurteilungsbogen PROBO

für:

Beurteiler:

**Beurteilen Sie bitte für die vergangene Woche:**

1. wie häufig das beschriebene Problemverhalten aufgetreten ist,
2. wie belastend oder beeinträchtigend Sie das Problemverhalten empfunden haben.

| Problemverhalten | Wie häufig trat das Problemverhalten auf? | | | | | | Wie belastend war das Problem? | | | | | | | | | |
|---|---|---|---|---|---|---|---|---|---|---|---|---|---|---|---|---|
| | nie | ein-mal | 2–3 Mal | täg-lich | mehrm. tägl. | stän-dig | kein Problem Problem | | | | | | | | | es hätte nicht schlimmer sein können |
| 1 | **0** | **1** | **2** | **3** | **4** | **5** | **0** | **1** | **2** | **3** | **4** | **5** | **6** | **7** | **8** | **9** |
| 2 | **0** | **1** | **2** | **3** | **4** | **5** | **0** | **1** | **2** | **3** | **4** | **5** | **6** | **7** | **8** | **9** |
| 3 | **0** | **1** | **2** | **3** | **4** | **5** | **0** | **1** | **2** | **3** | **4** | **5** | **6** | **7** | **8** | **9** |
| 4 | **0** | **1** | **2** | **3** | **4** | **5** | **0** | **1** | **2** | **3** | **4** | **5** | **6** | **7** | **8** | **9** |
| 5 Wie problematisch war das Verhalten des Kindes insgesamt? | **0** | **1** | **2** | **3** | **4** | **5** | **0** | **1** | **2** | **3** | **4** | **5** | **6** | **7** | **8** | **9** |

| M04 | Problemtagebuch PROTA | | |
|---|---|---|---|
| für: | | | |
| Beurteiler: | | | |
| Datum/Situation | Was hat das Kind gemacht? | Was ist dann passiert? | |
| | | | |
| | | | |
| | | | |
| | | | |
| | | | |
| | | | |
| | | | |
| | | | |
| | | | |
| | | | |

| M05 | Zielbeurteilungsbogen ZIEBO | | | | | | | |
|---|---|---|---|---|---|---|---|---|
| für: | | | | | | | | |
| Beurteiler: | | | | | | | | |
| **Ziel** | | | | | | | | |
| **+3** | erheblich verbessert, eigentlich kein Problem mehr: | | | | | | | |
| **+2** | deutlich verbessert: | | | | | | | |
| **+1** | etwas verbessert: | | | | | | | |
| **0** | unverändert: | | | | | | | |
| **-1** | verschlechtert: | | | | | | | |
| **Datum** | | | | | | | | |

## MO6 Detektivbogen

Ich ____________________

bin mein eigener Detektiv

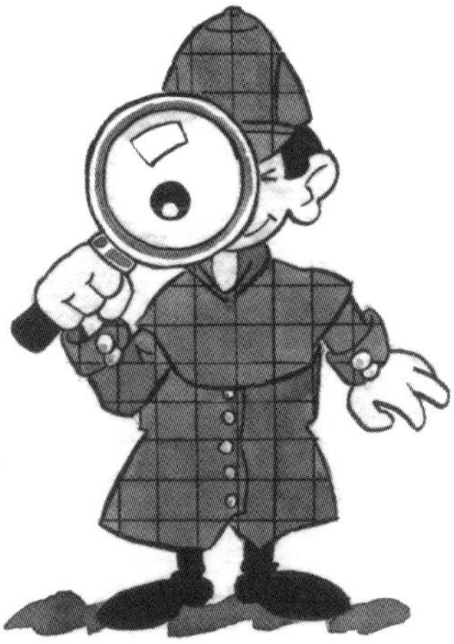

| Mein Ziel |
|---|
| Ich will |
| |
| |
| |
| |
| |
| |

Wie gut ist mir das gelungen?

**Super!**
Beweis: ______________________________

**Gut**
Beweis: ______________________________

**Nicht gut**
Beweis: ______________________________

| Zeit | Montag | Dienstag | Mittwoch | Donnerstag | Freitag | Samstag | Sonntag |
|---|---|---|---|---|---|---|---|
| | ○ | ○ | ○ | ○ | ○ | ○ | ○ |
| | ○ | ○ | ○ | ○ | ○ | ○ | ○ |
| | ○ | ○ | ○ | ○ | ○ | ○ | ○ |
| | | | | | | | |

## M 07 Satzergänzungstest

1. Wenn ich älter bin ______
2. Vater ______
3. Ich habe Angst ______
4. Meine Schularbeiten ______
5. Ich finde es scheußlich ______
6. Manchmal träume ich ______
7. Es ist mir peinlich ______
8. Es tut mir schrecklich leid ______
9. Andere Kinder (Jugendliche) ______
10. Die Lehrer ______
11. Die meisten Jungen ______
12. Im Dunkeln ______
13. Mich ärgert ______
14. Meine Geschwister ______
15. Die Schule ______
16. Die Erwachsenen ______
17. Ich brauche ______
18. Mutter ______
19. Ich kann nicht ______
20. Das einzige Dumme ist ______
21. Die meisten Mädchen ______
22. Hoffentlich ______
23. Meine größte Sorge ______
24. Ganz im Geheimen ______
25. Ich mag Leute ______
26. Die glücklichste Zeit ______
27. Ich möchte wissen ______
28. Zu Hause ______
29. Ich komme am besten aus ______
30. Ich bedauere ______
31. Das beste ______
32. Die meisten Menschen ______
33. Wenn ich kritisiert werde ______
34. Als ich klein war ______
35. Meine größte Angst ______
36. Ich bin gegen ______
37. Ich kann nicht auskommen ohne ______
38. Ich brauche ______
39. Ich mag sehr gerne ______
40. Ich bin traurig ______
41. Wenn du vorwärtskommen willst ______
42. Warum kann ich nicht ______
43. Ich wünsche ______
44. Es ist wichtig ______
45. Ich habe das Gefühl ______

## M08 Genogramm

Das Genogramm kann als Hilfsmittel bei der Exploration des familiären und sozialen Hintergrundes eingesetzt werden (siehe Kap. 2.5 Leitlinie L1.5), vor allem in größeren oder komplex zusammengesetzten Familienverbänden oder bei der Berücksichtigung mehrerer Generationen kann es ein wichtiges Strukturierungsmittel darstellen. Als grafische Darstellung wesentlicher Daten und Beziehungen in Familien über Generationen erlaubt es dem Untersucher rasch einen Überblick über die Familie, ihre Entwicklung und den Beziehungen zwischen den Familienmitgliedern. Eine ausführliche Darstellung dieser Technik geben z.B. Reich und Mitarbeiter (1995) sowie McGoldrick und Gerson (1985). Das Genogramm kann auf zwei verschiedene Arten erhoben werden:

- Der Untersucher fertigt das Genogramm aufgrund von Informationen, die er von der Familie erhält, selbst an.
- Die Familie fertigt das Genogramm gemeinsam mit dem Untersucher an. Die Familienmitglieder werden so aktiv an der Exploration des Systems und seiner Strukturen beteiligt. Zudem liefert die Verhaltensbeobachtung während der Genogrammerhebung wichtige Informationen:

Durch das Genogramm können für den Untersucher und die Familie die Vernetzungen der Kernfamilie mit dem weiteren Familiensystem und damit aktuelle Familienkonflikte und Ressourcen deutlich werden (horizontale Perspektive). Durch die Erfassung der vertikalen, historischen Perspektive über mehrere Generationen werden die gegenwärtigen Strukturen und die Konflikte in ihrer Entwicklung erhoben. Das Erstellen des Genogramms erfolgt in drei Schritten (vgl. Reich et al., 1995):

1. **Zusammenstellung der Familienmitglieder.** Die Familienmitglieder und ihre biologischen und rechtlichen Beziehungen werden grafisch erfasst. In der Regel beginnt man bei der Kernfamilie und dehnt das Genogramm dann auf weitere Generationen und andere Mitglieder außerhalb der Kernfamilie aus.
2. **Erhebung von Angaben zur Familiengeschichte.** Hier unterscheiden McGoldrick und Gerson (1985) drei Bereiche:
   - Demographische Informationen: Alter, Geburts- und Sterbedaten, Wohnorte, Berufstätigkeit und Bildungsniveau.
   - Informationen über das Funktionsniveau der Mitglieder, wie besondere Stärken, körperliche und seelische Erkrankungen, Verhaltensauffälligkeiten, Behinderungen, Klinikaufenthalte, Arbeitsunfähigkeit usw.
   - Kritische Familienereignisse: Heiraten, Trennungen, Scheidungen, Umzüge, Verluste, besondere Erfolge.
3. **Darstellung der Beziehungen der Familienmitglieder.** Die hauptsächlich vorkommenden Beziehungsmuster werden durch bestimmte Linienmuster gekennzeichnet.

**Genogramm**

**Beurteilungsbasis:** O Patient O Eltern/Bezugspersonen O gesamte Familie

**Patient:** **Untersucher:** **Datum:**

Zeichenerklärung

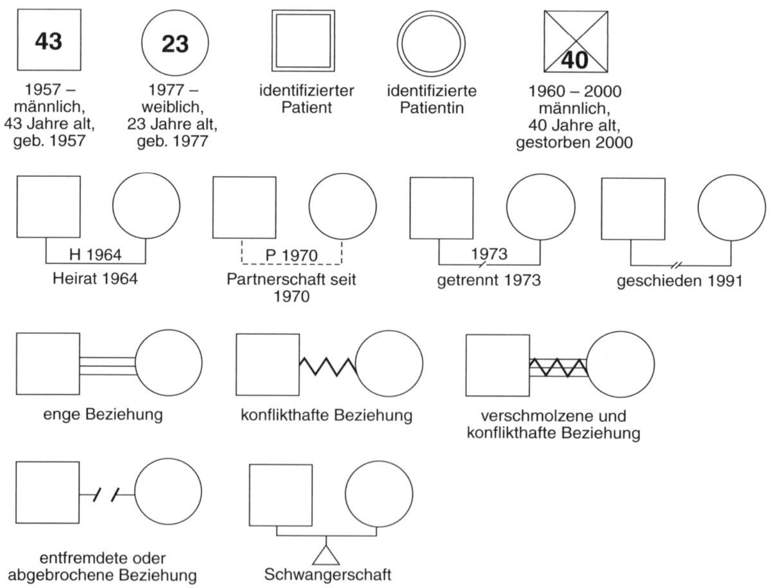

## M09 Normtabelle zur Beurteilung umschriebener Entwicklungsstörungen

Name: Alter: Testdatum:

| T | IQ | PR | Tests | | | | | | | |
|---|---|---|---|---|---|---|---|---|---|---|
| | | | | | | | | | | |
| 70 | 130 | 98 | | | | | | | | |
| 69 | | 97 | | | | | | | | |
| 68 | 127 | 96 | | | | | | | | |
| 67 | | 96 | | | | | | | | |
| 66 | 124 | 95 | | | | | | | | |
| 65 | | 93 | | | | | | | | |
| 64 | 121 | 92 | | | | | | | | |
| 63 | | 90 | | | | | | | | |
| 62 | 118 | 88 | | | | | | | | |
| 61 | | 86 | | | | | | | | |
| 60 | 115 | 84 | | | | | | | | |
| 59 | | 82 | | | | | | | | |
| 58 | 112 | 79 | | | | | | | | |
| 57 | | 76 | | | | | | | | |
| 56 | 109 | 73 | | | | | | | | |
| 55 | | 69 | | | | | | | | |
| 54 | 106 | 66 | | | | | | | | |
| 53 | | 62 | | | | | | | | |
| 52 | 103 | 58 | | | | | | | | |
| 51 | | 54 | | | | | | | | |
| 50 | 100 | 50 | | | | | | | | |
| 49 | | 46 | | | | | | | | |
| 48 | 97 | 42 | | | | | | | | |
| 47 | | 38 | | | | | | | | |
| 46 | 94 | 34 | | | | | | | | |
| 45 | | 31 | | | | | | | | |
| 44 | 91 | 27 | | | | | | | | |
| 43 | | 24 | | | | | | | | |
| 42 | 88 | 21 | | | | | | | | |
| 41 | | 18 | | | | | | | | |
| 40 | 85 | 16 | | | | | | | | |
| 39 | | 13 | | | | | | | | |
| 38 | 82 | 12 | | | | | | | | |
| 37 | | 10 | | | | | | | | |
| 36 | 79 | 8 | | | | | | | | |
| 35 | | 7 | | | | | | | | |
| 34 | 76 | 5 | | | | | | | | |
| 33 | | 4 | | | | | | | | |
| 32 | 73 | 3 | | | | | | | | |
| 31 | | 3 | | | | | | | | |
| 30 | 70 | 2 | | | | | | | | |
| 29 | | 2 | | | | | | | | |
| 28 | 67 | 1 | | | | | | | | |
| 27 | | 1 | | | | | | | | |
| 26 | 64 | 1 | | | | | | | | |
| 25 | | 1 | | | | | | | | |
| 24 | 61 | 0 | | | | | | | | |
| 23 | | 0 | | | | | | | | |
| 22 | 58 | 0 | | | | | | | | |
| 21 | | 0 | | | | | | | | |
| 20 | 55 | 0 | | | | | | | | |

Mindest-Differenz: 10–15 TWerte

unterdurchschnittlich (–1,5 SD)

| M10 | Multiaxiale Diagnosedokumentation nach ICD-10/<br>Multiaxiales Klassifikationsschema (MAS) | |
|---|---|---|
| **Achse** | **Diagnose** | **ICD-10-Nr.** |
| **1** | **Psychische Symptomatik**<br>• | F |
| | • | F |
| | • | F |
| **2** | **Spezifische Verzögerungen der Entwicklung**<br>(F80 – F83 / F88 / F89)<br>• | F |
| **3** | **Intelligenz**<br>sehr hohe Intelligenz (IQ>129)<br>hohe Intelligenz (IQ 115-129)<br>durchschnittliche Intelligenz (IQ 85-114)<br>niedrige Intelligenz (IQ 70-84)<br>F71 leichte Intelligenzminderung (IQ 50- 69)<br>F72 mittelgradige Intelligenzminderung (IQ 35-49)<br>F73 schwere Intelligenzminderung (IQ 20-34)<br>F74 schwerste Intelligenzminderung (IQ<20) | F |
| **4** | **Somatische Bedingungen**<br>• | |
| | • | |
| | • | |
| **5** | **Assoziierte aktuelle abnorme psychosoziale Umstände**<br>(siehe Beurteilungsbogen; hier: Z-Kodierung nach ICD-10) | |
| | • | Z |
| | • | Z |
| | • | Z |
| **6** | **Globalbeurteilung der psychosozialen Anpassung**<br>(siehe Beurteilungsbogen; hier: beurteile Schweregrad auf der Skala von 0 bis 8;<br>9 = Information fehlt) | |
| | • | |

| Achse 5: Beurteilungsbogen assoziierte aktuelle abnorme psychosoziale Umstände<br>Kodierung: 3 = sicher, 2 = fraglich, 1 = normal, 8 = logisch nicht möglich, 9 = unbekannt | | |
|---|---|---|
| **1** | **Abnorme intrafamiliäre Beziehungen**[1)] | **1 8 9** |
| 1.1 | Mangel an Wärme in der Eltern-Kind-Beziehung (Z62.5) | 3 2 1 8 9 |
| 1.2 | Disharmonie in der Familie zwischen Erwachsenen (Z63.0) | 3 2 1 8 9 |
| 1.3 | Feindliche Ablehnung oder Sündenbockzuweisung gegenüber dem Kind (Z62.4) | 3 2 1 8 9 |
| 1.4 | Körperliche Kindesmisshandlung (Z61.6) | 3 2 1 8 9 |
| 1.5 | Sexueller Missbrauch (innerhalb der Familie) (Z61.4) | 3 2 1 8 9 |
| 1.6 | Andere: | 3 2 1 8 9 |
| **2** | **Psychische Störung, abweichendes Verhalten oder Behinderung in der Familie** | **1 8 9** |
| 2.1 | Psychische Störung/abweichendes Verhalten eines Elternteils (Z63.7) | 3 2 1 8 9 |
| 2.2 | Behinderung eines Elternteils (Z63.7) | 3 2 1 8 9 |
| 2.3 | Behinderung der Geschwister (Z63.7) | 3 2 1 8 9 |
| 2.4 | Andere | 3 2 1 8 9 |
| **3** | **Inadäquate oder verzerrte intrafamiliäre Kommunikation** | **3 2 1 8 9** |
| **4** | **Abnorme Erziehungsbedingungen** | **1 8 9** |
| 4.1 | Elterliche Überfürsorge (Z62.1) | 3 2 1 8 9 |
| 4.2 | Unzureichende elterliche Aufsicht und Steuerung (Z62.0) | 3 2 1 8 9 |
| 4.3 | Erziehung, die eine unzureichende Erfahrung vermittelt (Z62.6) | 3 2 1 8 9 |
| 4.4 | Unangemessene Anforderungen und Nötigungen durch die Eltern (Z62.7) | 3 2 1 8 9 |
| 4.5 | Andere: | 3 2 1 8 9 |
| **5** | **Abnorme unmittelbare Umgebung** | **1 8 9** |
| 5.1 | Erziehung in einer Institution (Z62.3) | 3 2 1 8 9 |
| 5.2 | Abweichende Elternsituation (Z58.1) | 3 2 1 8 9 |
| 5.3 | Isolierte Familie (Z63.7) | 3 2 1 8 9 |
| 5.4 | Lebensbedingungen mit möglicher psychosozialer Gefährdung (Z59.1) | 3 2 1 8 9 |
| 5.5 | Andere: | 3 2 1 8 9 |

[1)] Wenn ein ganzer Bereich mit 1, 8 oder 9 beurteilt wird, dann kann zum nächsten Bereich übergegangen werden.

| | | |
|---|---|---|
| **6** | **Akute, belastende Lebensereignisse** | **1 8 9** |
| 6.1 | Verlust einer liebevollen Beziehung (Z61.0) | 3 2 1 8 9 |
| 6.2 | Bedrohliche Umstände infolge von Fremunterbringung (Z61.1) | 3 2 1 8 9 |
| 6.3 | Negativ veränderte familiäre Beziehungen durch neue Familienmitglieder (Z61.2) | 3 2 1 8 9 |
| 6.4 | Ereignisse, die zur Herabsetzung der Selbstachtung führen (Z61.3) | 3 2 1 8 9 |
| 6.5 | Sexueller Missbrauch (außerhalb der Familie) (Z61.5) | 3 2 1 8 9 |
| 6.6 | Unmittelbare, beängstigende Erlebnisse (Z61.7) | 3 2 1 8 9 |
| 6.7 | Andere | 3 2 1 8 9 |
| **7** | **Gesellschaftliche Belastungsfaktoren** | **3 2 1 8 9** |
| 7.1 | Verfolgung oder Diskriminierung (Z58.4 + 58.5) | 3 2 1 8 9 |
| 7.2 | Migration oder soziale Verpflanzung (Z58.3) | 3 2 1 8 9 |
| 7.3 | Andere: | 3 2 1 8 9 |
| **8** | **Chronische zwischenmenschliche Belastung im Zusammenhang mit Schule/Arbeit** | **1 8 9** |
| 8.1 | Streitbeziehungen mit Schülern/Mitarbeitern (Z55.4 + Z56.4) | 3 2 1 8 9 |
| 8.2 | Sündenbockzuweisung durch Lehrer/Ausbilder (Z55.4 + Z56.4) | 3 2 1 8 9 |
| 8.3 | Allgemeine Unruhe in der Schule bzw. Arbeitssituation (Z55.8 + Z56.8) | 3 2 1 8 9 |
| 8.4 | Andere: | 3 2 1 8 9 |
| **9** | **Belastende Lebensereignisse/Situationen infolge von Verhaltensstörungen/Behinderungen des Kindes** | **1 8 9** |
| 9.1 | Institutionelle Erziehung (Z62.3) | 3 2 1 8 9 |
| 9.2 | Bedrohliche Umstände, infolge Fremdunterbringung (Z61.1) | 3 2 1 8 9 |
| 9.3 | Abhängige Ereignisse, die zur Herabsetzung der Selbstachtung führen (Z61.3) | 3 2 1 8 9 |
| 9.4 | Andere | 3 2 1 8 9 |

| Achse 6: Globalbeurteilung der psychosozialen Anpassung | |
|---|---|
| Diese Skala bezieht sich auf die psychosoziale Anpassung des Patienten zum Zeitpunkt der klinischen Untersuchung. Mit Ausnahme von sehr akuten Störungen (bei denen nur die letzten Tage oder Wochen beurteilt werden) sollten die letzten drei Monate vor der klinischen Untersuchung eingeschätzt werden. Die Kodierung sollte sich auf folgende Bereiche beziehen:<br>– Beziehungen zu Familienangehörigen, Gleichaltrigen und Erwachsenen außerhalb der Familie;<br>– Bewältigung von sozialen Situationen (allgemeine Selbstständigkeit, lebenspraktische Fähigkeiten, persönliche Hygiene und Ordnung);<br>– Schulische bzw. berufliche Anpassung;<br>– Interessen und Freizeitaktivitäten. | |
| **0** | **Hervorragende oder gute soziale Anpassung** auf allen Gebieten. Gute zwischenmenschliche Beziehungen zu Familienangehörigen, Gleichaltrigen und zu Erwachsenen außerhalb der Familie; erfolgreiche Bewältigung aller sozialen Situationen und vielfältige Interessen und Freizeitaktivitäten. |
| **1** | **Befriedigende soziale Anpassung** insgesamt, aber mit vorübergehenden oder geringgradigen Schwierigkeiten in lediglich einem oder zwei Bereichen. |
| **2** | **Leichte soziale Beeinträchtigung**. Angemessene Anpassung in den meisten Bereichen, aber leichte Schwierigkeiten in mindestens einem oder zwei Bereichen, die sich z.B. in Schwierigkeiten im Kontakt zu Gleichaltrigen, eingeschränkten sozialen Aktivitäten; Interessen, Schwierigkeiten im Umgang mit den Familienmitgliedern, ineffektiver Bewältigung von sozialen Situationen oder Problemen in den Beziehungen zu Erwachsenen außerhalb der Familie zeigen können. |
| **3** | **Mäßige soziale Beeinträchtigung** in mindestens einem oder zwei Bereichen. |
| **4** | **Deutliche soziale Beeinträchtigung in mindestens einem Bereich**, wie z.B. ausgeprägter Mangel an Freunden oder Unfähigkeit, neue soziale Situationen zu bewältigen. |
| **5** | **Deutliche und übergreifende (durchgängige) soziale Beeinträchtigung** in den meisten Bereichen. |
| **6** | **Tiefgreifende und schwerwiegende soziale Beeinträchtigung** in den meisten Bereichen. Benötigt manchmal Beaufsichtigung/Anleitung durch andere, um alltägliche Anforderungen zu bewältigen; unfähig, alleine zurechtzukommen. |
| **7** | **Braucht beträchtliche Betreuung**. Entweder unfähig zu minimaler körperlicher Hygiene oder braucht zeitweise enge Beaufsichtigung/Betreuung, um Selbst- oder Fremdgefährdung zu vermeiden, oder schwere Beeinträchtigung der Kommunikationsmöglichkeiten. |
| **8** | **Braucht ständige Betreuung** (24-Stunden-Versorgung). Durchgängig unfähig zu minimaler körperlicher Hygiene und/oder ständiges Risiko der Selbst- oder Fremdverletzung oder völliges Fehlen von Kommunikationsmöglichkeiten. |
| **9** | **Information fehlt.** |

# 5 Literatur


Achenbach, T.M. (1991a). *Manual for the Child Behavior Checklist / 4-18 and 1991 Profile.* Burlington, VT: University of Vermont, Department of Psychiatry.

Achenbach, T.M. (1991b). *Manual for the Teacher's Report Form and 1991 Profile.* Burlington, VT: University of Vermont, Department of Psychiatry.

Achenbach, T.M. (1991c). *Manual for the Youth Self-Report and 1991 Profile.* Burlington, VT: University of Vermont, Department of Psychiatry.

Achenbach, T.M. (1991d). *Integrative Guide for the 1991 CBCL / 4-18, YSR, and TRF Profiles.* Burlington, VT: University of Vermont, Department of Psychiatry.

Achenbach, T.M. (1992). *Manual for the Child Behavior Checklist/2-3 and 1992 Profile.* Burlington, VT: University of Vermont, Department of Psychiatry.

Achenbach, T.M. (1997a). *Guide for the Caregiver-Teacher Report Form for ages 2-5.* Burlington, VT: University of Vermont, Department of Psychiatry.

Achenbach, T.M. (1997b). *Manual for the Young Adult Self-Report and Young Adult Behavior Checklist.* Burlington, VT: University of Vermont, Department of Psychiatry.

Achenbach, T.M., McConaughy, S.H. & Towell, C.T. (1987). Child / adolescent behavioral and emotional problems: Implication of cross-informant correlations for situational specifity. *Psychological Bulletin, 101,* 213-232.

Achenbach, T. M. & Rescorla, L. A. (2000). *Manual for ASEBA preschool forms & profiles.* Burlington, VT: University of Vermont, Research Center for Children, Youth, & Families.

Achenbach, T. M. & Rescorla, L. A. (2001). *Manual for ASEBA school-age forms & profiles.* Burlington, VT: University of Vermont, Research Center for Children, Youth, & Families.

Achenbach, T. M. & Rescorla, L. A. (2003). *Manual for ASEBA adult forms & profiles.* Burlington, VT: University of Vermont, Research Center for Children, Youth, & Families.

Achenbach, T. M. & Rescorla, L. A. (2007). *Multicultural understanding of child and adolescent psychopathology: Implications for mental health assessment.* New York: Guilford Press.

Allesch, C. G. (1991). Über die Vorteile der Nachteile projektiver Techniken. *Diagnostica, 37,* 93-96.

Altmann-Herz, U. (1990). Zur Theorie und Praxis des Sceno-Tests. Eine Übersicht zur diagnostisch-therapeutischen Anwendung. *Acta Paedopsychiatrica, 53,* 35-44.

American Academy of Child and Adolescent Psychiatry (AACAP). (1995). Practice parameters for the psychiatric assessment of children and adolescents. *Journal of the American Academy of Child and Adolescent Psychiatry, 34,* 1386-1402.

American Academy of Child and Adolescent Psychiatry (AACAP). (1997). Psychiatric assessment of children and adolescents. *Journal of the American Academy of Child and Adolescent Psychiatry, 36 (supplement),* 4S-20S.

American Academy of Child and Adolescent Psychiatry (AACAP). (2007). Practice parameters for the assessment of the family. *Journal of the American Academy of Child and Adolescent Psychiatry, 46,* 922-937.

American Psychological Association (1985). *Standards for educational and psychological testing.* Washington: American Psychological Association.

Ammerman, R.T. & Hersen, M. (1993). Developmental and longitudinal perspectives on behavior therapy. In R.T. Ammerman & M. Hersen (Eds.), *Handbook of behavior therapy with children and adults.* (pp. 3-9). Boston, MD: Allyn & Bacon.

Angermeier, M. (1977). *Psycholinguistischer Entwicklungstest (PET)* (2. Aufl.). Weinheim: Beltz Test.

Arbeitsgruppe Deutsche Child Behavior Checklist (1993a). *Lehrerfragebogen über das Verhalten von Kindern und Jugendlichen; deutsche Bearbeitung der Teacher's Report Form der Child Behavior Checklist (TRF). Einführung und Anleitung zur Handauswertung, bearbeitet von M. Döpfner & P. Melchers.* Köln: Arbeitsgruppe Kinder-, Jugend- und Familiendiagnostik (KJFD).

Arbeitsgruppe Deutsche Child Behavior Checklist (1993b). *Elternfragebogen über das Verhalten von Kleinkindern (CBCL/2-3).* Köln: Arbeitsgruppe Kinder-, Jugend- und Familiendiagnostik (KJFD).

Arbeitsgruppe Deutsche Child Behavior Checklist (1998a). *Elternfragebogen über das Verhalten von Kindern und Jugendlichen; deutsche Bearbeitung der Child Behavior Checklist (CBCL/4-18). Einführung und Anleitung zur Handauswertung. 2. Auflage mit deutschen Normen, bearbeitet von M. Döpfner, J. Plück, S. Bölte, K. Lenz, P. Melchers & K. Heim.* Köln: Arbeitsgruppe Kinder-, Jugend- und Familiendiagnostik (KJFD).

Arbeitsgruppe Deutsche Child Behavior Checklist (1998b). *Fragebogen für Jugendliche; deutsche Bearbeitung der Youth Self-Report Form der Child Behavior Checklist (YSR). Einführung und Anleitung zur Handauswertung. 2. Auflage mit deutschen Normen, bearbeitet von M. Döpfner, J. Plück, S. Bölte, K. Lenz, P. Melchers & K. Heim.* Köln: Arbeitsgruppe Kinder-, Jugend- und Familiendiagnostik (KJFD).

Arbeitsgruppe Deutsche Child Behavior Checklist (1998c). *Elternfragebogen über das Verhalten junger Erwachsener (YABCL).* Köln: Arbeitsgruppe Kinder-, Jugend- und Familiendiagnostik (KJFD).

Arbeitsgruppe Deutsche Child Behavior Checklist (1998d). *Fragebogen für junger Erwachsene (YASR)* Köln: Arbeitsgruppe Kinder-, Jugend- und Familiendiagnostik (KJFD).

Arbeitsgruppe Deutsche Child Behavior Checklist (2000a). *Elternfragebogen für Klein- und Vorschulkinder (CBCL/1½-5).* Köln: Arbeitsgruppe Kinder-, Jugend- und Familiendiagnostik (KJFD).

Arbeitsgruppe Deutsche Child Behavior Checklist (2000b). *Fragebogen für ErzieherInnen von Klein- und Vorschulkinder (CRF/1½-5).* Köln: Arbeitsgruppe Kinder-, Jugend- und Familiendiagnostik (KJFD).

Artner, K., Barthlem, M. & Offenberg, M. (1989). Intelligenzbeurteilung mit der Kaufman Assessment Battery for Children (K-ABC). Pilotstudie an einer Stichprobe sprachentwicklungsgestörter Kinder. *Praxis der Kinderpsychologie und Kinderpsychiatrie, 38,* 299-303.

Barkley, R. A. (2006). *Attention-deficit hyperactivity disorder: A handbook for diagnosis and treatment* (3rd ed.). New York: Guilford Press.

Baumann, U. & Stieglitz, R.-D. (1994). Psychodiagnostik psychischer Störungen: Allgemeine Grundlagen. In R.-D. Stieglitz & U. Baumann (Hrsg.), *Psychodiagnostik psychischer Störungen* (S. 3-20). Stuttgart: Enke.

Bayley, N. (2006). *Bayley Scales of Infant and Toddler Development* (3rd ed.). San Antonio, TX: Harcourt Test Services.

Beck, A. T., Steer, R. A. & Brown, G. K. (2006). *Beck-Depressionsinventar (BDI-II).* Frankfurt: Harcourt Test Services.

Bellack, A.S. & Hersen, M. (Eds.) (1998). *Behavioral assessment. A practical handbook* (4th ed.). Boston, MD: Allyn & Bacon.

Bene, E. & Anthony, J. (1957). *Manual for the Family Relations Test.* London: NFER Publishing Company.

Berner, W., Fleischmann, T. & Döpfner, M. (1992). Konstruktion von Kurzformen des Eltern- und Erzieherfragebogens zur Erfassung von Verhaltensauffälligkeiten bei Kindern im Vorschulalter. *Diagnostica, 38,* 142-154.

Bird, H.R., Gould, M.S. & Staghezza, B. (1992). Aggregating data from multiple informants in child psychiatry epidemiological research. *Journal of the American Academy of Child and Adolescent Psychiatry, 31,* 78-85.

Birkel, P. (1990). *Grundwortschatz Rechtschreibtest für 4. und 5. Klassen (GRT 4+).* Weinheim: Beltz Test.

Birkel, P. (2007). *Weingartner Grundwortschatz Rechtschreibtest für 1. und 2. Klassen (WRT 1+)* (2., neu norm. und vollst. überarb. Aufl.). Göttingen: Hogrefe.

Birkel, P. (2007). *Weingartner Grundwortschatz Rechtschreibtest für 2. und 3. Klassen (WRT 2+)* (2., neu norm. und vollst. überarb. Aufl.). Göttingen: Hogrefe.

Birkel, P. (2007). *Weingartner Grundwortschatz Rechtschreibtest für 3. und 4. Klassen (WRT 3+)* (2., neu norm. und vollst. überarb. Aufl.). Göttingen: Hogrefe.

Brem-Graeser, L. (1986). *Familie in Tieren. Eine Familiensituation im Spiegel der Kinderzeichnung* (5. Aufl.). München: Reinhardt.

Brown, G.W., Birley, J.L.T. & Wing, J.K. (1972). Influence of familiy life on the course of schizophrenic disorders. A replication. *British Journal of Psychiatry, 121,* 241-258.

Bulheller, S. & Häcker, H. (2002). *Coloured Progressive Matrices (CPM)* (3., neu norm. Aufl.). Frankfurt/M.: Harcourt Test Services.

Cantwell, D.P. (1988). DSM-III studies. In M. Rutter, A.H. Tuma & I.S. Lann (Eds.), *Assessment and diagnosis in child psychopathology* (pp. 3-36). London: Fulton.

Cattell, R.B. & Weiß, R.H. (1971). *Grundintelligenztest Skala 3 (CFT 3).* Göttingen: Hogrefe.

Cattell, R.B., Weiß, R.H. & Osterland, J. (1997). *Grundintelligenztest Skala 1 (CFT1)* (5. rev. Aufl.). Göttingen: Hogrefe.

Cierpka, M. (1996). Familiendiagnostik. In M. Cierpka (Hrsg.), *Handbuch der Familiendiagnostik.* (S. 1-22). Berlin: Springer.

Cierpka, M. & Frevert, G. (1994). *Die Familienbögen.* Göttingen: Hogrefe.

Corman, L. (1992). *Der Schwarzfuss-Test. Grundlagen, Durchführung, Deutung und Auswertung* (2., neugestaltete Aufl.). München: Reinhardt.

Cox, A.D. (1994). Diagnostic appraisal. In M. Rutter, E. Taylor & L. Hersov (Eds.), *Child and adolescent psychiatry. Modern approaches* (pp. 22-33). Oxford: Blackwell.

Crijnen, A.A., Achenbach, T.M. & Verhulst, F.C. (1999). Problems reported by parents of children in multiple cultures: the Child Behavior Checklist syndrome constructs. *American Journal of Psychiatry, 156,* 569-574.

Crijnen, A.A., Achenbach, T.M. & Verhulst, F.C. (1997). Comparisons of problems reported by parents of children in 12 cultures: total problems, externalizing, and internalizing. *Journal of the American Academy of Child and Adolescent Psychiatry, 36,* 1269-1277.

Deegener, G. (1997). Testrezension zu Thematischer Apperzeptionstest (TAT). *Zeitschrift für Differentielle und Diagnostische Psychologie, 18,* 29-31.

Derichs, G. (1977). Satzergänzungsverfahren als Instrument des Intake. *Praxis der Kinderpsychologie und Kinderpsychiatrie, 26,* 142-149.

Deutsche Gesellschaft für Kinder- und Jugendpsychiatrie und Psychotherapie, Berufsverband der Ärzte für Kinder- und Jugendpsychiatrie und Psychotherapie in Deutschland, Bundesarbeitsgemeinschaft der leitenden Klinikärzte für Kinder- und Jugendpsychiatrie und Psychotherapie (Hrsg.) (2007). *Leitlinien zur Diagnostik und Therapie von psychischen Störungen im Säuglings-, Kindes- und Jugendalter* (3., überarb. Aufl.). Köln: Deutscher Ärzte Verlag.

Döpfner, M. (2000). Diagnostik und funktionale Analyse von Angst- und Zwangsstörungen bei Kindern und Jugendlichen – ein Leitfaden. *Kindheit und Entwicklung, 9,* 143-160.

Döpfner, M., Berner, W., Flechtner, H., Lehmkuhl, G. & Steinhausen, H.-C. (1999). *Psychopathologisches Befund-System für Kinder und Jugendliche (CASCAP-D): Befundbogen, Glossar und Explorationsleitfaden.* Göttingen: Hogrefe.

Döpfner, M., Berner, W., Fleischmann, T. & Schmidt, M.H. (1993a). *Verhaltensbeurteilungsbogen für Vorschulkinder (VBV).* Weinheim: Beltz Test.

Döpfner, M., Berner, W. & Lehmkuhl, G. (1995a). Reliabilität und faktorielle Validität der Youth Self-Report der Child Behavior Checklist bei einer klinischen Stichprobe. *Diagnostica, 41,* 221-244.

Döpfner, M., Berner, W. & Lehmkuhl, G. (1997c). Verhaltensauffälligkeiten von Schülern im Urteil der Lehrer – Reliabilität und faktorielle Validität der Teacher's Report Form der Child Behavior Checklist. *Zeitschrift für Differentielle und Diagnostische Psychologie, 18,* 199-214.

Döpfner, M., Berner, W., Schmeck, K., Lehmkuhl, G. & Poustka, F. (1995b). Internal consistency and validity of the CBCL and the TRF in a German sample – a cross cultural comparison. In J. Sergeant (Ed.), *Eunethydis. European approaches to hyperkinetic disorder* (pp. 51-81). Zürich: Fotorotar. Egg.

Döpfner, M., Berner, W., Schwitzgebel, P. & Lehmkuhl, G. (1994a). Dimensionen psychischer Störungen bei Kindern und Jugendlichen auf der Basis klinischer Beurteilungen. *Zeitschrift für Kinder- und Jugendpsychiatrie, 22,* 299-317.

Döpfner, M. & Borg-Laufs, M. (2007). Diagnostik, Therapieplanung und Evaluation in der Kinder- und Jugendlichen- Verhaltenstherapie. In M. Borg-Laufs (Hrsg.), *Lehrbuch der Verhaltenstherapie mit Kindern und Jugendlichen, Band I: Grundlagen* (2. Aufl., S. 353-422). Tübingen: DGVT-Verlag.

Döpfner, M., Frölich, J. & Lehmkuhl, G. (2000). *Hyperkinetische Störungen.* Göttingen: Hogrefe.

Döpfner, M. & Görtz-Dorten, A. (2008). Psycho- und Verhaltensdiagnostik. In F. Petermann (Hrsg.), *Lehrbuch der Klinischen Kinderpsychologie* (6., vollständig überarb. Aufl., S. 149-170). Göttingen: Hogrefe.

Döpfner, M., Görtz-Dorten, A. & Lehmkuhl, G. (2008). *Diagnostik-System für Psychische Störungen im Kindes- und Jugendalter nach ICD-10 und DSM-IV, DISYPS-II.* Bern: Huber.

Döpfner, M. & Lehmkuhl, G. (1994). Der Lehrerfragebogen über das Verhalten von Kindern und Jugendlichen im Rahmen der multiplen Verhaltens- und Psychodiagnostik verhaltensauffälliger Kinder und Jugendlicher. *Kindheit und Entwicklung, 3,* 244-252.

Döpfner, M. & Lehmkuhl, G. (1997). Von der kategorialen zur dimensionalen Diagnostik. *Praxis der Kinderpsychologie und Kinderpsychiatrie, 46,* 519-547.

Döpfner, M., Lehmkuhl, G., Berner, W., Flechtner, H., Schwitzgebel, P., von Aster, M. & Steinhausen, H.C. (1993b). Die Psychopathologische Befund-Dokumentation: Ein Verfahren zur Beurteilung psychischer Störungen bei Kindern und Jugendlichen. *Zeitschrift für Kinder- und Jugendpsychiatrie, 21,* 90-100.

Döpfner, M., Lehmkuhl, G., Flechtner, H., Berner, W., von Aster, M. & Steinhausen, H.C. (1997a). Das CASCAP-D in der Kinder- und Jugendpsychiatrie. In H.-J. Haug & R.-D. Stieglitz (Hrsg.), *Das AMDP-System in der klinischen Anwendung und Forschung* (S. 98-107). Göttingen: Hogrefe.

Döpfner, M., Melchers, P., Fegert, J., Lehmkuhl, G., Lehmkuhl, U., Schmeck, K., Steinhausen, H.C. & Poustka, F. (1994b). Deutschsprachige Konsensus-Versionen der Child Behavior Checklist (CBCL 4-18), der Teacher Report Form (TRF) und der Youth Self Report Form (YSR). *Kindheit und Entwicklung, 3,* 54-59.

Döpfner, M. & Petermann, F. (2008). *Ratgeber Psychische Auffälligkeiten bei Kindern und Jugendlichen* (2., überarb. Aufl.). Göttingen: Hogrefe.

Döpfner, M., Plück, J., Berner, W., Englert, E., Fegert, J.M., Huss, M., Lenz, K., Schmeck, K., Lehmkuhl, G., Lehmkuhl, U. & Poustka, F. (1998). Psychische Auffälligkeiten und psychosoziale Kompetenzen von Kindern und Jugendlichen in den neuen und alten Bundesländern – Ergebnisse einer bundesweit repräsentativen Studie. *Zeitschrift für Klinische Psychologie, 27,* 9-19.

Döpfner, M., Plück, J., Berner, W., Fegert, J., Huss, M., Lenz, K., Schmeck, K., Lehmkuhl, U., Poustka, F. & Lehmkuhl, G. (1997b). Psychische Auffälligkeiten von Kindern und Jugendlichen in Deutschland –Ergebnisse einer repräsentativen Studie: Methodik, Alters-, Geschlechts- und Beurteilereffekte. *Zeitschrift für Kinder- und Jugendpsychiatrie und Psychotherapie, 25,* 218-233.

Döpfner, M., Schmeck, K., Berner, W., Lehmkuhl, G. & Poustka, F. (1994c). Zur Reliabilität und faktoriellen Validität der Child Behavior Checklist – eine Analyse in einer klinischen und einer Feldstichprobe. *Zeitschrift für Kinder- und Jugendpsychiatrie, 22,* 189-205.

Döpfner, M., Schmeck, K., Berner, W., Lehmkuhl, G. & Poustka, F. (1995c). Zurück zu Jaspers? Zum Stellenwert empirischer Erforschung psychopathologischer Phänomene. Eine Erwiderung auf die Kritik von Sponsel. *Zeitschrift für Kinder- und Jugendpsychiatrie, 23,* 212-216.

Döpfner, M., Schmeck, K., Poustka, F., Berner, W., Lehmkuhl, G. & Verhulst, F. (1996). Verhaltensauffälligkeiten von Kindern und Jugendlichen in Deutschland, den Niederlanden und den USA. Eine kulturvergleichende Studie mit der Child Behavior Checklist. *Nervenarzt, 67,* 960-967.

Döpfner, M., Schnabel, M., Goletz, H. & Ollendick, T. (2006). *Phobiefragebogen für Kinder und Jugendliche (PHOKI).* Göttingen: Hogrefe.

Döpfner, M., Schürmann, S. & Frölich, J. (2007). *Therapieprogramm für Kinder mit hyperkinetischem und oppositionellem Problemverhalten (THOP)* (4. Aufl.). Weinheim: Psychologie Verlags Union.

Döpfner, M., Wolff Metternich, T., Berner, W., Englert, E., Lenz, K., Lehmkuhl, U., Lehmkuhl, G., Poustka, F. & Steinhausen, H.C. (1997d). Die psychopathologische Beurteilung von Kindern und Jugendlichen in vier kinder- und jugendpsychiatrischen Inanspruchnahmestichproben – eine multizentrische Studie. *Praxis der Kinderpsychologie und Kinderpsychiatrie, 46,* 548-565.

Edelbrock, C., Costello, A.J., Dulcan, M.K., Kalas, R. & Conover, N.C. (1985). Age differences in the reliability of the psychiatric interview of the child. *Child Development, 56,* 265-275.

Edelbrock, C., Costello, A.J., Dulcan, M.K., Kalas, R. & Conover, N.C. (1986). Parent-child agreement on child psychiatric symptoms assessed via structured interview. *Journal of Clinical Child Psychology, 15,* 180-190.

Ermert, C. (1997). *Szenotest Handbuch.* Bern: Huber.

Esser, G. & Stöhr, R.-M. (1990). *Visuomotorischer Schulreifetest (VSRT).* Göttingen: Hogrefe.

Fahrenberg, J., Hampel, R. & Selg, H. (2001). *Das Freiburger Persönlichkeitsinventar (FPI)* (7., überarb. Aufl.). Göttingen: Hogrefe.

Fay, E. & Stumpf, H. (1999). Leistungsdaten. In R.S. Jäger & F. Petermann (Hrsg.), *Psychologische Diagnostik* (4. korr. Aufl., S. 380-396). Weinheim: Psychologie Verlags Union.

Fegert, J.M. (1996). Verhaltensdimensionen und Verhaltensprobleme bei zweieinhalbjährigen Kindern. *Praxis der Kinderpsychologie und Kinderpsychiatrie, 45,* 83-94.

Flämig, J. & Wörner, U. (1977a). Standardisierung einer deutschen Fassung des Family Relations Test (FRT) an Kindern von 6 bis 11 Jahren, Teil 1: Testmaterial, Durchführung des Tests und Auswertung. *Praxis der Kinderpsychologie und Kinderpsychiatrie, 26,* 5-11.

Flämig, J. & Wörner, U. (1977b). Standardisierung einer deutschen Fassung des Family Relations Test (FRT) an Kindern von 6 bis 11 Jahren, Teil 2: Eichstichprobe, Normtabellen, Interpretation. *Praxis der Kinderpsychologie und Kinderpsychiatrie, 26,* 38-46.

Flehmig, I., Schloon, M., Uhde, J. & Bernuth, H.v. (1973). *Denver-Entwicklungsskalen.* Testanweisung. Hamburg: Hamburger Spastikerverein.

Flynn, J.R. (2007). *What is intelligence? Beyond the Flynn effect.* Cambridge: Cambridge University Press.

Forehand, R.L. & McMahon, R.J. (1981). *Helping the noncompliant child.* New York: Guilford Press.

Franke, G.H. (2002). *SCL-90-R – die Symptom-Checkliste von Derogatis.* Deutsche Version (2., überarb. u. neu normierte Aufl.). Göttingen: Hogrefe.

Fried, L. (1980). *Lautbildungstest für Vorschulkinder (LBT).* Weinheim: Beltz Test.

Friedrich, G. (1998). *Teddy-Test.* Göttingen: Hogrefe.

Frölich, J. & Döpfner, M. (1997). Individualisierte Diagnostik bei Kindern mit hyperkinetischen Störungen. *Praxis der Kinderpsychologie und Kinderpsychiatrie, 46,* 597-609.

Gehring, T. (1990). *Familiensystemtest (FAST).* Weinheim: Beltz Test.

Gittelman-Klein, R. (1986). Questioning the clinical usefulness of projective psychological tests for children. *Developmental and Behavioural Pediatrics, 7,* 378-382.

Glasbourg, R. & Aboud, F. (1982). Keeping one's distance from sadness. *Developmental Psycholology, 18,* 287-293.

Gölitz, D., Roick, T., & Hasselhorn, M. (2006). *Deutscher Mathematiktest für vierte Klassen (DEMAT 4).* Göttingen: Hogrefe.

Gould, M.S., Bird, H.R. & Jaramillo, B.S (1993). Correspondence between statistically derived behavior problem syndromes and child psychiatric diagnoses in a community sample. *Journal of Abnormal Child Psychology, 21,* 287-313.

Grimm, H. (2001). *Sprachentwicklungstest für drei- bis fünfjährige Kinder (SETK 3-5).* Göttingen: Hogrefe.

Grimm, H. & Schöler, H. (1991). *Heidelberger Sprachentwicklungstest (HSET)* (2. Aufl). Göttingen: Hogrefe.

Grissemann, H. & Baumberger, W. (2000). *Züricher Leseverständnistest für das 4. bis 6. Schuljahr* (2. Aufl.). Bern: Huber.

Grund, M., Haug, G. & Naumann, C.L. (2003). *Diagnostischer Rechtschreibtest für 4. Klassen (DRT 4)* (2., aktual. Aufl.). Göttingen: Hogrefe.

Grund, M., Haug, G. & Naumann, C.L. (2003). *Diagnostischer Rechtschreibtest für 5. Klassen (DRT 5)* (2., aktual. Aufl.). Göttingen: Hogrefe.

Guthke, J. (1999). Intelligenzdaten. In R.S. Jäger & F. Petermann (Hrsg.), *Psychologische Diagnostik* (4. korr. Aufl., S. 396-412). Weinheim: Psychologie Verlags Union.

Häcker, H., Leutner, D. & Amelang, M. (Hrsg.) (1998). *Standards für pädagogisches und psychologisches Testen.* Bern: Huber.
Haffner, J., Baro, K. Parzer, P. & Resch, F. (2005). *Heidelberger Rechentest (HRT 1-4).* Göttingen: Hogrefe.
Häuser, D., Kasielke, E. & Scheidereiter, U. (1994). *Kindersprachtest für das Vorschulalter (KISTE).* Göttingen: Hogrefe.
Hahlweg, K. (1996). *Fragebogen zur Partnerschaftsdiagnostik (FPD).* Göttingen: Hogrefe.
Haynes, S.S. (1998). The changing nature of behavioral assessment. In A.S. Bellack & M. Hersen (Eds.), *Behavioral assessment. A practical handbook* (4th ed., pp. 1-21). Boston, MD: Allyn & Bacon.
Hellbrügge, T. (Hrsg.) (1994). *Münchener Funktionelle Entwicklungsdiagnostik. Zweites und drittes Lebensjahr* (4., korr. u. erw. Aufl.). München: Deutsche Akademie für Entwicklungsrehabilitation.
Hellbrügge, T. (2001). *Münchener Funktionelle Entwicklungsdiagnostik. Erstes Lebensjahr* (6., unveränd. Aufl.). Lübeck: Hansisches Verlagskontor.
Heller, K.A., Kratzmeier, H. & Langfelder, A. (1998a). *Matritzen-Test-Manual, Band 1. Handbuch mit deutschen Normen zu den Standard Progessive Matrices von J.C. Raven.* Göttingen: Hogrefe.
Heller, K.A., Kratzmeier, H. & Lengfelder, A. (1998b). *Matrizen-Test-Manual, Band 2. Ein Handbuch mit deutschen Normen zu den Advanced Progressive Matrices von J.C. Raven.* Göttingen: Beltz Test.
Heubrock, D. & Petermann, F. (2001). *Aufmerksamkeitsdiagnostik.* Göttingen: Hogrefe.
Hill, P. (1985). The diagnostic interview with the individual child. In M. Rutter & L. Hersov (Eds.), *Child and Adolescent Psychiatry: Modem Approaches* (2nd ed., pp. 249-262). Oxford: Blackwell.
Holling, H., Preckel, F. & Vock, M. (2004). *Intelligenzdiagnostik.* Göttingen: Hogrefe.
Huff, K.L. & Sireci, S.G. (2001). Validity issues in computer-based testing. *Educational Measurement: Issues and Practice, 20,* 16-25.
Ivanova, M. Y., Achenbach, T. M., Rescorla, L. A., Dumenci, L., Almqvist, F., Bilenberg, N., et al. (2007a). The generalizability of the Youth Self-Report syndrome structure in 23 societies. *Journal of Consulting and Clinical Psychology, 75,* 729-738.
Ivanova, M. Y., Dobrean, A., Dopfner, M., Erol, N., Fombonne, E., Fonseca, A. C., et al. (2007b). Testing the 8-syndrome structure of the child behavior checklist in 30 societies. *Journal of Clinical Child and Adolescent Psychology, 36,* 405-417.
Jacob, T. (Ed.) (1987). *Family interaction and psychopathology.* New York: Plenum Press.
Jacobs, C. & Petermann, F. (2005a). *Rechenfertigkeiten- und Zahlenverarbeitungs- Diagnostikum für die 2. bis 6. Klasse (RZD 2-6).* Göttingen: Hogrefe.
Jacobs, C. & Petermann, F. (2005b). *Diagnostik von Rechenstörungen.* Göttingen: Hogrefe.
Jacobs, C. & Petermann, F. (2007a). *Rechenstörungen.* Göttingen: Hogrefe.
Jacobs, C. & Petermann, F. (2007b). Grundintelligenztest (CFT 20-R). *Diagnostica, 53,* 109-113.
Janke, N. & Petermann, F. (2006). Zur klinischen Aussagekraft des SON-R 2½-7. *Kindheit und Entwicklung, 15,* 83-92.
Kanfer, F.H., Reinecker, H. & Schmelzer, D. (2006). *Selbstmanagement-Therapie. Ein Lehrbuch für die klinische Praxis* (4. überarb. Aufl.). Berlin: Springer.
Kashani, J.H., Orvaschel, H., Burk, J.P. & Reid, J.C. (1985). Informant variance: the issue of parent-child disagreement. *Journal of the American Academy of Child and Adolescent Psychiatry, 24,* 437-441.
Kasius, M.C., Ferdinand, R.F., van den Berg, H. & Verhulst, F.C. (1997). Associations between different diagnostic approaches for child and adolescent psychopathology. *Journal of Child Psychology and Psychiatry, 38,* 625-632.
Kastner-Koller, U. & Deimann, P. (2002). *Der Wiener Entwicklungstest* (2., überarb. u. neu norm. Aufl.). Göttingen: Hogrefe.
Kaufman, A.S. & Kaufman, N.L. (2004). *Kaufman Assessment Battery for Children, Second Edition (KABC-II).* Circle Pines: AGS Publishing.
Kautter, H., Storz, L. & Munz, W. (2000a). *Schulleistungstestbatterie zur Erfassung des Lernstandes in Mathematik, Lesen und Schreiben (SBL I).* Göttingen: Beltz Test.
Kautter, H., Storz, L. & Munz, W. (2000b). *Schulleistungstestbatterie zur Erfassung des Lernstandes in Mathematik, Lesen und Schreiben (SBL II).* Göttingen: Beltz Test.

Kay, G.G. & Starbuck, V.N. (1997). Computerized neuropsychological assessment. In M.E. Maruish & J.A. Moses (Eds.), *Clinical neuropsychology. Theoretical foundations for practitioners* (pp. 143-161). Mahwah, NJ: Erlbaum.

Kestenbaum, C.J. (1991). The clinical interview of the child. In J.M. Wiener (Ed.), *Textbook of child and adolescent psychiatry* (pp. 65-73). Washington: American Psychiatric Press.

Kiese-Himmel, C. (2005). *Aktiver Wortschatztest für 3- bis 5-jährige Kinder – Revision (AWST-R).* Göttingen: Hogrefe.

Kiphard, E.J. & Schilling, F. (2007). *Körper-Koordinationstest für Kinder (KTK)* (2., überarb. u. erg. Aufl.). Göttingen: Hogrefe.

Kiresuk, T.J. & Sherman, R.E. (1983). Goal attainment scaling: A general method for evaluating comprehensive community mental health programs. *Community Mental Health Journal, 4,* 443-453.

Klasen, H., Woerner, W., Rothenberger, A. & Goodman, R. (2003). Die deutsche Fassung des Strengths and Difficulties Questionnaire (SDQ-Deu). *Praxis der Kinderpsychologie und Kinderpsychiatrie, 52,* 491-502.

Klasen, H., Woerner, W., Wolke, D., Meyer, R., Overmeyer, S., Kaschnitz, W., Rothenberger, A. & Goodman, R. (2000). Comparing the German versions of the Strengths and Difficulties Questionnaire (SDQ-Deu) and the Child Behavior Checklist. *European Journal or Child and Adolescent Psychiatry, 9,* 271-276.

Klopfer, W.G., Taulbee, E.G. (1976). Projective test. *Annual Review of Psychology, 27,* 543–560.

Koch, K. (1962). *Der Baumtest.* Bern: Huber.

Koglin, U., Barquero, B., Mayer, H., Scheithauer, H. & Petermann, F. (2007). Deutsche Version des Strengths and Difficulties Questionnaire (SDQ-Deu): Psychometrische Qualität der Lehrer-/Erzieherversion für Kindergartenkinder. *Diagnostica 53,* 175-183.

Kötter, S. & Nordmann, E. (1996). Die Analyse der familiären Interaktionen – Familiendiagnostische Beobachtungsmethoden. In M. Cierpka (Hrsg.), *Handbuch der Familiendiagnostik* (S. 381-411). Berlin: Springer.

Krajewski, K., Küspert, P. & Schneider, W. (2002). *Deutscher Mathematiktest für erste Klassen (DEMAT 1+).* Göttingen: Hogrefe.

Krajewski, K., Liehm, S. & Schneider, W. (2004). *Deutscher Mathematiktest für zweite Klassen (DEMAT 2+).* Göttingen: Hogrefe.

Kubinger, K.D. & Wurst, E. (2000). *Adaptives Intelligenz Diagnostikum 2 (AID 2).* Göttingen: Beltz Test.

Landerl, K., Wimmer, H. & Moser, E. (1997). *Der Salzburger Lese- und Rechtschreibtest (SLRT).* Bern: Huber.

Lehmkuhl, G., Döpfner, M., Plück, J., Berner, W., Fegert, J., Huss, M., Lenz, K., Schmeck, K., Lehmkuhl, U. & Poustka, F. (1998). Häufigkeit psychischer Auffälligkeiten und somatischer Beschwerden bei vier- bis zehnjährigen Kindern in Deutschland im Urteil der Eltern – ein Vergleich normorientierter und kriterienorientierter Modelle. *Zeitschrift für Kinder- und Jugendpsychiatrie und Psychotherapie, 26,* 83-96.

Lepach, A. & Petermann, F. (2008a). Intelligenz- und Leistungsdiagnostik. In F. Petermann (Hrsg.), *Lehrbuch der Klinischen Kinderpsychologie* (6., vollständig überarb. Aufl., S. 133-147). Göttingen: Hogrefe.

Lepach, A. & Petermann, F. (2008b). *Battery of Assessment in Children – Merk- und Lernfähigkeitstest (BASIC-MLT).* Bern: Huber.

Lewis, M. (1991b). Psychiatric assessment of infants, children and adolescents. In M. Lewis (Ed.), *Child and adolescent psychiatry: A comprehensive textbook* (pp. 447-463). Baltimore, MD: Williams & Wilkins.

Lindner, M. & Grissemann, H. (2000). *Züricher Lesetest (ZLT)* (6. Aufl.) Bern: Huber.

Lockowandt, O. (1996). *Frostigs Entwickungstest der visuellen Wahrnehmung (FEW)* (8. überarb. Aufl.) Göttingen: Beltz Test.

Ludewig, K. & Wilken, U. (Hrsg.) (2000). *Das Familienbrett.* Göttingen: Hogrefe.

Macha, T. & Petermann, F. (2008). Entwicklungsdiagnostik. In F. Petermann (Hrsg.), *Lehrbuch der Klinischen Kinderpsychologie* (6., vollständig überarb. Aufl., S. 117-132). Göttingen: Hogrefe.

Magana, A.B., Goldstein, M.J., Karno, M., Miklowitz, D.J., Jenkins, J. & Falloon, I.R.H. (1986). A brief method for assessing expressed emotion in relatives of psychiatric patients. *Psychiatry Research, 17,* 203-212.

Mattejat, F. & Scholz, M. (1994). *Das subjektive Familienbild (SFB).* Göttingen: Hogrefe.

May, O. (2002). *Hamburger Schreib-Probe (HSP)* (6. Aufl.). Göttingen: Hogrefe.

McGoldrick, M. & Gerson, R. (1990). *Genogramme in der Familienberatung.* Bern: Huber.

Melchers, P. & Preuß, U. (Hrsg.) (2001). *Kaufman Assessment Battery for Children* (deutsche Version) (6., teilw. erg. Aufl.). Leiden: PITS.

Melchers, P., Floß, S., Brandt, I., Eßer, K.-J., Lehmkuhl, G., Rauh, H. & Sticker, E. (2003). *Erweiterte Vorsorgeuntersuchung (EVU).* Leiden: PITS.

Michaelis, R. & Niemann, G. (2004). *Entwicklungsneurologie und Neuropädiatrie. Grundlagen und diagnostische Strategien* (3. Aufl.). Stuttgart: Thieme.

Mintz, J. & Kiesler, D.J. (1982): Individualized measures of psychotherapy outcome. In P.C Kendall. & J.N. Butcher (Eds.), *Handbook of research methods in clinical psychology* (pp. 491-534). New York: Wiley.

Müller, R. (1984). *Diagnostischer Lesetest zur Frühdiagnose (DLF 1-2).* Weinheim: Beltz Test.

Müller, R. (2003). *Diagnostischer Rechtschreibtest für 1. Klassen (DRT 1)* (2., aktual. Aufl.). Göttingen: Hogrefe.

Müller, R. (2003). *Diagnostischer Rechtschreibtest für 2. Klassen (DRT 2)* (4., aktual. Aufl.). Göttingen: Hogrefe.

Müller, R. (2003). *Diagnostischer Rechtschreibtest für 3. Klassen (DRT 3)* (4., aktual. Aufl.). Göttingen: Hogrefe.

Müller, L. & Petzold, H.G. (1998). Projektive und semiprojektive Verfahren, „kreative und virtuelle Medien" für die Diagnostik von Störungen von sozialen Netzwerken und Komorbidität in der integrativen Therapie mit Kindern und Jugendlichen. *Integrative Therapie, 3-4,* 396-437.

Ollendick, T.H., King, N.J. & Yule, W. (Eds.) (1994). *International handbook of phobic and anxiety disorders in children and adolescents.* New York: Plenum.

Orvaschel, H., Weissman, M.M., Padian, N. & Lowe, T.L. (1981). Assessing psychopathology in children of psychiatrically disturbed parents: A pilot study. *Journal of the American Academy of Child and Adolescent Psychiatry, 20,* 112-122.

Petermann, F. (1996). *Psychologie des Vertrauens* (3., korr. Aufl.). Göttingen: Hogrefe.

Petermann, F. (1997). Testrezension zu Familie in Tieren – die Familiensituation im Spiegel der Kinderzeichnung. *Zeitschrift für Differentielle und Diagnostische Psychologie, 18,* 90-92.

Petermann, F. (Hrsg.) (2008). *Movement Assessment Battery for Children II (M-ABC II).* Frankfurt/M.: Harcourt Test Services.

Petermann, F. & Macha, T. (2003). *Elternfragebögen zur ergänzenden Entwicklungsbeurteilung bei den kinderärztlichen Vorsorgeuntersuchungen U6 bis U9 (EEE U6-U9).* Frankfurt/M.: Harcourt Test Services.

Petermann, F. & Macha, T. (2008). Entwicklungsdiagnostik. In F. Petermann & W. Schneider (Hrsg.), *Angewandte Entwicklungspsychologie* (S. 19-59). Göttingen: Hogrefe.

Petermann, F., Macha, T. & Stein, I.A. (2008). *Entwicklungstest sechs Monate bis sechs Jahre (ET 6-6)* (3., veränd. Aufl.). Frankfurt/M.: Harcourt Test Services.

Petermann, F. & Petermann, U. (2000). *Erfassungsbogen für aggressives Verhalten in konkreten Situationen – EAS* (4., völlig veränderte Aufl.). Göttingen: Hogrefe.

Petermann, F. & Petermann, U. (Hrsg.) (2007). *Hamburg-Wechsler Intelligenztest für Kinder – IV (HAWIK-IV).* Bern: Huber.

Petermann, F. & Petermann, U. (2008a). *Training mit aggressiven Kindern* (12., überarb. Aufl.). Weinheim: Psychologie Verlags Union.

Petermann, F. & Petermann, U. (2008b). Aggressiv-oppositionelles Verhalten. In F. Petermann (Hrsg.), *Lehrbuch der Klinischen Kinderpsychologie* (6., vollständig überarb. Aufl., S. 277-293). Göttingen: Hogrefe.

Petermann, F. & Renziehausen, A. (2005). *Neuropsychologisches Entwicklungsscreening (NES).* Bern: Huber.

Petermann, F., Stein, I.A. & Macha, T. (2006). *Entwicklungsdiagnostik mit dem ET 6-6* (3., veränd. Aufl.). Frankfurt/M.: Harcourt Test Services.

Petermann, U. & Petermann, F. (2006). *Lehrereinschätzliste für Sozial- und Lernverhalten (LSL).* Göttingen: Hogrefe.

Plück, J., Döpfner, M., Berner, W., Englert, E., Fegert, J., Huss, M., Lenz, K., Schmeck, K., Lehmkuhl, U., Poustka, F. & Lehmkuhl, G. (1997). Die Bedeutung unterschiedlicher Informationsquellen bei der Beurteilung psychischer Störungen im Jugendalter – ein Vergleich von Elternurteil und Selbsteinschätzung Jugendlicher. *Praxis der Kinderpsychologie und Kinderpsychiatrie, 46,* 566-582.

Plück, J., Döpfner, M. & Lehmkuhl, G. (2000). Internalisierende Auffälligkeiten bei Kindern und Jugendlichen in Deutschland – Ergebnisse der PAK-KID-Studie. *Kindheit und Entwicklung, 9,* 133-142.

Poustka, F., Burk, B., Bästlein, M., Denner, S., van Goor-Lambo, G. & Schermer, D. (1994). *Assoziierte aktuelle abnorme Umstände. Achse fünf des Multiaxialen Klassifikationsschemas für psychiatrische Erkrankungen im Kindes- und Jugendalter (ICD-10).* Frankfurt: Swets & Zeitlinger.

Rathenow, P., Vöge, J. & Laupenmühlen, D. (1980). *Westermann Rechtschreibtest 6+ (WRT 6+).* Braunschweig: Westermann.

Rauchfleisch, U. (1997). Testrezension zu Rorschach. *Zeitschrift für Differentielle und Diagnostische Psychologie, 18,* 14-96.

Reich, G., Massing, A., & Cierpka, M. (1995). Die Mehrgenerationenperspektive und das Genogramm. In M. Cierpka (Hrsg.), *Handbuch der Familiendiagnostik* (S. 223-259). Berlin: Springer.

Remschmidt, H., Schmidt, M. H. & Poustka, F. (Hrsg.) (2005). *Multiaxiales Klassifikationsschema für psychische Störungen des Kindes- und Jugendalters nach ICD-10 der WHO* (5. vollständig überarb. Aufl.). Bern: Huber.

Rescorla, L., Achenbach, T. M., Ivanova, M. Y., Dumenci, L., Almqvist, F. et al. (2007a). Behavioral and emotional problems reported by parents of children ages 6 to 16 in 31 societies. *Journal of Emotional and Behavioral Disorders, 15,* 129-192.

Rescorla, L., Achenbach, T. M., Ivanova, M. Y., Dumenci, L., Almqvist, F. et al. (2007b). Epidemiological comparisons of problems and positive qualities reported by adolescents in 24 countries. *Journal of Consulting and Clinical Psychology, 75,* 351-358.

Reuner, G., Rosenkranz, J., Pietz, J. & Horn, R. (Hrsg.) (2005). *Bayley Scales of Infant Development, Second Edition – Deutsche Fassung.* Frankfurt/M.: Harcourt Test Services.

Roick, T., Gölitz, D. & Hasselhorn, M. (2004). *Deutscher Mathematiktest für dritte Klassen (DEMAT 3+).* Göttingen: Hogrefe.

Rollett, B. (1997). Testrezension zu Scenotest. *Zeitschrift für Differentielle und Diagnostische Psychologie, 18,* 102 –104.

Rost, D.-H. & Schermer, F.J. (1997). *Differentielles Leistungsangstinventar.* Frankfurt/M.: Swets & Zeitlinger.

Rudolf, H. (1986). *Graphomotorische Testbatterie (GMT).* Weinheim: Beltz Test.

Sanders, M.R. & Dadds, M.R. (1993). *Behavioral family intervention.* Boston, MD: Allyn & Bacon.

Sarimski, K. & Steinhausen, H.-C. (2007). *KIDS 2 – Geistige Behinderung und schwere Entwicklungsstörung.* Göttingen: Hogrefe.

Saß, H., Wittchen, H. U., Zaudig, M. & Houben, I. (Hrsg.) (2003). *Diagnostisches und Statistisches Manual Psychischer Störungen-Textrevision (DSM-IV-TR).* Göttingen: Hogrefe.

Sauter, F.C. (1979). *Prüfung optischer Differenzierungsleistungen (POD).* Braunschweig: Westermann.

Schneider-Düker, M. & Schneider, J.F. (1980). Zur Diagnostik von Interaktionsproblemen in der Familie. *Gruppenpsychotherapie und Gruppendynamik, 16,* 76-90.

Schowalter, J.E. & King, R.A. (1991). The clinical interview of the adolescent. In J.M. Wiener (Ed.), *Textbook of Child and Adolescent Psychiatry* (pp. 74-77). Washington: American Psychiatric Press.

Schulte, D. (1998). *Therapieplanung* (2. Aufl.). Göttingen: Hogrefe.

Schulte, F.J. & Spranger, J. (1988). *Lehrbuch der Kinderheilkunde.* Stuttgart: Fischer.

Schweitzer, J. & Weber, G. (1982). Beziehung als Metapher. Die Familienskulptur als diagnostische, therapeutische und Ausbildungstechnik. *Familiendynamik, 7,* 1213-1128.

Seitz, W. & Rausche, A. (2004). *Persönlichkeitsfragebogen für Kinder zwischen 9 und 14 Jahren (PFK 9-14)* (4. überarb. u. neu norm. Aufl.). Göttingen: Hogrefe.

Shaffer, D., Fisher, P., Dulcan, M.K., Davies, M., Piacentini, J., Schwab-Stone, M., Lahey, B.B., Bourdon, K., Jensen, P.S., Bird, H., Canino, G. & Regier, D.A. (1996). The NIMH Diagnostic Interview Schedule for Children Version 2.3 (DISC-2.3): Description, acceptability, prevalence rates, and performance in the MECA study. *Journal of the American Academy of Child and Adolescent Psychiatry, 35,* 865-877.

Sinzig, J. & Schmidt, M.H. (2008). Tiefgreifende Entwicklungsstörungen. In F. Petermann (Hrsg.), *Lehrbuch der Klinischen Kinderpsychologie* (6., vollständig überarb. Aufl., S. 173-188). Göttingen: Hogrefe.

Skinner, H.A., Steinhauer, P. D. & Santa-Barbara, J. (1983). The Family Assessment Measure. *Canadian Journal of Community Mental Health, 2,* 91-105.

Slade, A. & Wolf, D. P. (Eds.) (1994). *Children at play: Clinical and developmental approaches to meaning and representation.* Oxford: Oxford University Press.

Solnit, A.J., Cohen, D.J. & Newbauer, P.B. (1993). *The many meanings of play: A psychoanalytic perspective.* New Haven, CT: Yale University Press.

Staabs, G. von (1988). *Der Scenotest: Beitrag zur Erfassung unbewußter Problematik und charakterologischer Strukturen in Diagnostik und Therapie* (7. Aufl.). Bern: Huber.

Tellegen, P.J., Laros, J.A. & Petermann, F. (2007). *Snijders-Oomen Non-verbaler Intelligenztest, SON-R 2½-7.* Göttingen: Hogrefe.

Tröster, H., Flender, J. & Reineke, D. (2004). *Dortmunder Entwicklungsscreening für den Kindergarten (DESK 3-6).* Göttingen: Hogrefe.

Unnewehr, S., Schneider, S. & Margraf, J. (1998). *Diagnostisches Interview bei psychischen Störungen im Kindes- und Jugendalter* (2. Aufl.). Berlin: Springer.

Van Luit, J.E.H., Van de Rijt, B.A.M. & Hasemann, K. (2001). *Osnabrücker Test zur Zahlenbegriffsentwicklung (OTZ).* Göttingen: Hogrefe.

Von Aster, M., Weinhold, M. & Horn, R. (2006). *ZAREKI-R. Testverfahren zur Dyskalkulie* (2. Aufl.). Frankfurt/M.: Harcourt Test Services.

Wallbott, H.G. (1994). Verhaltensbeobachtung. In R.-D. Stieglitz & U. Baumann (Hrsg.), *Psychodiagnotik psychischer Störungen* (S. 95-106). Stuttgart: Enke.

Warnke, A., Hemminger, U. & Plume, E. (2004). *Umschriebene Lese-Rechtschreibung.* Göttingen: Hogrefe.

Warnke, A. & Plume, E. (2008). Umschriebene Lese-Rechtschreibstörung. In F. Petermann (Hrsg.), *Lehrbuch der Klinischen Kinderpsychologie* (6., vollständig überarb. Aufl., S. 189-205). Göttingen: Hogrefe.

Watzlawick, P. (1966). A structured family interview. *Family Process, 5,* 256-271.

Weiß, R.H. (2006). *Grundintelligenztest Skala 2 – Revision (CFT 20-R).* Göttingen: Hogrefe.

Weltgesundheitsorganisation (WHO). (2004). *Internationale Klassifikation psychischer Störungen - ICD 10, Kapitel V (F) Diagnostische Kriterien für Forschung und Praxis.* H. Dilling, W. Mombour, M.H. Schmidt & E. Schulte-Markwort (Hrsg.) (3. Aufl.). Bern: Huber.

Weltgesundheitsorganisation (WHO). (2005). *Internationale Klassifikation psychischer Störungen - ICD 10, Kapitel V (F) Klinisch-diagnostische Leitlinien.* H. Dilling W. Mombour & M.H. Schmidt (Hrsg.) (5. Aufl.). Bern: Huber.

Wieczerkowski, W., Nickel, H., Janowski, A., Fittkau, B. & Rauer, W. (1981). *Angstfragebogen für Schüler (AFS)* (6. Aufl.). Braunschweig: Westermann.

Woerner, W., Becker, A. & Rothenberger, A. (2004). Normative data and scale properties of the German parent SDQ. *European Journal of Child and Adolescent Psychiatry, 13 Suppl 2,* II3-10.

Woerner, W., Becker, A., Friedrich, C., Klasen, H., Goodman, R. & Rothenberger, A. (2002). Normierung und Evaluation der deutschen Elternversion des Strengths and Difficulties Questionnaire (SDQ): Ergebnisse einer repräsentativen Felderhebung. *Zeitschrift für Kinder- und Jugendpsychiatrie und Psychotherapie 30,* 105-112.

Zimmer, R. & Volkamer, M. (1987). *Motoriktest für vier- bis sechsjährige Kinder (MOT 4-6)* (2. überarb. Aufl.). Weinheim: Beltz Test.